抗生素标准物质
Antibiotic Reference Substance

胡昌勤 著

化学工业出版社

·北京·

内 容 简 介

抗生素的发现和大规模工业化生产是人类医学史上最重要的成就之一。20世纪40～60年代是抗生素发现的"黄金时代",其间发现的多数抗生素目前仍在临床中被广泛使用。抗生素标准物质作为抗生素生产、临床应用的重要质量控制工具,伴随着科学技术的进步和抗生素质量控制理念的变迁,也由最初表征抗生素活性的生物对照品逐渐演变为表征含量的化学对照品,并发展出各类杂质对照品。抗生素标准物质的研发与发展过程是各类药品(包括化学药品、生物药、中药)标准物质的发展缩影。

本书从阐述抗生素质控理念的变迁着手,系统介绍了抗生素标准物质理念的形成与发展,生物标准品与化学对照品的相互关系,抗生素标准物质的分类、标定方法及不确定度评定;并通过大量抗生素标准物质的标定实例,对各类标定技术及应用中的关键点进行了系统的归纳与总结。

本书是作者近40年工作之总结,可供从事药物研发、生产和质量管理的技术人员直接借鉴,也可作为高等院校药学专业本科生、研究生的参考书。

图书在版编目(CIP)数据

抗生素标准物质 / 胡昌勤著. -- 北京 : 化学工业
出版社, 2024. 10. -- ISBN 978-7-122-45990-9
Ⅰ. R978.1
中国国家版本馆CIP数据核字第2024C05D85号

责任编辑:杨燕玲　　　　　　　　　　　文字编辑:李文菡　朱　允
责任校对:李雨晴　　　　　　　　　　　装帧设计:史利平

出版发行:化学工业出版社(北京市东城区青年湖南街13号　邮政编码100011)
印　　装:河北京平诚乾印刷有限公司
787mm×1092mm　1/16　印张18¾　字数444千字　2025年1月北京第1版第1次印刷

购书咨询:010-64518888　　　　　　　　售后服务:010-64518899
网　　址:http://www.cip.com.cn

定　　价:198.00元　　　　　　　　　　　　　　　　版权所有　违者必究

前言

抗生素作为抗感染治疗中最重要的一类临床用药，其研发历程贯穿着人类与微生物博弈的全过程。1928 年英国细菌学家弗莱明（A. Fleming）发现了青霉素。青霉素的上市作为一个里程碑，不仅开启了人类现代化疗的新时代，也开启了从土壤微生物大规模筛选、发现新抗生素的新时代。20 世纪 40 ～ 60 年代是抗生素发现的"黄金时代"，其间发现的多数抗生素目前仍在临床中使用。然而，天然来源的抗生素结构复杂、同系物多，当时以经典分析化学为基础的质量分析技术难以满足抗生素发现的需求，严重制约了抗生素的研发。因而，以生物活性为核心的抗生素质控理念——用效价表示抗生素的活性，通过效价测定控制抗生素产品的有效性，通过生物学实验控制产品的安全性逐渐形成，且至 20 世纪末已经发展得相当完善。伴随着分离分析技术的发展，人们对抗生素的结构包括多组分抗生素的结构越来越清楚，对杂质的来源、结构越来越清晰，对产品质量与毒副反应的关系越来越明确；也使得以活性控制为核心的抗生素质控体系的缺陷逐渐显现。通过精准的定性与定量分析有效地表征 / 控制药物的安全性与有效性，利用精准的化学分析替代传统的生物学分析已经成为当代抗生素质量控制发展的方向。

药品标准物质作为质量控制的重要标尺，通常被分为生物标准品和化学对照品。生物标准品为用于生物学 / 效价测定方法的标准物质，定量标准品的量值以效价单位表示，其效价值通常应溯源至世界卫生组织（World Health Organization，WHO）规定的国际单位。化学对照品为用于化学分析方法的标准物质，定量标准品的量值以含量（%）表示，其量值应当溯源至国际单位（SI）。对标准物质的赋值过程——标定是对其真值的最佳估计过程。建立在误差理论上的测量不确定度，通过表征被测量值的分散性可作为表征标准物质赋值有效性的理想尺度。

抗生素生物标准品伴随着以活性控制为核心的质控体系的形成而产生，并随着质控理念的变迁逐渐转变为化学对照品。本书从阐述抗生素质控理念的变迁入手，系统介绍了抗生素标准物质的形成与发展，生物标准品与化学对照品的相互关系，抗生素标准物质的分类、标定方法及不确定度评定；并对各类抗生素标定技术及应用中的关键点进行了系统的归纳与总结。书中引用的抗生素标准物质的标定实例，大多是作者不同时期在中国食品药品检定研究院参与标定的经典案例，每一案例均经过仔细核对。读者据此不仅可以精确理解抗生素标准物质标定的关键点，而且可以参考进行标定实验的设计。这也是作者希望对自己职业生涯画上圆满句号的一种尝试。

本书在撰写过程中，得到家人及许多朋友的支持与鼓励。本书的出版，得到南京威尔药业集团股份有限公司、齐鲁安替制药有限公司、苏州大冢制药有限公司和深圳信立泰药业股份有限公司的支持，特此致谢。

胡昌勤

2024 年 5 月

目　录

第3章　药品与抗生素标准物质

第4章　抗生素标准品的研制与标定

第5章 抗生素对照品的研制与标定

第6章 抗生素杂质对照品的研制

第 7 章　对照品互补标定技术

附录　差示扫描量热法测定化学对照品纯度的峰特征数据库

第 1 章

抗生素的研发历程

1.1 抗生素定义

抗生素（antibiotic）作为医药领域最常见的专有名词，其定义从产生起就伴随着时代的发展在科学界进行着广泛的讨论[1]。

抗生素被引用最广泛的定义来自于 1947 年美国著名微生物学家赛尔曼·A. 瓦克斯曼（Selman Abraham Waksman）的论文——*What is an antibiotic or an antibiotic substance?*（《什么是抗生素或抗生物质？》），其中将抗生素定义为"*是一种由微生物产生的，具有抑制他种生长活动，甚至杀灭他种微生物的化学物质*"[2]。并强调抗生素是微生物的次级代谢产物，天然抗生素多数由土壤中的放线菌产生[3]。由于抗生素对微生物的抑制 / 杀灭作用具有选择性，因此，每种抗生素都有特定的抗菌谱。抗生素的选择性也表现在对微生物和宿主细胞的作用完全不同；而不同抗生素理化性质的巨大差异使其对动物的毒性差异很大，这使得一些抗生素具有明显的化疗潜力，可用于人类和动物的各种微生物感染治疗。

20 世纪 50 年代初，抗肿瘤抗生素的发现，抗生素的定义扩展为"在低微浓度下即可对他种微生物或肿瘤细胞具有特异抑制作用的微生物次级代谢产物"；60 年代伴随着半合成青霉素、头孢菌素的发展，开辟了开发抗生素的新途径，抗生素的定义进一步扩展为"在低微浓度下即可对他种微生物或肿瘤细胞具有特异抑制作用的微生物次级代谢产物及其衍生物"；而全化学合成抗生素的出现以及从微生物次级代谢产物中发现的特异酶拮抗剂、免疫抑制剂等，进一步拓展了微生物次级代谢产物的应用领域，其定义又扩展为"在低微浓度即可对某些生物的生命活性有特异抑制作用的化学物质的总称"；80 年代后期，人们逐渐认识到微生物次级代谢产物的多样性，为便于分类应用，抗生素的定义又调整为"在低微浓度下即可对他种微生物或肿瘤细胞具有特异抑制作用的微生物次级代谢产物和采用化学或生物学等方法制得的衍生物"。

由于最初发现的抗生素主要是对细菌具有抑制作用，因而，国内曾一度将 "antibiotic" 称为 "抗菌素"。但伴随着抗病毒、抗衣原体 / 支原体，甚至抗肿瘤抗生素的发现并应用于临床，将 "antibiotic" 称为 "抗生素" 更贴切实际[4]。如今，国内外文献中的 "抗生素" 具有多重含义：①一种天然或合成的能特异抑制或杀死致病微生物的有机化合物；②任何抗菌物质；③传统的定义，即具有特异抑制或杀死致病微生物的微生物次级代谢产物。

1.2　从青霉素到抗生素发现的"黄金时代"

20世纪初，抗生素的发现和随后的大规模工业化生产是医学史上最重要的成就之一。抗生素的不断出现，加上对病原体的全面了解和卫生措施的改进，消除了人们对许多传染病的恐惧，极大地提高了人们的生活质量并延长了人们的预期寿命。

青霉素是世界上第一个实现工业化生产并应用于临床的抗生素。1928年英国细菌学家弗莱明（Alexander Fleming）在被青霉菌污染的培养葡萄球菌的培养皿中发现，长有青霉菌的周围形成了一个抑菌圈，没有葡萄球菌生长，他认为其原因是青霉菌分泌出了一种能够杀死葡萄球菌或阻止葡萄球菌生长的物质。这种具有抑制葡萄球菌生长的物质被称为青霉素[5]。通常这被称为"抗生素时代的诞生"。然而，又花费了约10年的时间，才阐明了青霉素的结构，并实现其大规模的生产。1939年，英国牛津大学的科学家霍华德·弗洛里（Howard Walter Florey）与钱恩（Ernst Boris Chain）合作阐明了青霉素的结构，并进一步确证了其对细菌传染导致的疾病的疗效[6]；1940年，钱恩实现了对青霉素的分离与纯化；随后，英国牛津大学的科学家诺曼·哈特利（Norman Heatley）改进了提纯工艺；1941年，青霉素被证明可以应用于临床治疗[7]；1945年青霉素实现了工业化生产。同年，弗莱明、钱恩和弗洛里三人共同获得诺贝尔生理学或医学奖。

弗莱明在抗生素研究史中的另一重大贡献是他创新了一种新的从微生物中寻找生物活性物质的方法：将土壤或土壤稀释液涂布在接种有致病菌的琼脂平板上，然后，在平板上观测是否有抑制病原菌生长的抑制圈。这种筛选抗生素的方法比任何动物实验都具有优势，因而，被学术界和工业界广泛用于筛选抗生素产生菌[8]，并开启了从土壤微生物发现新抗生素的大规模筛选工作[9]。链霉菌属（*Streptomyces*）微生物作为主要筛选对象，其产生大量的次级代谢产物，既可能对细菌、真菌、病毒、线虫或昆虫具有抑制活性，也可能被开发为抗癌药物和免疫抑制剂[10]。

早在青霉素发现之前，微生物之间的拮抗作用就已经被人们所认知。路易斯·巴斯德（Louis Pasteur）曾认为微生物能够分泌物质杀死他种细菌[11]；在20世纪初，人们开始利用细菌生产的可扩散、热稳定化合物，进行传染病防治方面的探索；19世纪90年代，铜绿假单胞菌（当时称为绿脓杆菌）提取物被用于对感染患者的治疗成为有争议的第一次抗生素临床应用，这种提取物对多种病原体有活性，曾被错误地认为是一种酶——绿脓菌酶（pyocyanase），但其活性成分是含有绿脓菌素（pyocyanin）、吩嗪和2-烷基-4-羟基喹诺酮类的混合物，这种治疗作用于1910年终止[12]。然而，直至青霉素、短杆菌肽（gramicidin）等抗生素的相继发现，人们才开启了从土壤的放线菌中发现抗生素的新篇章。20世纪40～60年代被称为抗生素发现的"黄金时代"（图1-1），在此期间，大量的抗生素被发现（表1-1），且这些抗生素中的大多数目前仍在临床中使用。

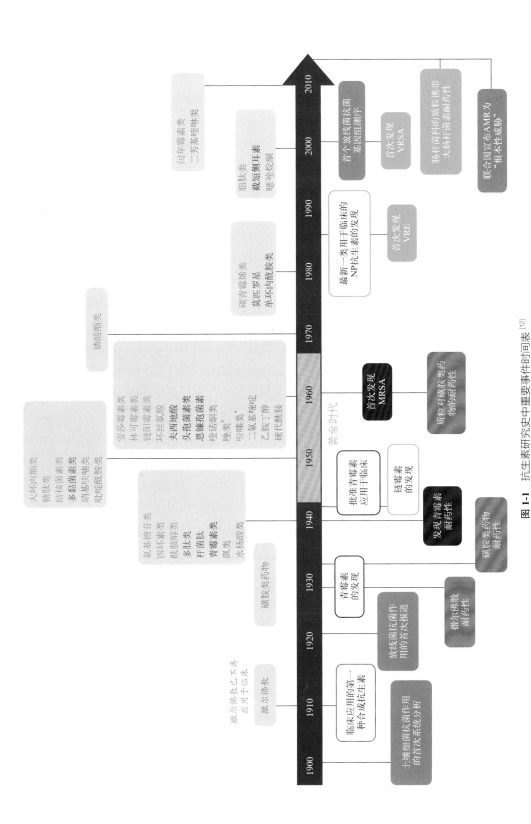

图 1-1 抗生素研究史中重要事件时间表[12]

时间轴的上部显示每十年进入临床的新抗生素（颜色代表其来源：绿色—放线菌，蓝色—其他细菌，紫色—真菌，橙色—合成）；时间轴的下部显示重要抗生素的首次发现时间和抗生素耐药性的首次报告时间，包括耐甲氧西林金黄色葡萄球菌 (MRSA)、耐万古霉素的肠球菌 (VRE)、耐万古霉素的金黄色葡萄球菌 (VRSA) 和携带黏菌素质粒耐药性的肠杆菌科细菌。AMR—耐药菌；撒尔佛散—一种治疗梅毒的含砷前药

表 1-1　临床中使用的抗生素的分类与来源[12]

类别①	发现年份②	进入临床年份	举例（及产生菌）	分子靶点
来自放线菌的抗生素				
氨基糖苷类	1944	1946	卡那霉素 A（卡那霉素链霉菌）	蛋白质合成: 30S 核糖体亚基
四环素类	1948	1948	四环素（金色链霉菌）	蛋白质合成: 30S 核糖体亚基
酰胺醇类	1947	1949	氯霉素（委内瑞拉链霉菌）	蛋白质合成: 50S 核糖体亚基
大环内酯类	1952	1952	红霉素（糖多孢红霉菌）	蛋白质合成: 50S 核糖体亚基
结核菌素	1951	1953	紫霉素（溜红链霉菌）	蛋白质合成: 30S 及 50S 核糖体亚基（与亚基间连接 B$_{2a}$ 结合）
糖肽类	1954	1958	万古霉素（东方拟无枝酸菌）	细胞壁合成: D-Ala-D-Ala 脂质Ⅱ末端
林可酰胺类	1962	1963	克林霉素 / 林可霉素的半合成衍生物（林肯链霉菌）	蛋白质合成: 50S 核糖体亚基
安沙霉素类	1959	1963	利福霉素 SV / 利福霉素半合成衍生物（利福霉素拟无枝酸菌）	核酸合成: RNA 聚合酶
环丝氨酸	~1955	1964	环丝氨酸（兰科链霉菌）	细胞壁合成: 抑制丙氨酸外消旋酶和 D-丙氨酸-D-丙氨酸连接酶
链阳霉素类	1953	1965	普那霉素（始旋链霉菌）	蛋白质合成: 50S 核糖体亚基
磷酸酯	1969	1971	磷霉素（弗氏链霉菌）	细胞壁合成: MurA 抑制（UDP-GlcNAc-3-烯醇丙酮酸转移酶）
碳青霉烯类	1976	1985	美罗培南 / 基于硫霉素的合成分子（卡特利链霉菌）	细胞壁合成: 青霉素结合蛋白
脂肽类	1987	2003	达托霉素（玫瑰孢链霉菌）	细胞膜: 细胞膜破裂
闰年霉素类	1975	2011	非达霉素（放线菌属金黄色亚种 hamdenesis）	核酸合成: RNA 聚合酶
来自其他细菌的抗生素				
多肽类	1939	1941	短杆菌肽（短芽孢杆菌）	细胞壁: 形成离子通道，提高细菌细胞膜的通透性
杆菌肽	1945	1948	杆菌肽 A（枯草芽孢杆菌）	细胞壁合成: 抑制 C55- 焦磷酸异戊二烯脱磷
多黏菌素类	1950	1959	黏菌素（多黏芽孢杆菌）	细胞膜: 细胞膜破裂
莫匹罗星	1971	1985	莫匹罗星（荧光假单胞菌）	蛋白质合成: 异亮氨酸 tRNA 合成酶
单环 β-内酰胺抗生素	1981	1986	氨曲南 / 基于 SQ 26180 的合成分子（紫色杆菌）	细胞壁合成: 青霉素结合蛋白

续表

类别①	发现年份②	进入临床年份	举例（及产生菌）	分子靶点
来自真菌的抗生素				
青霉素类	1929	1943	阿莫西林 青霉素半合成衍生物（产黄青霉）	细胞壁合成：青霉素结合蛋白
夫西地酸	1958	1962	夫西地酸（梭链孢菌）	蛋白质合成：延伸因子 G
恩孢菌素类③	1953	1963	镰孢真菌素（砖红镰孢）	细胞壁：细胞膜破裂
头孢菌素类	1948	1964	头孢丙烯，头孢菌素 C 的半合成衍生物（产黄头孢霉）	细胞壁合成：青霉素结合蛋白
截短侧耳素	1951	2007	瑞他帕林，截短侧耳素的半合成衍生物（侧耳菌）	蛋白质合成：50S 核糖体亚基
合成抗生素				
有机砷类④	1907	1910	撒尔佛散（砷凡纳明）	不明
磺胺类	1932	1936	磺胺米隆	叶酸合成：抑制二氢叶酸合成酶
水杨酸类⑤	1902	1943	4-氨基水杨酸	叶酸合成：抑制二氢叶酸还原酶的前药
砜类	1908	1945	氨苯砜	叶酸合成：抑制二氢叶酸合成酶
吡啶酰胺类	1952	1952	异烟肼	细胞壁：抑制分枝菌酸合成的前药
硝基呋喃类	1945	1953	呋喃妥因	DNA 合成：DNA 损伤
唑类⑥	1959	1960	甲硝唑	DNA 合成：DNA 损伤
（氟）喹诺酮	1962	1962	环丙沙星	DNA 合成：抑制 DNA 螺旋酶和拓扑异构酶Ⅳ
二氨基嘧啶	1950	1962	甲氧苄啶	叶酸合成：抑制二氢叶酸还原酶
乙胺丁醇	1962	1962	乙胺丁醇	细胞壁：抑制阿拉伯糖基转移酶
硫代酰胺类	1956	1965	乙硫异烟胺	细胞壁：抑制分枝菌酸合成的前药
吩嗪⑥	1954	1969	氯法齐明	DNA 合成：与鸟嘌呤碱结合
噁唑烷酮	1987	2000	利奈唑胺	蛋白质合成：50S 核糖体亚基
二芳基喹啉	2004	2012	贝达喹啉	ATP 合成：质子泵抑制

①依据来源、结构和/或作用机制来分类，例如杆菌肽、黏菌素和达霉素的区别。
②发现年份为指文献中首次报道的年份。
③欧洲药品管理局于 2016 年 2 月建议恩孢菌素撤市。
④撒尔佛散（salvarsan）已不再用于临床。
⑤水杨酸在自然界中存在，但不是这类抗生素的来源。
⑥化合物的合成思路源于天然抗生素。

1.3 重要微生物来源的抗生素

1.3.1 氨基糖苷类抗生素

氨基糖苷类（aminoglycosides）抗生素是对结构中含有氨基环醇（aminocyclitol）、氨基糖（amino sugar）和糖，并且氨基环醇与氨基糖通过糖苷键缩合而成的抗生素的总称。氨基糖苷类抗生素为广谱抗生素，通过与细菌核糖体的 30S 亚基结合抑制细菌的蛋白质合成发挥作用。早期的氨基糖苷类抗生素主要发现于微生物的发酵液，然而，自 20 世纪 80 年代中期之后，没能再筛选到新骨架的该类化合物。细菌对氨基糖苷类抗生素产生耐药的原因包括：①核糖体药物结合位点发生改变（仅发生于链霉素耐药）；②减少对药物的摄入与蓄积；③产生灭活抗生素的酶[13]。基于氨基糖苷类抗生素的药学特性和其具有较严重的副作用，目前临床中多应用于联合治疗或局部治疗。

链霉素（streptomycin）是第一个发现的氨基糖苷类抗生素，由瓦克斯曼（Waksman）于 1944 年从链霉菌发酵液中分离[14]。链霉素对革兰阴性杆菌具有强的抗菌活性，在抗感染治疗中与青霉素具有明显的互补作用，也是第一个用于抗结核治疗的药物。此后，一系列具有里程碑意义的化合物（卡那霉素、庆大霉素和妥布霉素等）相继问世（表 1-2），确立了氨基糖苷类抗生素在临床中治疗革兰阴性杆菌感染的重要性[15,16]。

表 1-2　临床中应用的氨基糖苷类抗生素

抗生素	来源	发现年份
链霉素（streptomycin）	*S. gresius*	1944
新霉素（neomycin）	*S. fradiae*	1949
巴龙霉素（paromomycin）	*S. rimosus*	1959
卡那霉素（kanamycin）	*S. kanamyceticus*	1957
庆大霉素（gentamicin）	*M. purpurea*	1963
妥布霉素（tobramycin）	*S. tenebrarius*	1967
西索米星（sisomicin）	*M. inyoensis*	1970
核糖霉素（ribostamycin）	*S. ribosidificus*	1970
阿米卡星（amikacin）	卡那霉素衍生物	1972

氨基糖苷类抗生素的抗菌活性和抗菌谱与其结构中的氨基环醇与氨基糖的缩合方式有关。临床中应用的氨基糖苷类药物主要包括：① 2-脱氧链霉胺衍生物，如小诺米星、庆大霉素、西索米星、依替米星、奈替米星、阿米卡星、卡那霉素 A、卡那霉素 B、妥布霉素、新霉素、巴龙霉素和核糖霉素；②链霉胍衍生物，如链霉素等；③福提霉胺（fortamine）衍生物（图 1-2 和图 1-3）[15]。

4,5-二取代去氧链霉胺

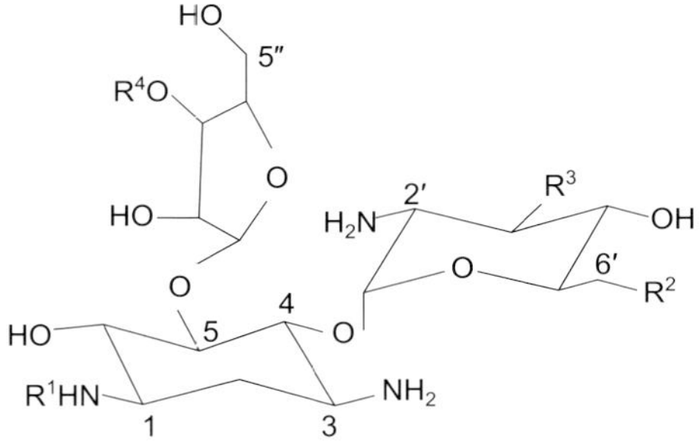

氨基糖苷类	R¹	R²	R³	R⁴	R⁵
新霉素B	H	NH₂	OH	X	H
巴龙霉素I	H	OH	OH	X	H
青紫霉素A	H	OH	H	X	H
核糖霉素	H	NH₂	OH	H	甘露糖
丁苷菌素B	Y	NH₂	OH	H	H

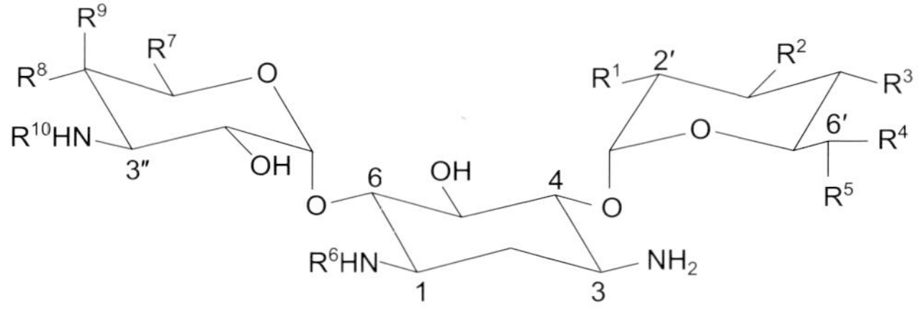

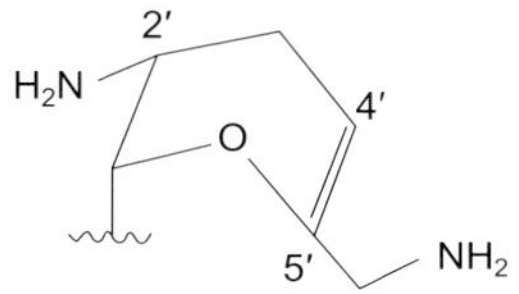

(a)

4,6-二取代去氧链霉胺

氨基糖苷类	R¹	R²	R³	R⁴	R⁵	R⁶*	R⁷	R⁸	R⁹	R¹⁰
卡那霉素A	OH	OH	OH	H	NH₂	H	CH₂OH	OH	H	H
卡那霉素B	NH₂	OH	OH	H	NH₂	H	CH₂OH	OH	H	H
卡那霉素C	NH₂	OH	OH	H	OH	H	CH₂OH	OH	H	H
阿米卡星	OH	OH	OH	H	NH₂	COR'	CH₂OH	OH	H	H
妥布霉素	NH₂	OH	H	H	NH₂	H	CH₂OH	OH	H	H
地贝卡星	NH₂	H	H	H	NH₂	H	CH₂OH	OH	H	H
阿贝卡星	NH₂	H	H	H	NH₂	COR'	CH₂OH	OH	H	H
庆大霉素C₁	NH₂	OH	H	CH₃	NHCH₃	H	H	CH₃	OH	CH₃
庆大霉素C₁ₐ	NH₂	OH	H	H	NH₂	H	H	CH₃	OH	CH₃
庆大霉素C₂	NH₂	OH	H	CH₃	NH₂	H	H	CH₃	OH	CH₃
庆大霉素C₂ᵦ	NH₂	OH	H	H	NHCH₃	H	H	CH₃	OH	CH₃
庆大霉素B	OH	OH	OH	H	NH₂	H	H	CH₃	OH	CH₃
异帕米星	OH	OH	—	—	—	COR	H	CH₃	OH	CH₃
西索米星	OH	OH	—	—	—	—	H	CH₃	OH	CH₃
奈替米星	OH	OH	—	—	—	CR"	H	CH₃	OH	CH₃

*R=CHOHCH₂NH₂; R'=CHOH(CH₂)₂NH₂; R"=CH₂CH₃　(a)=西索米星和奈替米星的取代糖基

X=　Y=

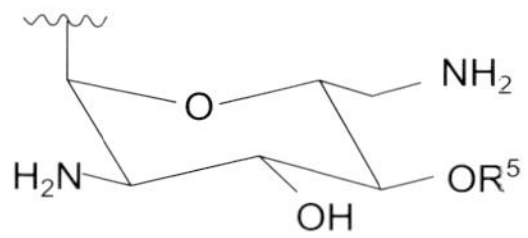

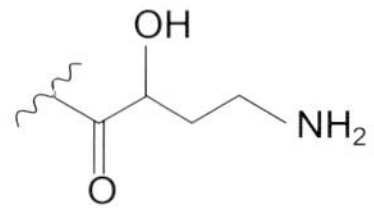

图1-2　含2-脱氧链霉胺结合结构的氨基糖苷类抗生素

(a)为西索米星和奈替米星的取代糖基

符号（'）指连接在2-脱氧链霉胺C4上的糖（该C为R构型），而符号（"）指代连接4,6-二取代去氧链霉胺的C6（S构型）或C5上的糖（R构型）。注意，西索米星和奈替米星的取代糖基在C4和C5具有双键结构

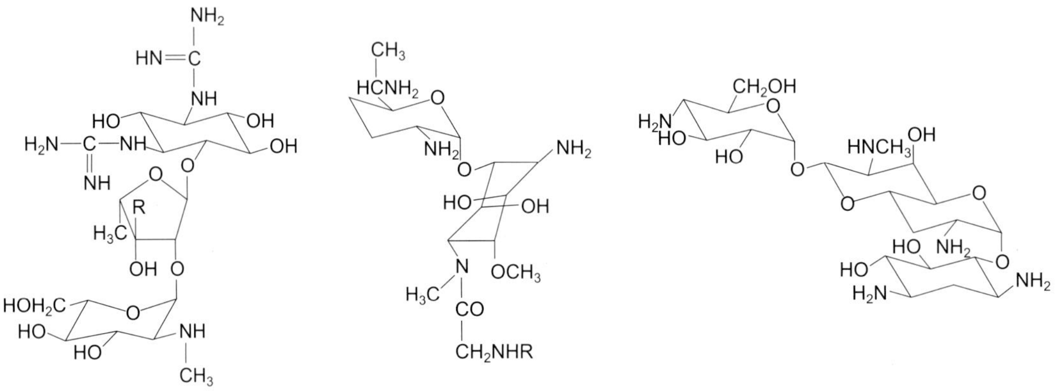

(a)	R=	(b)	R=	(c)
链霉素	CHO	福提米星A	H	安普霉素
双氢链霉素	CH_2OH	达替米星	NH—CH═NH	

图 1-3 其他主要氨基糖苷类抗生素的结构

（a）链霉素及其衍生物；（b）福提米星及其衍生物；（c）安普霉素

1.3.2 四环素类抗生素

四环素类（tetracyclines）抗生素是对含有并四苯骨架结构的一类广谱抗生素的总称，最初从放线菌的发酵液中发现。临床中应用的天然四环素类抗生素主要有金霉素（chlortetracycline）、土霉素（oxytetracycline）和四环素（tetracycline）等，半合成四环素类药物主要有美他环素（metacycline）、多西环素（doxycycline）、米诺环素（minocycline）和替加环素（tigecycline）等。四环素类药物通过特异性地与细菌核糖体 30S 亚基的 A 位置结合，阻止氨基酰-tRNA 在该位上的联结，从而抑制肽链的增长，影响细菌蛋白质的合成。除对常见的革兰阳性菌、革兰阴性菌和厌氧菌有抑制作用外，多数立克次体属、支原体属、衣原体属、非典型分枝杆菌属、螺旋体也对其敏感。目前已确定的细菌对四环素的耐药机制有四种，可概括为：酶（如 tet X）对四环素的灭活作用、通过外排泵（如 tet A）主动外排药物、核糖体保护（如 tet M）将四环素从 30S 亚基上解离和靶点改变；大多数耐药基因通过可移动质粒（mobile plasmid）、转座子（transposon）、接合转座子（conjugative transposon）和整合子（integron）在同属的物种之间广泛传播[17]。由于多年来的广泛应用，临床常见的病原菌对四环素多数耐药，且同类品种之间存在交叉耐药，因而限制了其临床应用的有效性[17]。2005 年批准上市的新四环素衍生物替加环素，可以有效地规避现有的四环素耐药机制。

金霉素和土霉素是最早发现的四环素类抗生素。1948 年，达格尔（Duggar）从金色链霉菌（*Streptomyces aureofaciens*）的发酵液中分离出金霉素；1950 年，芬利（Finlay）等从龟裂链霉菌（*S. rimosus*）的发酵液中分离出土霉素。四环素分子中有 6 个不对称碳原子（图 1-4），A 环 4 位的二甲氨基极易发生差向异构化，形成的差向四环素活性很低；B 环 12α-羟基是抗菌活性所必需，其脱水产物基本无活性；对 C 环 6 位羟基的改造，可得到美他环素（6-去氧-6-甲烯土霉素）和多西环素（6-去氧土霉素）；6-去氧四霉素在 D 环引入取代基，可得到米诺环素（7-二甲氨基-6-去甲基-6-去氧四环素），以米诺环素为基础，可得到 9 位连接有二甲基甘氨酰氨基的甘氨酰四环素，其中，叔丁基甘氨酰米诺环素即为替加环素。

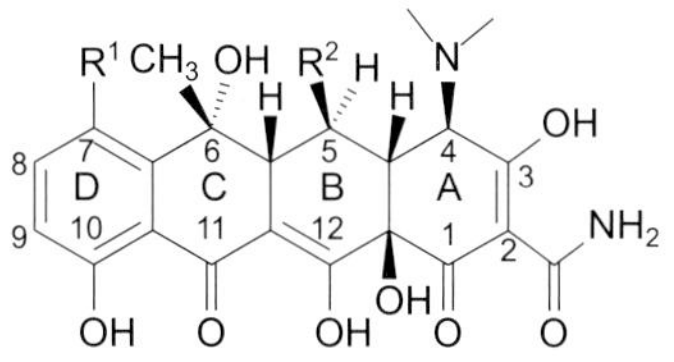

	R^1	R^2
四环素	H	H
金霉素	Cl	H
土霉素	H	OH

图 1-4　四环素类抗生素的基本结构

1.3.3　大环内酯类抗生素

大环内酯类（macrolides）抗生素是对分子结构中具有 12 ～ 16 碳内酯环的抗菌药物的总称。临床中常用的大环内酯抗生素主要为十四元大环内酯抗生素和十六元大环内酯抗生素。大环内酯类抗生素通过阻断细菌 50S 核糖体中肽酰转移酶的活性来抑制蛋白质合成，属于快速抑菌剂，主要用于治疗需氧革兰阳性球菌和革兰阴性球菌、某些厌氧菌以及军团菌、支原体、衣原体等感染。大环内酯类抗生素的耐药机制可概括为：①靶点改变，包括 50S 亚基中 23S rRNA 基因被甲基化，23S rRNA 和核糖体蛋白发生突变；②外排泵数量增加，仅外排十四元和 / 或十五元大环内酯类药物；③通过质粒编码的酯酶灭活抗生素。

1.3.3.1　十四元大环内酯抗生素（红霉素衍生物）

红霉素 [图 1-5（a）] 是 1952 年 James M. McGuire 从红色链霉菌（*Streptomyces erythreus*）中分离的第一个十四元大环内酯抗生素 [18]，最初的商品名为 Ilosone。凭借其药物的安全性和广谱抗菌性，红霉素很快在临床中被广泛应用 [19]。然而，红霉素对酸非常不稳定，因此，研究者对其进行了系列结构改造。通过对 6 位和 9 位的化学修饰，如在 6 位羟基上引入甲基，在 9 位引入肟基等来避免缩酮化反应，开发出第二代半合成大环内酯类药物，主要代表性药物有罗红霉素（roxithromycin）、克拉霉素（clarithromycin）和阿奇霉素（azithromycin）等。

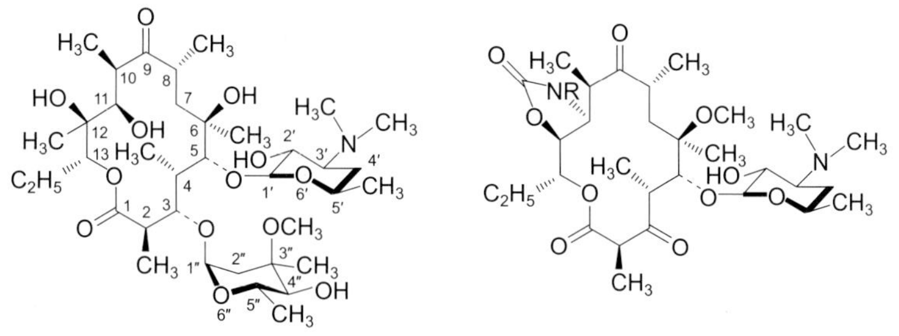

(a)　　　　　　　　(b)

图 1-5　红霉素与酮内酯类药物的基本结构
（a）红霉素 A；（b）酮内酯母核

为克服大环内酯类药物的耐药性，人们设计出酮内酯类（kctolides）抗生素 [20]。酮内酯类药物是红霉素 A 的半合成衍生物，由 Griesgraber 等首先在文献中提到 [21]，其共同的结构特性是在红霉素内酯环的 C3 位上引入了羰基；通常以克拉霉素为原料，脱除克拉定糖后，C3 位羟基经氧化变成酮基，11,12 位羟基脱水形成氨基甲酸酯，然后在 N 原子或其他位点上接入不同的侧链。该类化合物对细菌核糖体具有更高的亲和力，在酸性介质中也更加稳定。酮内酯类药物对细菌的作用方式与红霉素非常相似，对革兰阳性和部分革兰阴性需氧菌表现出良好的抗菌活性，包括一些大环内酯类耐药菌株[22]。酮内酯类药物的发现也纠正了长期以来认为红霉素C3位的克拉定糖是其抗菌活性所必需的认知。目前，泰利霉素（telithromycin）是目前唯一进入市场的酮内酯抗生素。

1.3.3.2 十六元大环内酯抗生素（吉他霉素和螺旋霉素衍生物）

十六元环大环内酯类抗生素可分为吉他霉素-螺旋霉素亚家族（kitasamysin spiramycin subfamily）和泰乐菌素亚家族（tylosin subfamily）两类[23]，天然十六元大环内酯抗生素一般由链霉菌或小单孢菌产生。十六元环大环内酯类抗生素不同组分的理化特性决定其生物学特性[24]，临床中应用的十六元大环内酯抗生素均属于吉他霉素-螺旋霉素家族，常见的品种有吉他霉素（也称柱晶白霉素）、交沙霉素、麦迪霉素与螺旋霉素；半合成产品有乙酰螺旋霉素和丙酸交沙霉素（交沙霉素丙酸酯）等。它们的抗菌谱与红霉素等十四元大环内酯相同，抗菌活性稍低，并有交叉耐药性，但对细菌无诱导耐药性。半合成产品的药物动力学特性较天然产物有所改善。吉他霉素与螺旋霉素的主要区别在于吉他霉素的内酯环上仅连有1个D-碳霉氨基糖（mycaminose），其上又连有1个中性L-碳霉糖（mycarose）；而螺旋霉素的内酯环9位则连有1个D-福乐糖胺（图1-6）。

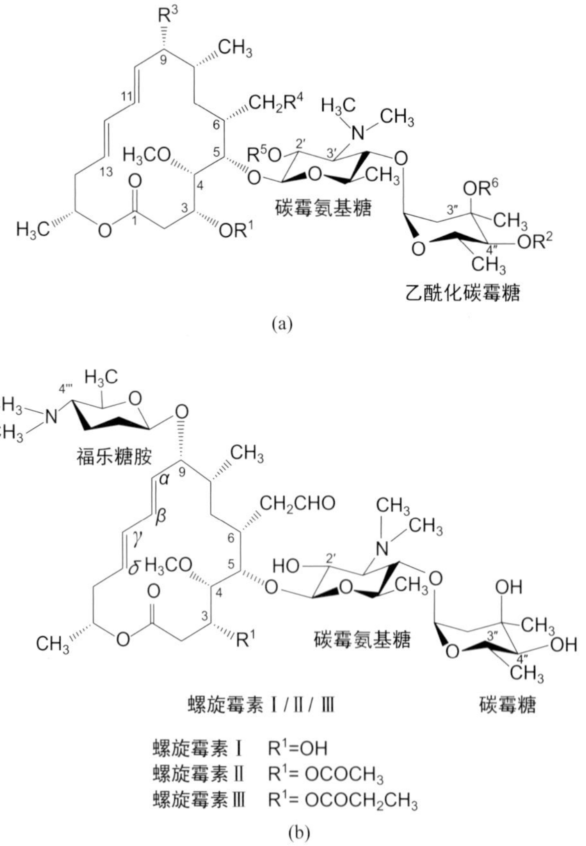
碳霉氨基糖
乙酰化碳霉糖
(a)
福乐糖胺
碳霉氨基糖
螺旋霉素Ⅰ/Ⅱ/Ⅲ
碳霉糖
螺旋霉素Ⅰ R1=OH
螺旋霉素Ⅱ R1= OCOCH3
螺旋霉素Ⅲ R1= OCOCH2CH3
(b)

图1-6 十六元大环内酯抗生素的基本结构

（a）吉他霉素家族；（b）螺旋霉素

吉他霉素（kitasamycin）是 1953 年从北里链霉菌（*S. kitasatoensis*）中分离得到的含有多种活性组分的混合物[25]，现已知至少含有十余种不同的活性成分，不同组分的主要差异为内酯环 3 位的 R^1 基团（羟基或乙酰氧基）和碳霉糖 4″ 位 R^2 基团酰化的不同[26]；其中吉他霉素 A_3 也称交沙霉素（josamycin），于 1976 年由那波链霉菌交沙霉素变种（*S. narbonensis* var. *josamyceticus*）中被发现[27]；麦迪霉素（midecamycin）于 1971 年由生米卡链霉菌的一个新种（*S. mycarofaciens* nov. sp.）中被发现[28]。1974 年中国科技工作者发现，从四川、广东土壤分离出的生米加链霉菌（*S. mycarofaciens* 10204 及 1748）的发酵液中主要含有麦迪霉素 A_1 与吉他霉素 A_6 两个活性组分[29]，由该发酵产物得到的抗生素称为麦白霉素（meleumycin）。

螺旋霉素（spiramycin）于 1954 年从生二素链霉菌（*S. ambofuciens*）的发酵液中被发现。螺旋霉素含有三个主要活性组分，它们的抗菌性质相似，其抗菌谱主要包括革兰阳性菌和奈瑟菌属（*Neisseria*）细菌[30]。对螺旋霉素进行化学修饰，发现其 4″-*O*-乙酰基衍生物延迟螺旋霉素在体内的代谢，在体内较螺旋霉素具有更好的生物活性[31]，因而乙酰螺旋霉素较螺旋霉素在临床中的应用更为普遍。对天然产物进行乙酰化处理，其中 4 个羟基（内酯环上的 3 位和 9 位，氨基糖上的 2′ 位和碳霉糖上的 4″ 位）易被乙酰化，但 2′ 位上的乙酰基由于 3′ 位上二甲氨基的碱性易选择性地被去乙酰化[32]。将碳霉素 4″-异戊酰转移酶基因克隆到螺旋霉素产生菌中对螺旋霉素进行酰化[33]，可得到一组以 4″-异戊酰螺旋霉素为主的 4″-酰化螺旋霉素[34,35]，称为可利霉素（carrimycin）［曾用名比特螺旋霉素（bitespiramycin）、生技霉素］。

1.3.4 肽类抗生素

肽类抗生素按氨基酸的排列方式可分为线状肽、环肽和线-环状肽，按分子中存在的氨基酸以外的成分与非肽键等情况又可分为糖肽、脂肽、酯肽等。

1.3.4.1 线状肽 / 环肽

1939 年，微生物学家 René Dubos 从土壤中的短芽孢杆菌（*Bacillus brevis*）中分离出了一种由线状和环状多肽抗生素组成的混合物，称为短杆菌酪肽（tyrothricine），后经分离证明其含有短杆菌酪肽 A、短杆菌酪肽 B、短杆菌酪肽 C 与短杆菌肽 A、短杆菌肽 B；短杆菌酪肽为亲脂性的环状肽，短杆菌肽（gramicidin）为碱性的线状肽。短杆菌酪肽主要抗革兰阳性菌，能分解肺炎球菌的荚膜，是第一种市售抗生素[36,37]，但目前仅限于对皮肤感染以及口腔和咽部感染的治疗。

卷曲霉素（capreomycin）是由卷曲链霉菌（*Streptomyces capreolus*）产生的一种环肽，含有ⅠA、ⅠB 和ⅡA、ⅡB 四个组分（图 1-7）[38]，对分枝杆菌属细菌有较强的抗菌活性。卷曲霉素通过与 30S 和 50S 核糖体亚基结合来抑制细菌蛋白质的合成，但其具体作用方式尚不完全清楚[39]。目前作为一种与其他抗生素联合使用治疗结核的抗生素，被世界卫生组织列为耐药结核病患者治疗的储备药物。

1.3.4.2 线-环状肽

杆菌肽（bacitracin）最初由枯草芽孢杆菌和地衣芽孢杆菌中分离，属于线-环状肽，为广谱多组分多肽类抗生素，其应用价值于 1945 年由 Johnson 等首先报道[40]。杆菌肽主要作用于革兰阳性球菌如链球菌、葡萄球菌和厌氧梭菌属病原体等，其作用机制为通过抑制焦磷酸酯（pyrophosphate）的脱磷酸反应，阻断革兰阳性菌肽聚糖的合成，抑制细菌细胞壁的合成。枯草芽孢杆菌产生的杆菌肽含有 A～G 七个组分[4]，临床应用的杆菌肽主要含杆菌肽 B。杆菌肽肾毒性较大，口服不吸收，主要用于局部抗伤口感染、烧伤和皮肤移植等。到 2012 年为止，已经发现杆菌肽有四种主要的耐药机制[41]。

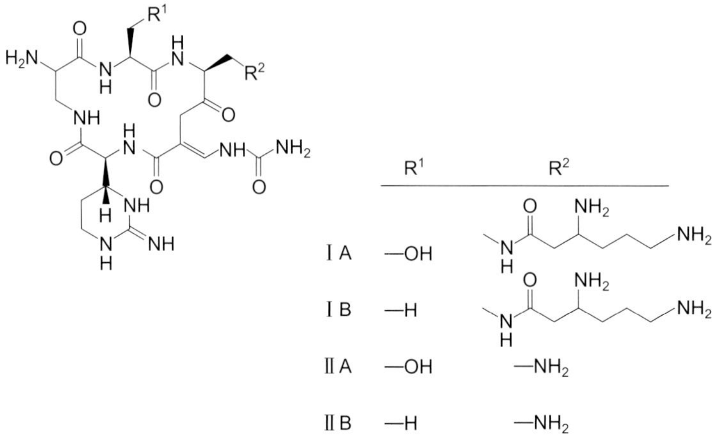

图 1-7 卷曲霉素结构

1.3.4.3　糖肽类抗生素

分子中含有糖的肽类抗生素称为糖肽。糖肽类（glycopeptides）抗生素由链霉菌或放线菌产生。临床中应用的糖肽类抗生素包括万古霉素组和博来霉素组药物，后者为抗肿瘤抗生素。

（1）万古霉素组抗菌药物

目前临床应用的糖肽类抗菌药物均为由 7 个氨基酸组成的环肽，包括万古霉素、去甲万古霉素和替考拉宁等（图 1-8）。所有的糖肽类抗菌药物对革兰阳性菌，包括甲氧西林耐药的葡萄球菌属细菌等耐药菌有活性，其作用机制为通过与细胞壁黏肽合成中的 D-丙氨酰-D-丙氨酸形成复合物，抑制肽聚糖的合成，进而抑制细菌细胞壁的合成[42]。去甲万古霉素、替考拉宁的化学结构、作用机制及抗菌谱与万古霉素相仿。

20 世纪 50 年代，人们从土壤的放线菌中发现多个糖肽类化合物。万古霉素（vancomycin）[图 1-8（a）] 于 1955 年被首先报道[43]，其由东方拟无枝酸菌（*Amycolatopsis orientalis*）[之前称为东方链霉菌（*Streptomyces orientalis*）] 产生；1958 年被批准上市，但早期受副作用（严重耳毒性及肾毒性）的影响，其应用受到一定限制，目前主要用于对耐药菌感染的治疗[44]。

1959 年，中国科研人员从贵州土壤中分离出的一株放线菌的发酵液中分离出一种抗菌物质，根据其功能团反应、紫外和红外光谱及抗菌谱等性质，误认为是万古霉素，并于 1968 年上市。但质量分析发现，国产万古霉素标准品的效价比进口万古霉素理论效价高出 10%；1986 年，对其结构再次进行了鉴定，确证其为 *N*-去甲万古霉素[45]，简称去甲万古霉素 [图 1-8（a）]。

目前，新的脂糖肽类万古霉素衍生物特拉万星（telavancin）、达巴万星（dalbavancin）和奥利万星（oritavancin）已被用于对由敏感革兰阳性菌 [包括耐甲氧西林金黄色葡萄球菌（MRSA）] 导致的复杂性皮肤及其软组织感染（cSSSI）的治疗。

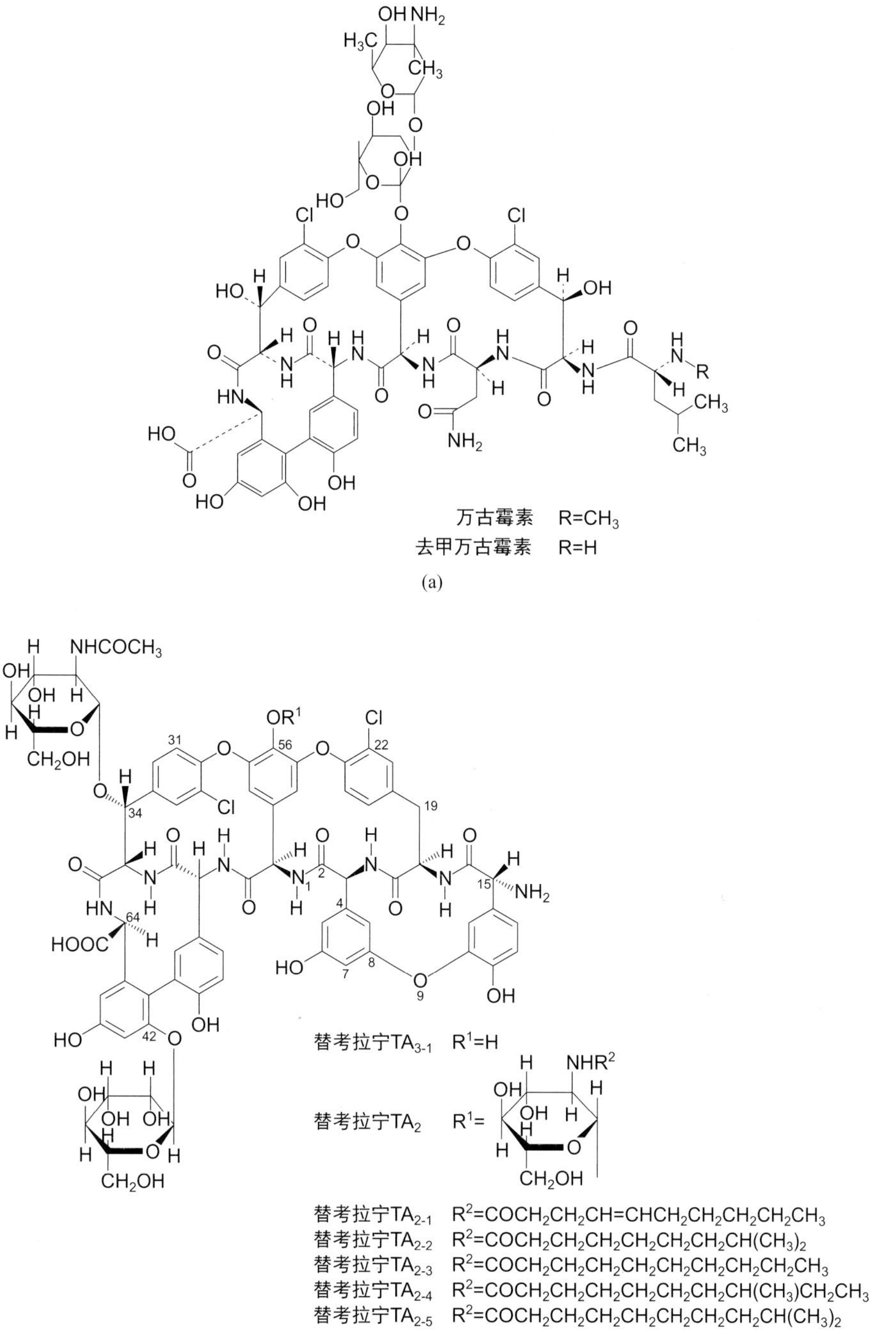

万古霉素　R=CH3
去甲万古霉素　R=H
(a)
替考拉宁TA3-1　R1=H
替考拉宁TA2　R1=
替考拉宁TA2-1　R2=COCH2CH2CH=CHCH2CH2CH2CH2CH3
替考拉宁TA2-2　R2=COCH2CH2CH2CH2CH2CH2CH(CH3)2
替考拉宁TA2-3　R2=COCH2CH2CH2CH2CH2CH2CH2CH2CH3
替考拉宁TA2-4　R2=COCH2CH2CH2CH2CH2CH2CH(CH3)CH2CH3
替考拉宁TA2-5　R2=COCH2CH2CH2CH2CH2CH2CH2CH(CH3)2
(b)

图 1-8　糖肽类抗生素结构

(a) 万古霉素和去甲万古霉素；(b) 替考拉宁

替考拉宁（teicoplanin）是第二个在临床中使用的糖肽类抗生素，于 1975 年从游动放线菌（*Actinoplanes teichomyceticus*）的发酵液中分离得到 [46]；替考拉宁由 5 个结构近似的组分（TA_{2-1}，TA_{2-2}，TA_{2-3}，TA_{2-4}，TA_{2-5}）组成 [47-49]，主要用于对 β- 内酰胺等其他抗生素耐药的严重革兰阳性菌感染和耐甲氧西林金黄色葡萄球菌感染等的治疗 [50]。

（2）博来霉素组抗肿瘤药物

博来霉素（bleomycin，BLM）是 1966 年首次从轮枝链霉菌（*Streptomyces verticillus*）中分离出的水溶性糖肽类多组分抗肿瘤抗生素[51]。博来霉素家族成员具有相同的母核结构，BLM-A₂ 是主要组分。典型的 BLM 分子由 4 部分组成：①末端胺，参与 BLM 与核酸的相互作用；②联噻唑部分，通过与 DNA 小沟的相互作用与 DNA 结合；③肽部分，通过配位键与过渡金属结合，也与识别特定的 DNA 序列有关；④糖基部分，其功能仍有争议。不同组分的差异主要为尾部结构（末端胺）的不同（图 1-9）[52]。

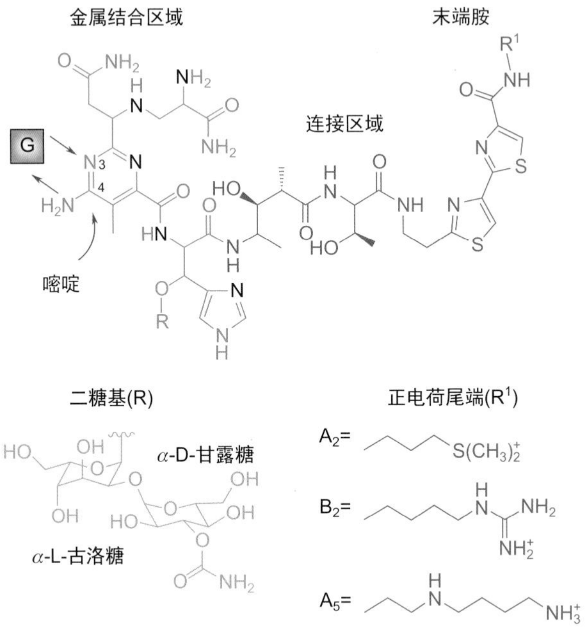

图 1-9 博来霉素结构[52]

博来霉素对系列淋巴瘤、头颈部癌症和生殖细胞肿瘤有强的抗瘤活性。但副作用（导致肺纤维化）限制了博来霉素的治疗效果。博来霉素的细胞毒性和致突变作用与其介导的单链和双链 DNA 的损伤能力有关，该过程需要特定辅助因子（过渡金属、活性氧）的协助[53]。中国开发的抗肿瘤抗生素平阳霉素和博安霉素分别为 BLM-A₂ 与 BLM-A₆。

1.3.4.4 脂肽类抗生素

多黏菌素类（polymyxins）抗生素是由多黏芽孢杆菌（*Bacillus polymyxa*）菌株培养物中分离获得的一系列脂肽类（lipopetides）抗生素的统称[54]，包括多黏菌素 A、B、C、D、E 等组分，于 1947 年被首次发现[55]。多黏菌素类抗生素为线-环状十肽，包括一个七肽环和一个由三个氨基酸残基组成的侧链，侧链尾部带有一个脂肪酸；不同组分按侧链中氨基酸组成的差异，采用不同的字母后缀（图 1-10）[54]。多黏菌素类抗生素主要作用于细菌的细胞膜，对多种革兰阴性菌包括铜绿假单胞菌具有很强的抗菌活性，但对变形杆菌与沙雷菌的活性较低。

20 世纪 50 年代后期，多黏菌素 B（polymyxin B）和黏菌素（colistin）即多黏菌素 E（polymyxin E）被批准用于临床；为解决多黏菌素 E 水溶性差的问题，50 年代末甲磺酸黏菌

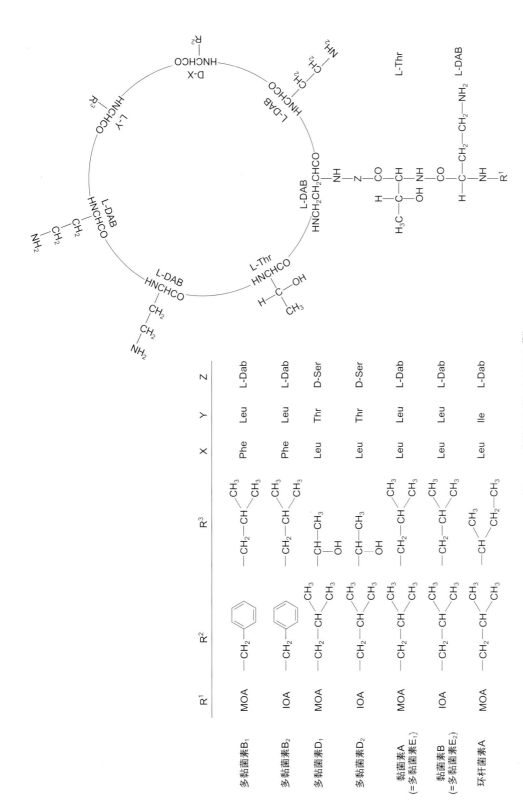

	R^1	R^2	R^3	X	Y	Z
多黏菌素B₁	MOA	—CH₂— ⬡	—CH₂—CH(CH₃)CH₃	Phe	Leu	L-Dab
多黏菌素B₂	IOA	—CH₂— ⬡	—CH₂—CH(CH₃)CH₃	Phe	Leu	L-Dab
多黏菌素D₁	MOA	—CH₂—CH(CH₃)CH₃	—CH(CH₃)—OH	Leu	Thr	D-Ser
多黏菌素D₂	IOA	—CH₂—CH(CH₃)CH₃	—CH(CH₃)—OH	Leu	Thr	D-Ser
黏菌素A (=多黏菌素E₁)	MOA	—CH₂—CH(CH₃)CH₃	—CH₂—CH(CH₃)CH₃	Leu	Leu	L-Dab
黏菌素B (=多黏菌素E₂)	IOA	—CH₂—CH(CH₃)CH₃	—CH₂—CH(CH₃)CH₃	Leu	Ile	L-Dab
环杆菌素A	MOA	—CH₂—CH(CH₃)CH₃	—CH(CH₃)—CH₂—CH₃	Leu	Ile	L-Dab

图 1-10　多黏菌素类抗生素结构[54]

MOA—6-甲基辛酸；IOA—异辛酸；Dab—α,γ-二氨基丁酸素（黏菌素甲磺酸酯）问世；但由于抗菌谱窄，且存在一定的肾毒性和神经毒性，多黏菌素 B 在 70 年代中期几乎被弃用。然而，多重耐药性革兰阴性菌（multidrug-resistant gram-negative bacteria, MDR-GNB）的感染逐渐成为全球性的医学难题，而多黏菌素在过去几十年中的被弃用，使得其依然保留了对这些多重耐药性革兰阴性菌的抗菌活性，因而重新受到青睐[56]。

达托霉素（daptomycin）是由玫瑰孢链霉菌（*Streptomyces roseosporus*）产生的环脂肽抗生素，于 20 世纪 80～90 年代初被发现，但由于担心不良反应曾被一度搁置；1997 年重新进入研发程序，经过大量的临床试验后，2003 年获得了美国食品药品管理局（FDA）的批准[57]。达托霉素由 13 个氨基酸形成的环脂肽（亲水核心）和一个癸酰侧链（亲脂尾）组成（图 1-11），其可能的作用机制为带正电的达托霉素-钙离子复合物与细胞膜中带负电荷的磷脂酰甘油（phosphatidylglycerol, PG）和心磷脂（cardiolipin, CL）等相互作用，造成细胞膜去极化，钾离子等细胞内容物外排，干扰细胞壁合成和 / 或破坏细胞分裂[58]。2003 年达托霉素被美国 FDA 批准用于治疗复杂性皮肤及其软组织感染（cSSSI），2006 年又批准为用于治疗甲氧西林敏感金黄色葡萄球菌（MSSA）和其耐药菌（MRSA）引起的血流感染和右心内膜炎，2007 年在欧洲获得批准[59]。

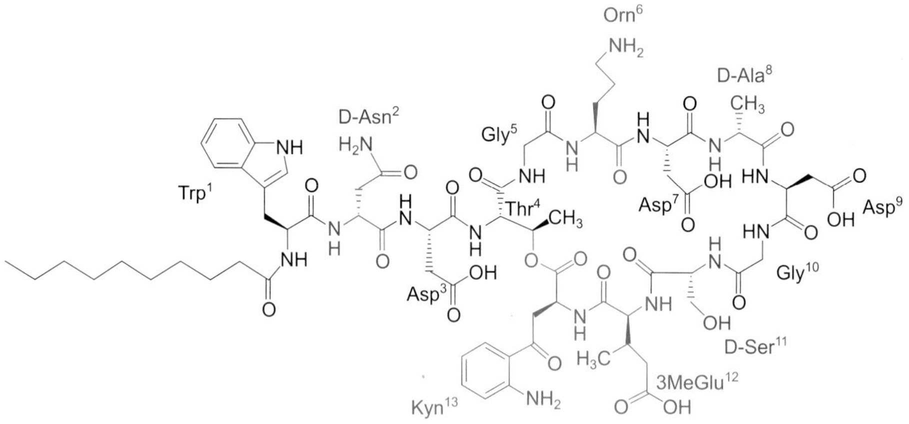

图 1-11 达托霉素

1.3.4.5 酯肽类抗生素

由氨基酸与羟基酸以肽键与酯键相连组成的微生物次级代谢产物统称为酯肽（depsipeptide）。虽然从放线菌、霉菌、细菌中发现多种具有抗菌、抗病毒等生物活性物质，但多数由于毒性较大，临床中较少应用。

放线菌素（actinomycin）为酯肽类抗生素，于 1940 年由瓦克斯曼（Waksman）从放线菌 *Streptomyces antibioticus subsp. Antibioticus*（曾称为 *Actinomyces antibioticus*）中筛选出的第一个抗生素[60]，后连续分离出 30 余种单元组分。放线菌素对多种细菌包括结核杆菌均有活性，但由于毒性太大，无法用于抗感染治疗[61]。其主要机制为通过与 DNA 双链结合，阻碍 RNA 多聚酶的功能，进而抑制 RNA 特别是 mRNA 的合成，干扰细胞的转录过程[62]。这种功能后来被用于肿瘤的治疗，放线菌素 D 成为第一个抗肿瘤抗生素，目前仍在肿瘤的治疗中应用。

链阳菌素（streptogramin）族抗生素是由链霉菌（*Streptomyces graminofaciens*）产生的一类独特的天然环肽，于 1953 年被首次报道[63]。链阳菌素族抗生素通常为含有两种或两种以上不同活性组分的混合物，活性成分被分为 A、B 两组，A 组分的基本结构为多不饱和内酯，B 组分的骨架结构为六个氨基酸形成的环酯肽（图 1-12）。链阳菌素 A、B 两组分均可作用于细菌核糖体，通过抑制 mRNA 的翻译发挥抑菌作用；单独作用时呈抑菌活性，联合作用时呈杀菌活性；且在体内 A 组分和 B 组分呈明显的协同作用，因而，其复合物的活性明显高于单个成分[64]。目前上市的链阳菌素均为含有 70%A 组分与 30% B 组分的混合物；如奎奴普汀 / 达福普汀（quinupristin/dalfopristin）（商品名为 Synercid）为普那霉素（pristinamycin）ⅠA 和Ⅱ B 衍生物的 70∶30 组合，曾在临床中用于对链球菌、葡萄球菌和肺炎球菌等革兰阳性耐药菌的治疗。但由于毒副作用以及有更好的抗生素（如利奈唑胺和达托霉素）上市，链阳菌素已逐渐退出临床治疗。

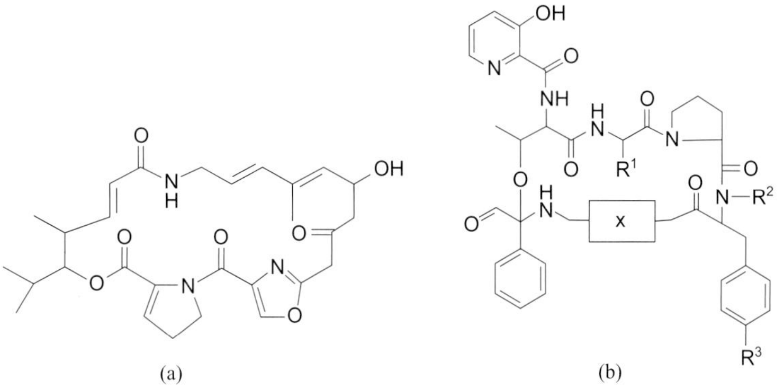

图 1-12　链阳菌素族抗生素基本结构
（a）A 组分；（b）B 组分

1.3.4.6　林可酰胺类抗生素

临床中应用的林可酰胺类（lincosamides）抗生素包括天然产物林可霉素（lincomycin）和半合成衍生物克林霉素（clindamycin）（图 1-13），于 20 世纪 60 年代被首次描述其特征。林可酰胺类抗生素通过与 50S 亚基的 23S rRNA 结合，阻止肽链的延伸，从而抑制蛋白质合成，发挥抑菌作用[65]。作为一类重要的窄谱抗生素，林可酰胺类抗生素被用于治疗包括 MRSA 在内的多种病原体感染。

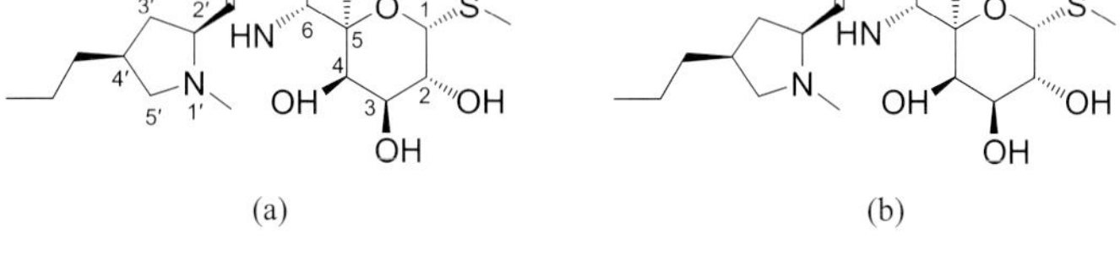

图 1-13　林可酰胺类抗生素结构
（a）林可霉素；（b）克林霉素

林可霉素于 1962 年由林可链霉菌（*Streptomyces lincolnensis*）的发酵液中被发现，其对革兰阳性球菌（主要是葡萄球菌和链球菌）和杆菌具有较好的抑制作用，体外活性与红霉素非常相似。克林霉素为林可霉素的 7-羟基的氯代衍生物，对大多数革兰阳性菌的活性是林可霉素的 4 ～ 8 倍，对厌氧菌和弓形虫亦有作用[66]。

1.3.4.7　安沙霉素类抗生素

安沙类化合物系指一个脂肪链连接于芳香环上的两个不相邻原子形成的化合物。芳香环的平面与脂肪链（安沙桥）几乎以直角相交。利福霉素类抗生素（rifamycins）属于安沙霉素类（ansamycins）家族，最初于 1957 年由地中海链霉菌（*Streptomyces mediterranei*）中发现并分离[67]，该链霉菌后来被重新命名为地中海诺卡菌（*Nocardia mediterranei*），又被命名为地中海拟无枝酸菌（*Amycolatopsis mediterranei*），最后被命名为利福霉素拟无枝酸菌（*Amycolatopsis rifamycinica*）。利福霉素家族的天然产物包括 A、B、C、D 和 E 五种成分，利福霉素 B［图 1-14（a）］的化学结构于 1964 年被证实[68]。利福霉素 O、S 和 SV 是利福霉素 B 的衍生物，利福霉素 AG 和 X 是利福霉素 O 的衍生物。

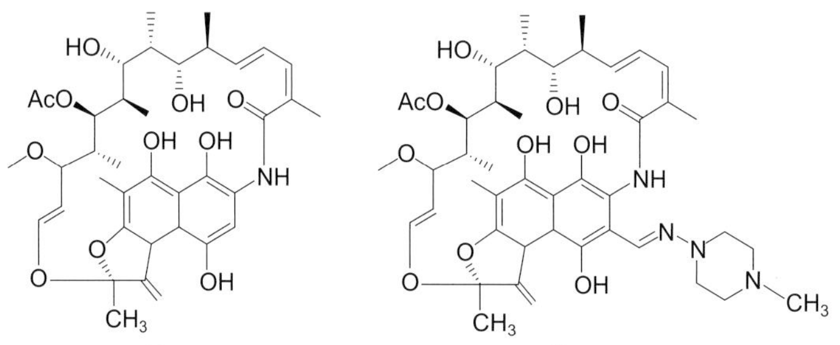

图 1-14　利福霉素抗生素基本结构
（a）利福霉素 B；（b）利福平

利福霉素类抗生素通过抑制细菌的 RNA 合成起杀菌作用。除对分枝杆菌属细菌外，还对葡萄球菌（包括耐甲氧西林金黄色葡萄球菌）、链球菌（包括耐青霉素肺炎球菌）、肠球菌、奈瑟球菌、军团菌和其他细菌有效。目前临床中常见的利福霉素口服制剂有利福平（rifampicin）［图 1-14（b）］、利福布汀（rifabutin）、利福喷汀（rifapentine）和利福昔明（rifaximin），均为利福霉素 SV 的衍生物[69]。利福平是结核病（TB）以及革兰阳性菌感染人工关节 / 瓣膜形成菌膜（pellicle）治疗的重要药物。由于 RNA - 聚合酶基因（*rpoB*）突变引起的耐药性，在利用利福平进行结核病治疗时，通常应联合使用其他药物。利福布汀主要用于对艾滋病患者感染分枝杆菌和鸟型分枝杆菌复合体（MAC）的治疗，其与艾滋病治疗药物间的药物相互作用较少。利福喷汀除用于结核病治疗外，偶尔作为联合用药用于根除幽门螺杆菌（消化性溃疡病）。利福昔明是治疗胃肠道疾病的药物，其口服不被吸收、局部浓度高，除具有抗菌活性外还表现出抗炎特性。

1.3.4.8　多烯类抗生素

多烯类抗生素（polyene antibiotics）通常指由含有 4 ～ 7 个共轭双键的多元内酯环结构形成的抗真菌抗生素（图 1-15）。多烯类抗生素多由链霉菌产生，主要机制为通过引起敏感微生物的通透性改变，导致必需细胞质成分的丧失，最终导致细胞死亡[70]。由于细胞膜是多烯类抗生素的作用部位，因而对细菌无作用，但对哺乳类机体的毒性较大，这也限制了其在临床中的应用。

制霉菌素（nystatin）是第一个在临床应用的多烯（四烯）类抗生素，于 1950 年由诺尔斯链霉菌（*Streptomyces noursei*）的发酵液中发现，含有制霉菌素 A_1、A_2、A_3 等多个组分，其中制霉菌素 A_1 为主要活性成分[71]。临床中由于全身性毒性大，制霉菌素常作为局部抗真菌药物用于治疗侵袭性念珠菌感染。

1959 年，中国由从广东土壤中分离的放线菌 a-94 的发酵液中得到一组与制霉菌素理化、生物学特性相似的化合物，最初认为它们与制霉菌素的组成相同，但后经进一步分离鉴定，证明其除含有制霉菌素 A_1 外，主要组分为制霉菌素 A_3 和多真菌素 B，与制霉菌素明显不同[72,73]。1990 年将其定名为制霉素（nysfungin）。制霉素在临床中的应用范围与制霉菌素相似，但仅在中国境内应用。

两性霉素 B（amphotericin B，AmB）为多烯（七烯）类抗生素，于 1959 年由结节链霉菌（*streptomyces nodosus*）的发酵液中分离得到[74]。AmB 对各类真菌如芽生菌属、球孢子菌属、隐球酵母菌、荚膜醋杆菌、巴西诺卡菌、孢子丝菌属和光滑球拟酵母具有广谱抗菌活性；且由于其与麦角甾醇（真菌细胞膜中的甾醇）的亲和性较胆固醇（人细胞膜中的甾醇）高 10 倍，因而表现出高选择性的抗真菌活性[70]。虽然由于其具有严重的肾毒性如可能导致肾衰竭，AmB 在临床中的应用受到严格的限制，但几十年来，它一直是治疗侵袭性真菌感染的有效药物，且目前仍是治疗危及生命的全身性真菌感染（如白色念珠菌或烟曲霉）的首选药物。如何降低血液中游离 AmB 的浓度至最低毒性浓度以下，以减少其对肾脏的有害影响，并尽可能地将药物运输到感染部位是提高 AmB 临床安全性的关键[74]。为此，也推动了两性霉素 B 脂质体等新型制剂的研发。20 世纪 80 年代以来，多种新型两性霉素 B 制剂进行临床试验，并于 90 年代获得批准。

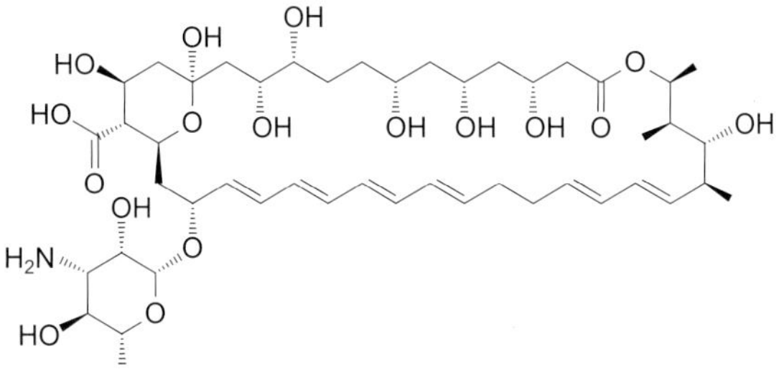

(a)

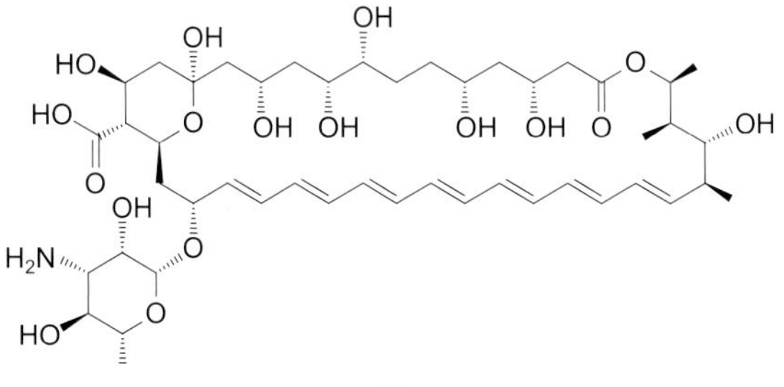

(b)

图 1-15　多烯类抗生素基本结构
（a）制霉菌素 A_1；（b）两性霉素 B

1.3.4.9　蒽环类抗生素

蒽环类（anthracyclines）抗生素是一类由链霉素产生的抗肿瘤抗生素，其基本结构为由7,8,9,10-四氢-5,12-四并苯醌母核与糖相连组成的配糖体（图1-16）。蒽环类抗生素多为脂溶性化合物，有一定的抗细菌作用，较强的抗肿瘤活性，但多数具有程度不同的毒副作用。临床中该类抗生素的主要代表药物有柔红霉素（daunomycin）、多柔比星（doxorubicin）和阿克拉霉素（aclacinomycin）等。

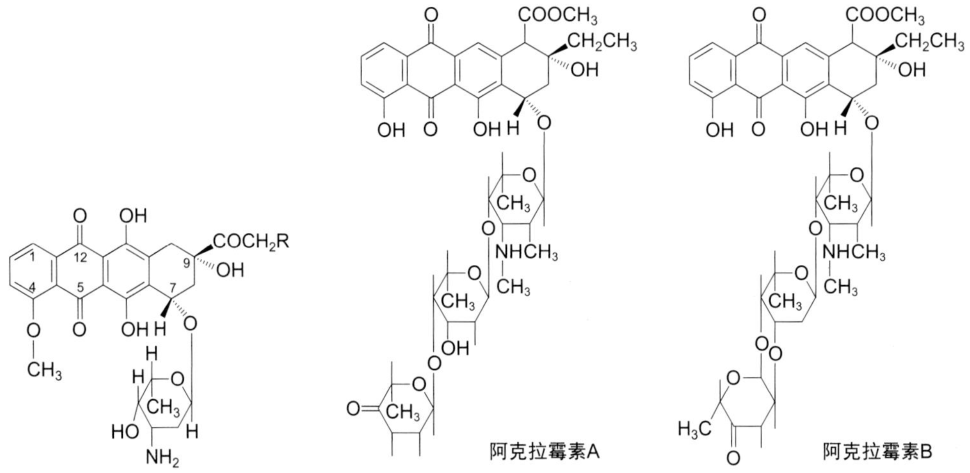

图1-16　蒽环类抗生素的结构
（a）柔红霉素（R＝H）和多柔比星（R＝OH）；（b）阿克拉霉素A和阿克拉霉素B

柔红霉素（NSC-82151）于1963年从波赛链霉菌（*Streptomyces peucetius*）的发酵液中被发现[75]。1964年，获得其盐酸盐晶体，并确证了其结构［图1-16（a）］[76]。柔红霉素可嵌入DNA分子抑制RNA和DNA的合成，对革兰阳性菌有弱的抗菌活性，对宿主细胞中增殖的大肠埃希菌噬菌体较对细菌具有更强的抑制作用，对正常细胞和肿瘤细胞表现出明显的细胞毒活性[77]。

多柔比星（NSC-123127）为波赛链霉菌青灰变种（*Streptomyces peucetius var. caesius*）的次级代谢产物，于1969年被发现[78]。多柔比星对多种肿瘤具有较强的抑瘤活性[79]，它与柔红霉素的区别仅在于乙酰基中一个氢原子被羟基取代，即为14-羟基柔红霉素［图1-16（a）］。

1975年，由加利利链霉菌（*Streptomyces galilaeus*）的发酵液中发现蒽环类新家族成员阿克拉霉素A和阿克拉霉素B［图1-16（b）］，阿克拉霉素A表现出更强的抑瘤活性[80]。在体外抗肿瘤活性方面，阿克拉霉素A不同于柔红霉素和多柔比星：阿克拉霉素A抑制RNA的合成，而在相同的浓度下，多柔比星和柔红霉素抑制DNA和RNA的合成。经腹腔给药后，其体内对小鼠白血病L-1210和p-388的抗肿瘤活性与柔红霉素相当，略低于多柔比星；对仓鼠的心脏毒性约为多柔比星的1/10；虽然柔红霉素和多柔比星具有高度的致突变性，但阿克拉霉素A无致突变性[81]。

1.4　重要合成来源的抗生素

1.4.1　氯霉素

氯霉素（chloramphenicol）（图 1-17）于 1947 年由委内瑞拉链霉菌（*Streptomyces venezuelae*）的发酵液中被分离出来[82]，是一种对各种革兰阳性和革兰阴性病原体、厌氧菌、螺旋体、立克次体、衣原体和支原体均具有活性的广谱抗生素。其作用机制为可逆地与核糖体 50S 亚基结合，阻断转肽酰酶的作用，干扰带有氨基酸的氨基酰-tRNA 终端与 50S 亚基结合，从而使得新肽链的形成受阻，抑制蛋白质合成。氯霉素于 1949 年成为第一个可通过全合成获得的抗生素[83]，同年被应用于临床。虽然氯霉素是唯一对包括伤寒沙门菌在内的沙门菌一直很有效的抗生素，但由于其具有较高的毒性，目前仅在特定适应证的情况下使用。

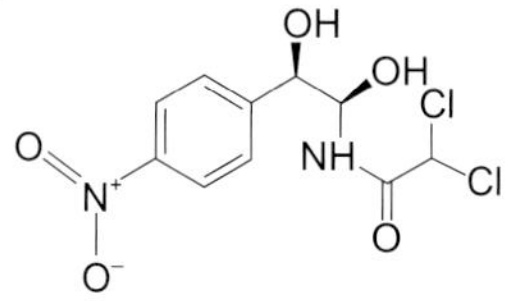

图 1-17　氯霉素

1.4.2　β-内酰胺类抗生素

β-内酰胺类抗生素包括青霉素类、头孢菌素类、碳青霉烯类和单环类等（图 1-18），通过与细胞壁合成相关的青霉素结合蛋白（PBP）共价结合，特异地抑制细菌细胞壁的合成，从而抑制细菌的生长和繁殖，并能够杀死静止期的细菌。β-内酰胺抗生素的共同特征为分子中均含有一个 β-内酰胺环，通过对其侧链结构的修饰，可获得具有不同抗菌特性的药物，是半合成抗生素的重要代表。

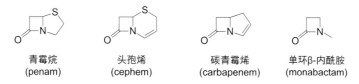

青霉烷　　　头孢烯　　　碳青霉烯　　单环β-内酰胺
(penam)　　(cephem)　　(carbapenem)　(monabactam)

图 1-18　β-内酰胺类抗生素的母核结构

青霉烷、头孢烯、碳青霉烯和单环 β-内酰胺分别为青霉素类、头孢菌素类、碳青霉烯类和单环类 β-内酰胺类抗生素母核结构

1928 年，英国细菌学家弗莱明（A.Fleming）发现了世界上第一个 β-内酰胺抗生素——青霉素。青霉素主要作用于革兰阳性菌，大多数革兰阴性菌的细胞壁可以阻碍其进入细胞。随后，人们通过对青霉素 6 位侧链的结构改造，开发出多种半合成青霉素（甲氧西林、苯唑西林、氨苄西林、羧苄西林等），使其对革兰阴性菌也具有抗菌活性。为克服细菌产生 β-内酰胺酶获得的耐药性，如今，青霉素类抗生素常与 β-内酰胺酶抑制剂（克拉维酸、舒巴坦）联合使用。

1945 年，意大利科学家 G. Brozu 在撒丁岛的一个排水沟中，成功地分离出一株当地用其发酵液提取物治疗局部创伤感染的枝顶头孢菌（*Cephalosporium acremonium*）；1953 年从中纯化出头孢菌素 C[84]；1959 年头孢菌素 C 的化学结构被阐明，7-氨基头孢烷酸（7-ACA）是头孢菌素 C 母核的基本结构[85]；1962 年实现了利用化学方法去除头孢菌素 C 的 7 位侧链，使得生产 7-ACA 的产率大大提高[86]。1964 年，第一个头孢菌素——头孢噻吩研发上市。通过对 7-ACA 侧链的修饰，可以得出具有不同生物学特性的头孢菌素，目前头孢菌素已由第一代发展至第五代。

1976 年由卡特利链霉菌（*Streptomyces cattleya*）中发现了一类新的 β-内酰胺类抗生素——硫霉素（thienamycins），它具有与青霉素相似的青霉烷母核，但噻唑环上 4 位的硫原子由碳原子所替代，且 C2 与 C3 之间存在不饱和双键。这类抗生素被称为碳青霉烯类[87]。1987 年，通过对硫霉素的半合成结构改造，成功研发出第一个用于临床的碳青霉烯类抗生素——亚胺培南；随后，帕尼培南、美罗培南等品种相继上市。

对 β-内酰胺类抗生素的结构修饰，概括为：①增加其对青霉素结合蛋白的亲和力，以扩展和增强抗菌活性；②增强对 β-内酰胺酶的稳定性；③通过改变头孢菌素 C3 和 C7 侧链结构的亲脂性和碱性，改变其抗菌谱和药代动力学特性。这也推动了系统地开展药物结构-活性关系的研究，成为发展新抗菌药物的基本思路。

1.4.3 喹诺酮类抗生素

喹诺酮（quinolone）又称吡酮酸类或吡啶酮酸类，是一类合成来源的重要抗生素药物（图 1-19），主要作用于革兰阴性菌，对革兰阳性菌的作用一般较弱。喹诺酮类抗生素的作用机制主要通过抑制细菌的 DNA 促旋酶（desoxyribonucleic acid gyrase）（拓扑异构酶Ⅱ）起杀菌作用。近年来的研究揭示，喹诺酮类药物还可以通过作用于 DNA 拓扑异构酶Ⅳ（topoisomerase Ⅳ），干扰 DNA 的复制。在革兰阳性菌中，喹诺酮类主要作用于拓扑异构酶Ⅳ；在革兰阴性菌中，主要作用于 DNA 促旋酶。DNA 促旋酶催化 DNA 拓扑结构的变化（松弛和超螺旋形式相互转换），是所有细菌生存之必需，但在高等真核生物中不存在，使得其成为一个有吸引力的抗生素靶标[88]。

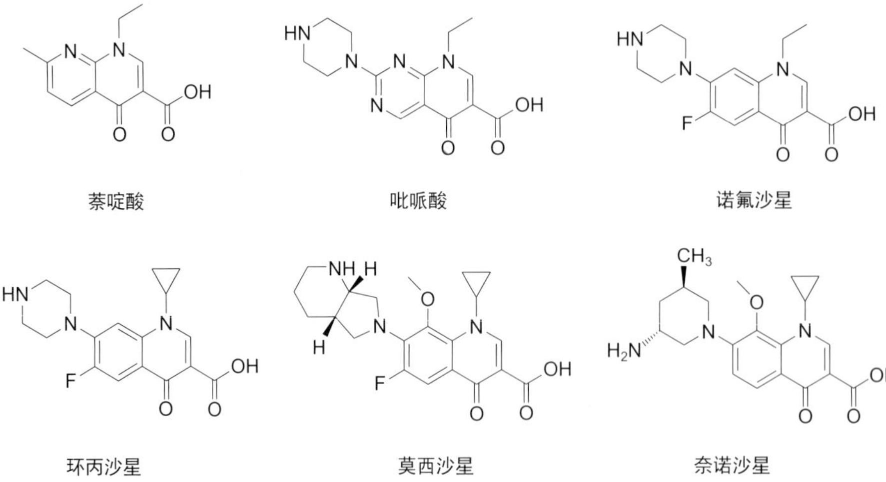

萘啶酸　　　　　　　　　吡哌酸　　　　　　　　　诺氟沙星

环丙沙星　　　　　　　　莫西沙星　　　　　　　　奈诺沙星

图 1-19　喹诺酮抗生素的基本结构

第一个应用于临床的喹诺酮类药物萘啶酸（nalidixic acid）是抗疟药物氯喹合成的重要副产物，1962 年其抗菌活性被报道[89]，1964 年作为一类新药上市[90]。作为第一代喹诺酮类药物，萘啶酸只对大肠埃希菌、痢疾杆菌、克雷伯菌等少数革兰阴性杆菌有效，口服吸收差，副作用多，仅被用于敏感菌所致的尿路感染。1974 年，第二代喹诺酮类的代表药物吡哌酸（pipemidic acid）上市，吡哌酸扩展了对革兰阴性杆菌的抗菌谱，抗菌活性也较萘啶酸有所提高，口服少量吸收，但可达到有效尿药浓度，不良反应明显减少，因此被广泛用于尿路和肠道感染[91]。1983 年，第三代喹诺酮类药物诺氟沙星（norfloxacin）上市。喹诺酮母核的 6 位加上一个氟（F）原子后，由于脂溶性的增加，增强了其对组织细胞的穿透力，因而吸收好，组织浓度高，半衰期长，更大大增强了其杀菌活性，拓展了其抗菌谱[92]。诺氟沙星的上市，推动了氟喹诺酮抗生素的研发。代表性药物左氧氟沙星（levofloxacin）于 1985 年上市[93]，环丙沙星（ciprofloxacin）于 1987 年上市[94]。第四代喹诺酮类药物从 1997 年起陆续问世。它们依然保留 6 位的氟，并在 5 位或 8 位引入氨基、甲基或甲氧基衍生物，其不仅保持了第三代喹诺酮的抗菌优点，还进一步扩展到对衣原体、支原体等病原体有效。代表性药物莫西沙星（moxifloxacin）于 1999 年上市[95]，而司帕沙星（sparfloxacin）、加替沙星（gatifloxacin）则由于严重不良反应被退市或严格限制适应证应用。在系统地探讨喹诺酮类抗生素结构-抗菌活性关系的基础上，人们改变了喹诺酮类药物 6 位必须带有氟原子的固有认知，也开启了无氟喹诺酮类的新时代。其代表性药物奈诺沙星（nemonoxacin）是抗革兰阴性菌、革兰阳性菌、厌氧菌和非典型病原菌的广谱抗菌药物，且对 MRSA、耐万古霉素金黄色葡萄球菌和多重耐药病原菌有效[96]。

氟喹诺酮类药物的发现，成为临床对抗细菌感染的主要药物之一。与其他抗生素类药物相比，喹诺酮类药物的耐药性最初发展得较缓慢。由于喹诺酮类药物作用于 DNA 促旋酶和拓扑异构酶Ⅳ，因而与许多抗生素间无交叉耐药性，且耐药性受质粒传导的影响较小。然而，由于靶标酶的改变以及细菌外排耐药机制，喹诺酮类药物的耐药性近年来发展迅速[97]。

1.4.4　噁唑烷酮类抗生素

噁唑烷酮类（oxazolidinones）抗生素是一类含有 2-噁唑烷结构，具有良好抗革兰阳性菌活性包括抗耐甲氧西林金黄色葡萄球菌（MRSA）、耐青霉素链球菌（PRS）和耐万古霉素肠球菌（VRE）的新型合成生素[98]。噁唑烷酮为由氮和氧组成的五元杂环，并与羰基桥接（图 1-20），于 1978 年被首次报道；1987 年两种噁唑烷酮抗生素（DuP-105 和 DuP-721）被合成，但由于临床试验中表现出明显的毒性问题终止了进一步的开发[99]；1996 年，2 种新化合物——噁唑烷酮哌嗪衍生物和吗啉衍生物（U-100592 和 U-100766）被合成，其解决了以往化合物的毒性问题并保持良好的抗菌活性[100]；2000 年，利奈唑胺（linezolid）（U-100766）被批准上市；2014 年，二代噁唑烷酮类抗生素特地唑胺（tedizolid）被批准上市，用于治疗MRSA 引起的急性细菌性皮肤和皮肤组织感染。

噁唑烷酮类抗生素具有不同于其他抗生素的独特作用机制。通过抑制细菌核糖体 50S 亚基 30S 亚基-mRNA-fMettRNA 复合物的形成，干扰蛋白质合成的起始阶段达到抑菌杀菌作用[98]。由于与现有大部分抗生素具有不同的作用位点，因此利奈唑胺与其他抗生素的交叉耐药概率较小，这也是利奈唑胺能够用于治疗耐药革兰阳性菌感染的原因。

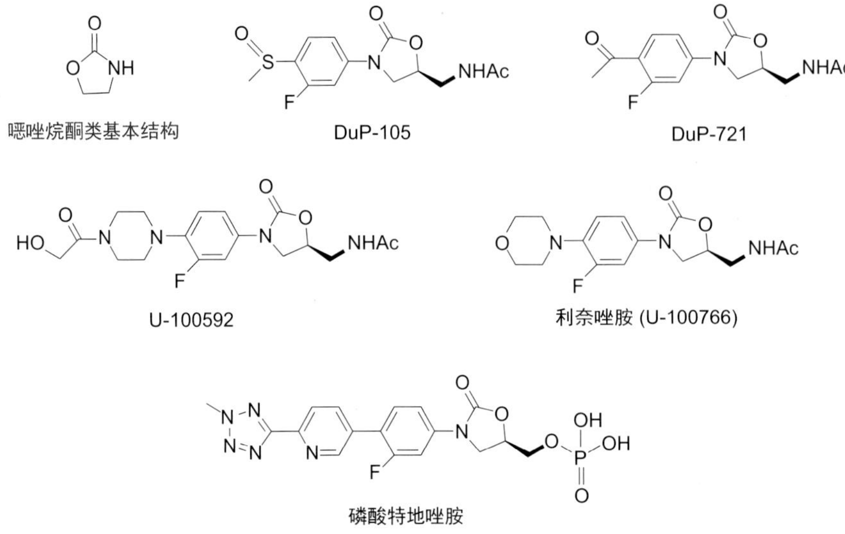

图 1-20   噁唑烷酮类抗生素结构

1.5   小结

提出化疗的基本理念及系统地进行抗感染药物的筛选，可以追溯到 1909 年保罗·埃尔利希（Paul Ehrlich）开发治疗梅毒的含砷前药物撒尔佛散（砷凡纳明）时所进行的系统研究工作[101]。撒尔佛散作为梅毒治疗的主要药物到 20 世纪 40 年代才被青霉素所取代。之后，德国细菌学家格哈德·多马克（Gerhard Domagk）利用一种名为"百浪多息"的红色染料使得他女儿的手臂免于截肢，在此基础上通过进一步的筛选，1937 年磺胺吡啶问世[102]；1939 年，格哈特·杜马克被授予诺贝尔生理学与医学奖。如今，磺胺类药物仍然是临床中应用的一种有效的广谱抗菌药物。青霉素的发现，迎来了从土壤微生物大规模筛选新抗生素的辉煌时代，围绕着细菌耐药性开展的 β- 内酰胺抗生素系列半合成衍生物的开发，促使 1940—1970 年间新抗生素的发现及在临床中的应用出现了爆炸式增长。虽然，自 1970 年以来，新抗生素的发现速度迅速下降，许多大型制药公司遗憾地放弃了对抗生素的持续研发工作，但对 1981—2014 年间发现的所有新药化学物实体的分析表明，天然产物作为先导化合物依然在新药研发方面发挥着主导作用，特别是在抗感染领域[10]。然而，抗生素发现的"黄金时代"已成为遥远的记忆，近年来的抗生素研发发现几乎没有更多的候选物，这种情况令人担忧[103]。为对抗病原微生物对现有抗生素耐药性上升的风险，迫切需要开发新的抗生素，包括对已知抗生素的化学修饰。

参考文献

[1]   Bentley R, Bennett J W. What is an antibiotic? Revisited[J]. Adv Appl Microbiol, 2003, 52:303-331.

[2]   Waksman S A. What is an antibiotic or an antibiotic substance? [J]. Mycologia, 1947, 39(5):565-569.

[3]   Waksman S A, Schatz A, Reynolds D M. Production of antibiotic substances by actinomycetes[J]. Ann N Y Acad Sci, 2010,

1213(1):112-124.

[4] 张致平 . 微生物药物学 [M]. 北京：化学工业出版社，2003.

[5] Fleming A. On the antibacterial action of cultures of a Penicillium, with special reference to their use in the isolation of B. influenzae[J]. Br J Exp Pathol,1929, 10(3):226-236.

[6] Chain E, Florey H W, Gardner A D, et al. The classic: penicillin as a chemotherapeutic agent. 1940[J]. Clin Orthop Relat Res, 2005, 439:23-26.

[7] Chain E, Florey H W, Gardner A D, et al. Penicillin as a chemotherapeutic agent[J]. Lancet,1940,236(6104): 226-228.

[8] Aminov RI. A brief history of the antibiotic era: lessons learned and challenges for the future[J]. Front Microbiol, 2010, 1:134.

[9] Drews J. Drug discovery: A historical perspective[J]. Science,2000, 287(5460):1960-1964.

[10] Newman D J, Cragg G M. Natural products as sources of new drugs from 1981 to 2014[J]. J Nat Prod, 2016, 79(3):629-661.

[11] Brunel J. Antibiosis from Pasteur to Fleming[J]. J Hist Med Allied Sci, 1951, 6(3):287-301.

[12] Hutchings M, Truman A, Wilkinson B. Antibiotics: past, present and future[J]. Curr Opin Microbiol, 2019, 51:72-80.

[13] Davies J, Wright G D. Bacterial resistance to aminoglycoside antibiotics[J]. Trends Microbiol, 1997, 5(6):234-240.

[14] Schatz A, Bugle E, Waksman S A. Streptomycin, a Substance Exhibiting Antibiotic Activity Against Gram-Positive and Gram-Negative Bacteria[J]. Proc Exp Biol Med, 1944, 55(1):66-69.

[15] Mingeot-Leclercq M P, Glupczynski Y, Tulkens P M. Aminoglycosides: activity and resistance.[J]. Antimicrob Agents Chemother, 1999, 43(4): 727-737.

[16] Krause K M, Serio A W, Kane T R, et al. Aminoglycosides: An Overview[J]. Cold Spring Harb Perspect Med, 2016, 6(6):a027029.

[17] Chopra I, Roberts M. Tetracycline antibiotics: mode of action, applications, molecular biology, and epidemiology of bacterial resistance[J]. Microbiol Mol Biol Rev, 2001, 65(2):232-260.

[18] McGuire J M, Bunch R L, Anderson R C, et al. Ilotycin, a new antibiotic[J]. Schweizerische medizinische Wochenschrift, 1952, 82(41): 1064-1065.

[19] Haight T H, Finland M. Laboratory and clinical studies on erythromycin[J]. N Engl J Med, 1952, 247: 227-232.

[20] Hunter P A. Ketolides - a novel form of macrolide: the way forward?[J]. Drug Discovery Today, 1998, 3(6): 257-260.

[21] Griesgraber G, Or Y S, Chu D T W, et al. 3-Keto-11, 12-carbazate Derivatives of 6-O-Methylerythromycin A synthesis and in vitro activity[J]. J Antibiot, 1996, 49:465-477.

[22] Zhanel G G, Walters M, Noreddin A, et al. The ketolides [J]. Drugs, 2002, 62(12): 1771-1804.

[23] Arsic B, Barber J, Čikoš A, et al. 16-membered macrolide antibiotics: a review[J]. Int J Antimicrob Ag, 2018, 51(3): 283-298.

[24] Omura S, Nakagawa A. Chemical and biological studies on 16-membered macrolide antibiotics[J]. J Antibiot, 1975, 28(6):401-433.

[25] Hata T, Sano Y, Ohki N, et al. Leucomycin, a new antibiotic[J]. J Antibiot, 1953, 6(2):87-89.

[26] Omura S, Katagiri M, Hata T. The chemistry of leucomycins. Ⅵ Structures of leucomycin A4, A5, A6, A7, A8 and A9[J]. J Antibiot, 1968, 21(4):272-278.

[27] Omura S, Hironaka Y, Hata T. Chemistry of Leucomycin. Ⅸ Identification of Leucomycin A3 with Josamycin[J]. J Antibiot, 1970, 23(10): 511-513.

[28] Niida T, Tsuruoka T, Ezaki N, et al. A new antibiotic, SF-837[J]. J Antibiot, 1971, 24(5):319-320.

[29] 金文藻，张鸿 . 生米加链霉菌 1748 产生的麦迪霉素的组分分析 [J]. 抗生素，1986, 11(2):120-125.

[30] Abou-Zeid A Z, Khalil A el-G, Rabei M. Spiramycin, a Macrolide Antibiotic[J]. Zentralbl Bakteriol Naturwiss. 1980, 135(5):443-453.

[31] Sano H, Sunazuka T, Tanaka H, et al. Chemical modification of spiramycins. Ⅲ. Synthesis and antibacterial activities of 4″-sulfonates and 4″-alkylethers of spiramycin I[J]. J Antibiot, 1984, 37(7):750-759.

[32] Omura S, Nakagawa A, Sakakibara H, et al. Structure-activity relations among the O-acyl derivatives of leucomycin. Correlation of minimal inhibitory concentrations with binding to Escherichia coli ribosomes[J]. J. Med. Chem, 1977, 20(5):732-736.

[33] Guangdong S, Jianlu D, Yiguang W. Construction and physiological studies on a stable bioengineered strain of shengjimycin[J]. J Antibiot, 2001, 54(1):66-73.

[34] 孙承航，姜威，金文藻，等 . 生技霉素 E(4″-异戊酰螺旋霉素 I) 的分离和结构鉴定 [J]. 中国抗生素杂质，2000, 25(1):3-6,73.

[35] 杨亚莉，杨剑宁，胡敏，等 . HPLC 法分析可利霉素的组分 [J]. 药学学报，2009, 44(10):1183-1186.

[36] Dubos R J, Hotchkiss R D, Coburn A F. The effect of gramicidin and tyrocidine on bacterial metabolism[J]. J Biol Chem, 1942, 146:421-426.

[37] Dubos R J, Hotchkiss R D. Origin, nature and property of gramicidin and tyrocidine[J]. Trans Studies Coll Phys Phila, 1942, 10(1):11-19.

[38] Thomas M G, Chan Y A, Ozanick S G. Deciphering tuberactinomycin biosynthesis: isolation, sequencing, and annotation of the viomycin biosynthetic gene cluster[J]. Antimicrob. Agents Chemother, 2013, 47(9):2823-2830.

[39] Lin Y, Li Y, Zhu N Y, et al. The Antituberculosis Antibiotic Capreomycin Inhibits Protein Synthesis by Disrupting

Interaction between Ribosomal Proteins L12 and L10[J]. Antimicrob Agents Chemother, 2014, 58(4):2038-2044.

[40] Johnson B A, Anker H, Meleney F L. Bacitracin: A new antibiotic produced by a member of the B. subtilis group[J]. Science, 1945, 12:376-377.

[41] Charlebois A, Jalbert L A, Harel J, et al. Characterization of genes encoding for acquired bacitracin resistance Clostridium perfringens[J]. PloS One, 2012, 7(9): e44449.

[42] Healy V L, Lessard I A, Roper D I, et al. Vancomycin resistance in enterococci: reprogramming of the D-ala-D-Ala ligases in bacterial peptidoglycan biosynthesis[J]. Chem Biol, 2000, 7(5):R109-R119.

[43] McCormick M H, McGuire J M, Pittenger G E, at al. Vancomycin, a new antibiotic. I. Chemical and biologic properties[J]. Antibiot Annu, 1955, 3:606-611.

[44] Jovetic S, Zhu Y, Marcone G L, et al. b-Lactam and glycopeptide antibiotics: first and last line of defense? [J]. Trends Biotechnol, 2010, 28(12):596-604.

[45] 凌大奎，周玉，陈苏 . 国产 " 万古霉素 " 主要成分的结构鉴别 [J]. 药学学报 , 1986, 21(3):208-212.

[46] Somma S, Gastaldo L, Corti A. Teicoplanin, a new antibiotic from *Actinoplanes teichomyceticus nov. sp*[J]. Antimicrob Agents Chemother, 1984, 26(6):917-923.

[47] Parenti F, Beretta G, Berti M, et al. Teicomycins, new antibiotics from *Actinoplanes teicomyceticus nov. sp.* I. Description of the producer strain, fermentation studies and biological properties[J]. J Antibiot, 1978, 31:276-283.

[48] Bardone M R, Paternoster M, Coronelli C. Teichomycins, new antibiotics from *Actinoplanes teichomyceticus Nov. Sp.* Ⅱ . Extraction and chemical characterization[J]. J Antibiot, 1978, 31(3): 170- 177.

[49] Borghi A, Coronelli C, Faniuolo L, et al. Teichomycins, new antibiotics from *Actinoplanes teichomyceticus Nov. Sp.* Ⅳ . Separation and characterization of the components of teichomycin (teicoplanin)[J]. J Antibiot, 1984, 37 (6):615-620.

[50] Kahne, D Leimkuhler C, Lu W, et al. Glycopeptide and lipoglycopeptide antibiotics[J]. Chem Rev, 2005, 105(2):425-448.

[51] Umezawa H, Maeda K, Takeuchi T, et al. New antibiotics, bleomycin A and B[J]. J Antibiot, 1966, 19(5):200-209.

[52] Mir L M, Tounekti O, Orlowski S. Bleomycin: Revival of an old drug[J]. Gen Pharmac, 1996, 27(5):745-748.

[53] Chen J, Stubbe J. Bleomycins: towards better therapeutics[J]. Nat Rev Cancer, 2005, 5:102-112.

[54] Vogler K, Studer R O. The chemistry of the polymyxin antibiotics[J]. Experientia, 1966, 22(6):345-416.

[55] Benedict R G, Langlykke A F. Antibiotic activity of bacillus polymyxa[J]. J Bacteriol, 1947, 54(1):24-25.

[56] Molina, J, Cordero E, Pachón J. New information about the polymyxin/colistin class of antibiotics[J]. Expert Opin Pharmacother, 2009, 10(17):2811-2828.

[57] Nakhate P H, Yadav V K, Pathak A N. A review on Daptomycin; the first US-FDA approved lipopeptide antibiotics[J]. J Sci Innov Res, 2013, 2(5): 970-980.

[58] Taylor S D, Palmer M. The action mechanism of daptomycin[J]. Bioorg Med Chem, 2016, 24:6253-6268.

[59] Tally F P, De-Bruin M F. Development of Daptomycin for gram-positive infections[J]. J Antimicrob Chemother, 2000, 46(4):523-526.

[60] Waksman S A, Woodruff H B. Bacteriostatic and bacteriocidal substances produced by soil Actinomycetes[J]. Proc Soc Exp Biol, 1940, 45(2):609-614.

[61] Waksman S A, Woodruff H B. *Actinomyces antibioticus*, a new soil organism antagonistic to pathogenic and non-pathogenic bacteria[J]. J Bacteriol, 1941, 42(2):231-249.

[62] Hollstein U. Actinomycin. chemistry and mechanism of action[J]. Chem Rev, 1973, 74(6):625-652.

[63] Charney J, Fisher W P, Curran C, et al. Streptogramin, a new antibiotic[J]. Antibiot Chemother (Northfield), 1953, 3(12): 1283-1286.

[64] Bonfiglio G, Furneri P M. Novel streptogramin antibiotics[J]. Expert Opin Investig Drugs, 2001, 10(2):185-198.

[65] Morar M, Bhullar K, Hughes D W, et al. Structure and mechanism of the lincosamide antibiotic adenylyltransferase LinB[J]. Structure,2009, 17(12):1649-1659.

[66] Magerlein B J. Modification of lincomycin[J]. In: Advances in Applied Microbiology, Perlman D. Ed, Academic Press, 1971, 14: 185-229.

[67] Sensi P, Greco A M, Ballotta R. Rifomycins. I. Isolation and properties of rifomycin B and rifomycin complex[J]. Antibiot Annu, 1959, 7:262-270.

[68] Leitich J, Oppolzer W, Prelog V. Über die Konfiguration des Rifamycins B und verwandter Rifamycine[J]. Experientia, 1964, 20:343-344.

[69] Rothstein D M. Rifamycins, Alone and in Combination[J]. Cold Spring Harb Perspect Med, 2016, 6(7):a027011.

[70] Kathiravan M K, Salake A B, Chothe A S, et al. The biology and chemistry of antifungal agents: A review[J]. Bioorg Med Chem, 2021, 20 (19):5678-5698.

[71] Zielinski J, Golik J, Pawlak J, et al. The structure of nystatin A3, a component of nystatin complex[J]. J Antibiot, 1988, 41(9):1289-1291.

[72] 凌大奎，陈苏，王绍文，等 . 国产制霉菌素中两个主成分的结构鉴别 [J]. 药学学报 , 1986, 21(6):454-457.

[73] 马剑文，刘玉波，文德秀，等 . 中国制霉菌素主要成分的分离，制备，鉴定和再命名 [J]. 抗生素 , 1987, 12(2):83-90.

[74] Lemke A, Kiderlen A F, Kayser O. Amphotericin B[J]. Appl Microbiol Biotechnol, 2005, 68(2):151-162.

[75] Arcamone F, Franceschi G, Orezzi P, et al. Daunomycin. I. The structure of daunomycinone[J]. J Amer chem Soc, 1964, 86(23): 5334-5335.

[76] Arcamone F, Cassinelli G, Orezzi P, et al. Daunomycin. Ⅱ. The structure and stereochemistry of daunosamine[J]. J Amer chem Soc, 1964, 86(23): 5335-5336.

[77] Di Marco A, Gaetani M, Orezzi P, et al. 'Daunomycin', a new antibiotic of the Rhodomycin group[J]. Nature, 1964, 201: 706-707.

[78] Arcamone F, Cassinelli G, Fantini G, et al. Adriamycin, 14-hydroxydaunomycin, a new antitumor antibiotic from *S. peucetius var. caesius*[J]. Biotechnol Bioeng, 1969, 11(6):1101-1110.

[79] Di Marco A, Gaetani M, Scarpinato B. Adriamycin (NSC-123,127): a new antibiotic with antitumor activity[J]. Cancer Chemother Rep, 1969, 53 (1):33-37.

[80] Oki T, Matsuzawa Y, Yoshimoto A, et al. New antitumor antibiotics aclacinomycins A and B[J]. J Antibiot, 1975, 28(10):830-834.

[81] Suzuki H, Kawashima K, Yamada K. Aclacinomycin A, a new anti-leukaemic agent[J]. Lancet, 1979, 311(8121):870-871.

[82] Ehrlich J, Bartz Q R, Smith R M, et al. Chloromycetin, a new antibiotic from a soil actinomycete[J]. Science, 1947, 106(2757):417.

[83] Controulis J, Rebstock M C, Crooks H M. Chloramphenicol (Chloromycetin). V. Synthesis[J]. J Am Chem Soc, 1949, 71(7):2463-2468.

[84] Newton G G F, Abraham E P. Cephalosporin C, a new antibiotic containing sulfur and D a-aminoadipic acid[J]. Nature, 1955, 175: 548.

[85] Abraham E P, Newton G G F. The structure of cephalosporin C[J]. Biochem J, 1961, 79(2): 377-393.

[86] Morin R B, Jackson B G, Flynn E H, et al. Chemistry of cephalosporin antibiotics. I. 7-aminocephalosporanic acid from cephalosporin C[J]. J Am Chem Soc, 1962, 84(17):3400-3401.

[87] 黄金竹, 母连军. 碳青霉烯类抗生素的研究概况 [J]. 国外医药抗生素分册, 2007, 28(4):145-154.

[88] Collin F, Karkare S, Maxwell A. Exploiting bacterial DNA gyrase as a drug target: current state and perspectives[J]. Appl Microbiol Biotechnol, 2021, 92(3):479-497.

[89] Lesher G Y, Froelich E J, Gurett M D, et al. 1,8-Naphthyridine derivatives. A new class of chemotherapeutic agents[J]. J Med Pharm Chem, 1962, 5(5):1063-1065.

[90] Bisacchi G S. Origins of the Quinolone class of antibacterials: an expanded "Discovery Story"[J]. J Med Chem, 2015, 58(12):4874-4882.

[91] Shimizu M, Takdase Y, Nakamura S, et al. Pipemidic acid: its activities against various experimental infections[J]. Antimicrob Agents Chemother, 1976, 9(4):569-574.

[92] Holmes B, Brogden R N, Richards D M. Norfloxacin. A review of its antibacterial activity, pharmacokinetic properties and therapeutic use[J]. Drugs, 1985, 30(6):482-513.

[93] Davis R, Bryson H M. Levofloxacin. A review of its antibacterial activity, pharmacokinetics and therapeutic efficacy[J]. Drugs, 1994, 47(4):677-700.

[94] Campoli-Richards D M, Monk J P, Price A, et al. Ciprofloxacin. A review of its antibacterial activity, pharmacokinetic properties and therapeutic use[J]. Drugs, 1988, 35(4):373-447.

[95] Balfour J A, Lamb H M. Moxifloxacin: a review of its clinical potential in the management of community-acquired respiratory tract infections[J]. Drugs, 2000, 59(1):115-139.

[96] Chung D T, Tsai C Y, Chen S J, et al. Multiple-dose safety, tolerability, and pharmacokinetics of oral nemonoxacin (TG-873870) in healthy volunteers [J]. Antimicrob Agents Chemother，2010，54(1):411-417.

[97] Jacoby G A. Mechanisms of resistance to quinolones[J]. Clin Inf Dis, 2005, 41(Suppl 2):s120-s126.

[98] Bozdogan B, Appelbaum P C. Oxazolidinones: activity, mode of action, and mechanism of resistance[J]. International Journal of Antimicrobial Agents, 2004, 23(2):113-119.

[99] Slee A M, Wuonola M A, McRipley R J, et al. Oxazolidinones, a new class of synthetic antibacterial agents: *in vitro* and *in vivo* activities of DuP 105 and DuP 721[J]. Antimicrob Agents Chemother, 1987, 31(11):1791-1797.

[100] Brickner S J, Hutchinson D K, Barbachyn M R, et al. Synthesis and antibacterial activity of U-100592 and U-100766, two oxazolidinone antibacterial agents for the potential treatment of multidrug-resistant gram-positive bacterial infections[J]. J Med Chem, 1996, 39(3):673-679.

[101] Gelpi A, Gilbertson A, Tucker J D. Magic bullet: Paul Ehrlich, Salvarsan and the birth of venereology[J]. Sex Transm Infect, 2015, 91(1):68-69.

[102] Otten H. Domagk and the development of the sulphonamides[J]. J Antimicrob Chemother, 1986, 17(6):689-690.

[103] Cole S T. Who will develop new antibacterial agents? [J]. Phil Trans R Soc B, 2014, 369:20130430.

第 2 章

抗生素药物质量控制

安全、有效、质量可控是药品的三大基本属性。药品的安全性和有效性必须通过临床试验来确定，而药品质量的可控性是其安全性和有效性的基础。

在药品全生命周期的不同阶段，药品质量的可控性具有不同的含义：在新药临床前研究中，药品质量的可控性表现为通过对新药各项理化指标的分析，结合产品的工艺特点，证明产品是在受控的条件下生产且可以重复获得；当新药通过临床试验验证被批准上市时，药品质量的可控性表现为通过对上市新药的检验，证明上市产品的理化特性与临床试验样品没有显著性差异，即说明上市产品与临床试验样品具有相同的安全性与有效性；在后续的大生产中，药品质量的可控性表现为保证不同批次的产品具有相同的理化特性，进而保证它们在临床中具有相同的疗效。药品质量的可控性最终需体现在药品质量标准中，一个安全、有效的药品必须符合药品质量标准的规定，而药品质量标准是保证上市药品质量的最低要求。

在社会发展的不同阶段，由于分析方法 / 技术的局限性限制了人们对药品质量可控性的认知，因而人们对药品质量可控性的理解也存在差异。药物分析技术是逐步融合化学、生物学、医学、信息技术、光电子技术等高新领域形成的一门新兴学科，可概括为 20 世纪 50 年代仪器化、60 年代电子化、70 年代计算机化、80 年代智能化、90 年代信息化。21 世纪必将进一步向信息智能化方向发展，表现为各类新型的分离检测技术，特别是各种联用技术如气相色谱-质谱法（GC-MS）、液相色谱-质谱法（HPLC-MS）、电感耦合等离子体质谱法（ICP-MS）等的快速应用与逐步普及，大大地提高了对药物复杂体系检测的选择性与灵敏度（达原子级、分子级水平），使得对药物复杂体系的痕量与超痕量组分（ng/g 至 pg/g）分析成为可能；而运用先进科学技术理念建立的原位（in situ）、在体（in vivo）、实时（real time）和在线（on line）等动态 / 无损探测方法及多元多参数检测监控方法，也极大地推动了现代药物质量控制理念的发展。上述药物分析新技术 / 方法，不仅为人们认识药品质量的可控性提供了新的工具，也改变着人们对药品质量可控性理念的认知。可见，药品质量可控性理念是时代的产物，且伴随着时代的进步而发展。

中国的药品质量控制体系自 20 世纪 50 年代起，伴随着质量控制技术的发展逐渐演化为三大药品质量控制体系（图 2-1）：①以形态分析 / 显微鉴别为基础逐渐形成的中药质量控制体系；②以经典分析化学容量分析为基础形成的化学药品质量控制体系；③以生物检定为基础形成的抗生素（生物药）质量控制体系。如今，通过精准的定性与定量分析，有效地表征 / 控制药物的安全性与有效性，利用精准的化学分析替代传统的生物学分析成为当代药品质量控制体系发展的方向，并正在逐渐促使三大药品质量控制体系的融合。

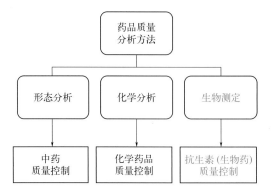

图 2-1　自 20 世纪 50 年代中国逐渐形成的三大药品质量控制体系

2.1　抗生素药物质量控制理念

传统的抗生素多为发酵或半合成产品，和一般的化学合成药品相比较，抗生素的结构复杂、同系物较多，杂质引入途径、种类和含量都相对较多，且部分杂质不稳定。因此，传统的抗生素质控理念以生物活性控制为核心，即抗生素的活性用效价表示，通过效价测定控制产品的有效性，通过生物学试验，如异常毒性、热原等控制产品的安全性。至 20 世纪末，以生物活性控制为核心的抗生素质控理念已经相当完善，《中华人民共和国药典》（简称《中国药典》）2000 年版之前，对抗生素药品的质量控制基本遵循以生物活性控制为核心的质控理念。

伴随着科学技术的进步与发展，人们不仅对抗生素的结构包括多组分抗生素的结构越来越清楚，对杂质的来源、结构也越来越清晰，对产品质量与毒副反应的关系越来越明确；以活性控制为核心的药品质量控制体系的缺陷也逐渐显现。进入 21 世纪，在抗生素质量标准中已逐渐引入了理化检验方法，以生物学控制为主、化学分析为辅的质控理念逐渐起主导作用。《中国药典》从 2005 年版起，对抗生素质量标准的增修订主要表现为以下几点。①化学分析逐步取代生物学分析，一些结构明确的单组分抗生素，由于其效价与含量基本一致，已逐渐由微生物效价测定法修订为高效液相色谱法，如青霉素和头孢菌素类抗生素，在《中国药典》（2005 年版）中基本都采用 HPLC 法进行含量及有关物质的测定；对多组分抗生素则采用分别控制效价和组分的策略，并通过对多组分抗生素同系物构效关系的研究，分别控制活性小组分和杂质的量。例如交沙霉素（以吉他霉素 A_3 为主的多组分抗生素），《中国药典》（2015 年版）要求按干燥品计算，每 1mg 的效价不得少于 920 交沙霉素单位；并规定各 A 组分（吉他霉素 A_1、A_3、A_4、A_6、A_7 与麦迪霉素 A_1）的总和不得低于 90.0%，吉他霉素 A_3 组分不得低于 87%，其他有关物质不得超过 8%。②对有关物质的控制越来越严格。按国际人用药品注册技术要求协调会（ICH）的要求，通常将药品的杂质分为结构已知的特定杂质（specialized impurity）、结构未知的特定杂质和非特定杂质；药品标准中分别控制特定杂质、非特定杂质和总杂质的量。欧洲药品管理局（EMA）于 2010 年 5 月制订通过了抗生素有关物质标准指导原则，规定了对单组分发酵产品、多组分发酵产品和半合成产品中杂质的报告限度、鉴定限度和质控限度；非特定杂质的可接受标准应不超过鉴定限度（0.15%），与母体化合物结构密切相关的杂质的质控限度为 0.50%，其他杂质在原料中的质控限度为 0.15%，在制剂中的质控限度为 0.2%。这是国际上首个针对抗生素杂质研究制订的指导原则。③多指标、多角度综合控制产品质量，且指标与方法越来越细化。上述原则在《中国药典》（2010年版）及同期的各国药典中均有充分的体现。

伴随着质量源于设计（QbD）理念的推广，基于药品生产中的关键工艺参数建立生产工艺（包括原料性属性、辅料属性和工艺参数）与产品质量的关系，鼓励采用先进的生产工艺，并对生产过程进行控制，以促使抗生素的质量控制向着以化学分析为主、生物学分析为辅的方向发展，这一理念也充分体现在《中国药典》（2015 年版）抗生素质量标准的增修订工作中。《中国药典》（2015 年版）抗生素质量标准通过强化药物杂质谱的控制，对不同来源的杂质设定不同的限度，实现对原料质量的控制；通过针对性地控制不同工艺的特定杂质，鼓励采用先进的生产工艺，并实现对生产过程控制之目的。例如，通过对红霉素 A、B、C 比例的控制，实现对发酵菌种的控制；通过对红霉素发酵来源的杂质的控制，实现对提取工艺的控制；通过对硫氰酸根、残留溶剂及灰分等残留物的控制，实现对生产过程的控制。此外，《中国药典》（2015 年版）在药品标准中通过加大对微量有害残留物的控制力度，如对 β-内酰胺抗生素中的聚合物、特定毒性杂质 2-萘酚、残留溶剂等，保证药品的安全性；通过开展生物利用度 / 等效性与药物溶出度的相关性研究，建立合理的溶出度标准，保证药品的有效性；进而实现由可靠的生产工艺持续生产质量一致的安全、有效产品之目标。可以说，《中国药典》（2015 年版）抗生素的质控理念已经转变为以化学分析为主、生物学分析为辅（图 2-2）。

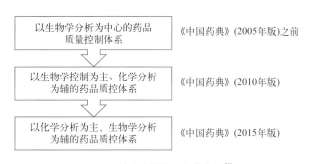

图 2-2　抗生素质控理念的变迁 [1]

2.1.1　抗生素药物质量控制理念的形成

1928 年弗莱明发现了第一个抗生素青霉素，然而花费了约 10 年的时间才阐明了青霉素的结构；1941 年，青霉素被证明可以应用于临床治疗；1945 年青霉素实现了工业化生产。然而，受当时科学技术发展水平的限制，无法采用有效的化学分析方法来测定青霉素的含量。如何控制青霉素的含量保证其临床疗效的一致性，成为青霉素临床应用必须要解决的难题。由于青霉素的含量直接与其抗菌活性相关，以青霉素的抗菌活性（也称效价）表示含量可有效地解决青霉素含量控制的难题。之后，伴随着抗生素发现"黄金时代"的到来，上述难题上升为"如何在微生物次级代谢产物的组成、结构尚未完全清楚的情况下，仅根据其功能对新抗生素进行质量控制？"此阶段，完善了利用效价表示抗生素含量的方法，并在后来的抗生素的研发过程中发展成经典的抗生素微生物检定法。奠定了以生物活性控制为核心的抗生素质控理念的基础。

虽然利用效价较好地解决了抗生素药品有效性的控制问题，但如何控制抗生素药品的安全性问题仍亟待解决。药品的安全性控制主要指控制药品中非活性成分导致的各类不良反应。在抗生素发展的早期，由于无法采用化学分析的方法控制抗生素药品的组分和杂质，因而广泛采用生物学方法如异常毒性检查、热原/细菌内毒素检查、降压物质检查和过敏性检查等，评价抗生素药品的安全性。至此，以生物活性控制为核心的抗生素质控理念基本形成。以生物活性控制为核心的抗生素质控理念具有如下特点：①解决了临床疗效（安全性、有效性）一致性问题；②解决了对多组分抗生素含量测定的难题，认为效价相同，临床疗效一致；③利用效价表征含量，解决了对活性成分精准测定的难题；④不能及时发现菌种变异引起的质量变化；⑤无法控制药品中杂质特别是具有特定毒性如遗传毒性、心脏毒性等的杂质带来的安全性问题。

2.1.2　抗生素药物质量控制理念的发展

虽然以生物活性控制为核心的抗生素质控理念基本解决了抗生素研发早期对药品安全性和有效性的控制问题，但伴随着时代的发展，这一要求已经无法满足药品质量控制的需要。进入 21 世纪，抗生素药物的质量控制聚焦于以下方面：

① 生产菌株与发酵工艺的控制。对发酵来源的抗生素药物，不同来源的菌株的产品组成明显不同，生产菌株的变异可导致产品组成的改变。如从日本广岛县尾道市土壤中分离的生米卡链霉菌（*S.mycarofaciens*）发酵液中得到的麦迪霉素，麦迪霉素 A_1 组分的含量可高达 80%；而 1974 年从我国从四川、广东土壤中分离出的链霉菌（*S.mycarofaciens* 10204 和 1748）发酵液中得到的麦白霉素是以麦迪霉素 A_1 和吉他霉素 A_6 为主的混合物，麦迪霉素 A_1 组分的含量仅约为 40%；且由于菌种变异等原因，2008 年发现麦白霉素中麦迪霉素 A_2、A_4、A_6、A_8 组分的量已经明显增加，麦迪霉素 A_1 和吉他霉素 A_6 的量降低 [2]。因此，对发酵来源的抗生素的菌种控制非常关键。发酵来源的抗生素的提取工艺是基于发酵液的组成而设计的，由菌种变异导致的组分差异通常无法通过提取工艺来补救。此外，相同生产菌株在发酵过程中因培养条件、营养条件、分离提纯方法等的改变也可导致产品组分/杂质等的不同，对抗生素发酵工艺的控制是其质量控制中的重要环节。

② 起始原料与合成工艺的控制。半合成抗生素起始物的纯度、组分和半合成工艺等均会影响终产品的质量。例如红霉素含有红霉素 A、B、C 三个活性组分，其比例主要由发酵菌种决定；琥乙红霉素为红霉素的衍生物，质量控制中通过将琥乙红霉素水解测定红霉素 A、B、C 组分的方法控制各组分的比例，进而实现对红霉素发酵菌株的控制；通过对琥乙红霉素中源于红霉素发酵的杂质的控制，保证合成起始原料的质量；通过对产品中游离红霉素含量的控制，控制琥乙红霉素合成工艺的优劣；通过对产品中由琥乙红霉素合成工艺引入的杂质的控制，实现对生产过程的控制。

③ 晶型控制。部分抗生素原料常采用结晶工艺进行纯化，结晶条件的差异可使之形成不同的晶型或溶剂化物，如头孢唑林钠可形成 α 型（含 5 分子结晶水）、β 型（含 1.5 分子

结晶水）和无定型等[3]，并具有不同的稳定性。对结晶工艺的优化与良好控制，是保证产品稳定性的关键。根据药物的化学结构分析其降解途径，依据降解途径设计强制降解试验确定指针性降解物，通过对指针性指针的控制可实现对结晶工艺的间接控制。

④ 制剂处方与工艺控制。同种抗生素药物因制剂处方的差异，其质量也不完全相同。如 β-内酰胺抗生素的稳定性易受水分影响，样品中的自由水含量（常用水分活度表征）是影响固体药物稳定性的主要因素，而处方组成是影响制剂中自由水含量的关键因素。此外，制剂过程也会影响产品质量。如阿奇霉素在剧烈的制剂条件下可与辅料甘油山嵛酸酯相互作用产生阿奇霉素棕榈酸酯等四个酯化物。故应通过处方优化和对工艺条件的筛选，针对性地对制剂过程中的关键质量属性进行严格控制。

⑤ 产品包材相容性。药品包装材料也可影响产品的质量。如丁基胶塞中释放出的抗氧剂 2,6-叔丁基-4-甲基苯酚（BHT）可以与头孢曲松钠等头孢菌素发生缔合反应，导致药品的溶液澄清度下降[4]，并可能引发过敏反应。在包材相容性试验中，应重点关注包材释放物与药物相互作用和其迁移速率，并重点评价其对药品安全性的影响。

为实现对上述质量问题的控制，在生物学分析的基础上，利用药物的理化特性如旋光性、光吸收等，借助现代分析仪器，在质量控制中逐步引入各类化学分析方法辅助生物学分析，使得以生物学控制为主、化学分析为辅的质控理念逐渐起主导作用，并伴随着科学技术的进步，进一步向着以化学分析为主、生物学分析为辅的方向发展。现代抗生素质量控制的热点问题可概括为两个方面。①杂质控制。在药品质量标准中，杂质控制方法、特定杂质和杂质限度是体现现代杂质控制理念的关键指标。特定杂质应是毒性杂质或与关键生产工艺相关的指针性杂质。合理地确定特定杂质和杂质限度不仅能提高药品质控水平，还能降低生产/检验成本。因此，如何将药物的杂质谱与药物的毒性相关联，与药物的生产工艺相关联成为关键。②含量测定与效价测定的统一。利用 HPLC 等化学分析方法替代传统的效价测定理念已经普遍被接受。对已经上市的纯度与效价之间定量关系尚不十分明确的抗生素早期研发品种，建立统一的转换原则十分重要（详见第 3 章）；而对新研发品种特别是多组分微生物药物，其关键是尽早明确含量、组分和其生物活性的关系，并据此指导研发。

2.2 抗生素药物质量控制方法

由抗生素质控理念的变迁过程可以看出，抗生素质量控制方法包括经典的生物学分析和化学分析两大类，而化学分析根据具体测定内容还可进一步划分为一般化学分析、组分分析、杂质分析、晶型分析等。

2.2.1 抗生素药物生物学分析

包括根据药物的生物学特性进行的分析或利用生物学方法分析抗生素药物。前者主要指微生物药物生物检定法，用于抗生素药物的效价测定；后者主要指利用生物学方法如异常毒性检查、热原/细菌内毒素检查、降压物质检查、过敏性检查和无菌检查等，用于评价抗生素药物的安全性。

药物生物学分析常分为体内分析和体外分析；按生物学反应类型又分为质反应和量反

应。**质反应**指所观测的生物体的某一反应或反应的某种程度不能用量来表示，仅出现有或无两种情况，但可采用出现的正（或负）反应的百分率来表示生物体的反应程度。**量反应**指所观测的生物体的反应程度可以用量表示。体外分析中，最低抑菌浓度（MIC）的测定是经典的质反应，而以配体（抗原）-受体（抗体）反应为基础的酶联免疫吸附测定（ELISA）是最具代表性的量反应。体内反应中，常见的安全性检测项目如异常毒性试验、过敏试验等均属于质反应，而降压物质检查则属于量反应。

抗生素生物学分析也分为定性测定和定量测定。**定性测定**系指仅以某种生物学反应的有或无为判断依据。一般要同时对系列稀释样品进行测定，如抗生素 MIC 的测定，以对不同药物的生物活性进行比较；或在不使用对照品的情况下，表征同一药物不同样品的相对含量。**定量测定**则指以剂量反应函数关系为基础，与生物标准品对比检定为手段的检测方法。生物反应的剂量反应函数一般呈曲线关系，定量测定时通常需经坐标转换使之呈直线关系，以便于处理和应用。质反应和量反应均可以用于定量测定，但采用的坐标转换方法不同。对以反应百分率为指标的质反应，如测定药物的 50% 反应剂量，通过调节给药剂量，可使得最小剂量组接近但不完全产生阴性反应，最大剂量组接近但不完全产生阳性反应，此时各组阳性反应的百分率将随剂量的增加而递变；如将剂量转换为对数，则呈对称的 S 形曲线，它对称点在反应率 50% 处；如将反应率再转换成概率单位（probit），则对数剂量与反应函数呈直线关系。对剂量以等比级数变而反应以等差级数递变的量反应如抗生素微生物检定法，对数剂量与反应呈直线关系。而大部分与时间相关的量反应如凝集时间的测定等，对数剂量常与反应的对数值呈直线关系。

对比检定是指将药物供试品与已知效价的生物标准品同时进行生物学反应，根据标准品的效价确定供试品效价的方法。通常采用等反应剂量对比检定的实验设计，即预先估计供试品的效价，根据供试品的估计效价稀释标准品，使二者的反应剂量基本相同。

不同的药物剂量产生不同强度的生物反应。对反应较稳定的实验体系如 ELISA 试验等，可直接根据剂量反应函数关系估计供试品与标准品效价相差的倍数。但对生物反应差异较大的实验体系如生物活体试验，即使同一剂量重复测定多次，其所产生的反应强度也不会相同，使得剂量增减一定的倍数，反应强度不会随之增减相应的倍数，因此不能直接根据剂量反应函数关系估计供试品与标准品效价相差的倍数，而需运用生物统计原理设计检定方法，如抗生素微生物检定法（琼脂）扩散法的二剂量法、三剂量法等，并以生物统计学方法判断试验是否成立，再根据检定结果计算供试品的效价。

生物学分析与化学分析相比较，其专属性较差，测定误差偏大，伴随着科学技术的发展，在抗生素质量控制中生物学分析方法已经逐渐被化学分析方法所替代。但生物学分析结果可直接与药物的特定生物学反应相关联，因此它可以快速判断发酵液中是否存在某种生物活性物质；此外，其在结构-活性关系的研究、临床前药物活性 / 毒性评价中的作用也是化学分析方法无法替代的。

2.2.2　抗生素药物化学分析

抗生素药物化学分析系指根据药物理化性质或利用化学分析方法分析抗生素药物，包括定性分析和定量分析。狭义的抗生素化学分析仅限定于利用药物的化学反应进行的分析，而现代药物化学分析还包括了利用药物的物理性质进行的分析。现代分析仪器的发展极大地推动了抗生素化学分析的发展。

定性分析的主要任务是确定抗生素药物的化学结构和组成。药物的化学特性，如发生化学反应时特征颜色的出现或消失，沉淀的生成或溶解，特征气体和特征臭味的出现，光和热的产生等；药物的物理特性，如颜色、焰色、熔点、溶解度、光谱、吸附性、旋光性等，都可以作为定性分析的指标，但专属性不同。选择基于不同原理的定性方法，如官能团反应、光谱、色谱保留值（吸附性）等联合定性，可以实现专属性的互补，提高定性分析的准确性。在药物原料和制剂中应用的定性方法，专属性要求不同。制剂分析通常选择专属性较高的色谱法等，或采用预处理去除干扰后测定；而对多组分抗生素药物的组成分析，更适宜采用以联用技术为基础的各种分离分析方法。

定量分析的主要任务是确定抗生素药物/组分的含量。根据实验原理常分为重量法、容量法、光谱法、色谱法等；又根据是否需要对照品，分为相对分析和绝对分析。相对分析需要根据标准工作曲线估计待测组分的量，是色谱法、光谱法等定量的常用方法。绝对分析根据样品的量、反应产物的量或所消耗试剂的量和反应的化学计量关系，通过计算得到待测药物/组分的量。重量法和容量法是经典的绝对分析方法。重量法通过直接从供试品中分离出待测成分，称取质量得到其含量；按分离方法的不同，又分为沉淀重量法、挥发重量法和提取重量法。容量法即"滴定法"。早期的容量法根据指示剂的颜色变化，人工判断指示滴定终点，目测标准溶液消耗体积，而自动电位滴定法通过电位的变化，由仪器自动判断终点。

抗生素药物的质量控制已向着以化学分析为主、生物学分析为辅的方向发展。在药物研发与质量控制中，化学分析常用于进行：①结构确证，不仅需要明确微生物药物的平面结构、立体结构，还需要获得其成盐方式、水合物和晶体结构等信息。②组成分析，对组成药品的各种成分，包括活性成分、非活性成分、杂质等的量均要求处于受控状态；对由微生物来源的药物不仅需要控制药品中活性组分的相对比例，还应控制活性组分的绝对含量；对药物杂质的控制要求分别按元素杂质、有机杂质和残留溶剂进行分类，按特定杂质、非特定杂质和杂质总量分别进行控制；此外，组成分析还包括对药品中水分含量的测定，对各种助溶剂、抗氧剂、抑菌剂等的含量测定。③理化性质分析，抗生素药物的理化特性包括熔点、比旋度、酸碱度、结晶性、溶解性/溶出度、多晶现象与转变规律和溶液中的互变特性等。④稳定性分析，药物的稳定性包括化学稳定性、物理稳定性和药物相容性；利用强制降解试验、加速稳定性试验和长期稳定性试验，通过分析药物的含量、杂质、理化特性等的变化，与药品生产工艺相关联，获取药物的最佳生产工艺、关键工艺参数与设计空间、质量控制对象等信息；与药物安全性、有效性等信息相关联，确定药物的最佳包装、贮藏运输条件和有效期等，并在上述基础上建立药物的质量标准。

2.2.3 抗生素药物组分控制

抗生素药物组分控制系指通过对药品研发、生产的全过程控制，保证含有多个活性组分的抗生素产品中各组分的相对比例和含量处于受控状态。

由发酵生产的抗生素药物通常具有多组分特征，而不同的组分通常具有不同的生物学活性甚至不同的毒性作用。如替考拉宁的 5 个主要组分（TA_{2-1}、TA_{2-2}、TA_{2-3}、TA_{2-4}、TA_{2-5}）仅脂肪酸侧链不同，它们的理论效价分别为 841 u/mg、1086 u/mg、1131 u/mg、1066 u/mg 和 954 u/mg，且各组分对不同细菌的敏感性不同。在采用抗生素微生物检定法测定其效价时，各组分对金黄色葡萄球菌 ATCC29213 的敏感性基本一致；对枯草芽孢杆菌 ATCC6633，TA_{2-1} 的敏感性最强，TA_{2-4} 和 TA_{2-5} 的敏感性较弱[5]。可见，对多组分抗生素药物组成比例的可控是保证其临床疗效的基础。

对发酵来源的微生物药物，不同的生产菌种，生产菌株的变异、发酵工艺的改变均可导致产品组成的改变。庆大霉素产生菌棘孢小单孢菌 G-1 的主要发酵产物为庆大霉素 C_1、C_2 和 C_{1a} 组分，突变株 JIM-401 的主要产物为庆大霉素 C_{1a} 和 C_{2b} 组分[6]，而 JIM-401 的突变株 JIM-202 则产生单组分庆大霉素 C_{1a}[7]。麦白霉素产生菌 S kitasatoensis 加入缬氨酸时，可导致代谢流向组分 A_4/A_5；加入亮氨酸时，可导致代谢流向组分 A_1/A_3[8]。缬氨酸是替考拉宁 TA_{2-2} 组分酰基侧链的生物合成前体，突变体解除了 L-缬氨酸对乙酰乙酸合成酶的反馈抑制作用，能为替考拉宁 TA_{2-2} 组分的侧链合成提供丰富的前体，使得组分 TA_{2-2} 的相对含量提高[9]。可见，在发酵培养基中添加前体或诱导物，或改变发酵培养基组成及控制发酵条件，均可能改变多组分抗生素的相对比例。因此，对发酵菌种、工艺的控制是微生物药物组分控制的首要环节。

早期对多组分抗生素仅采用效价法测定总效价，无法反映多组分抗生素组分比例的变化。进入 21 世纪，伴随着 HPLC 等的普及和人们对多组分抗生素结构、生物特性等的认知，仅通过生物活性控制多组分抗生素的缺陷逐渐显现，同时控制多组分抗生素的总效价和组分相对比例的策略逐渐被接受。《中国药典》从 2005 年版起开始采用这一策略。并在 2015 年版中首次接受用绝对含量替代相对比例的控制理念[1]。对多组分微生物药物，同时控制其相对比例和绝对含量是未来微生物药物组分控制的方向。

通过对多组分微生物药物同系物构效关系的深入研究，对如何确认某一组分是活性成分还是杂质也已经取得共识：①仿制药的组分和组成比例应与原研产品一致，原研产品中没有被定义为活性成分的组分被认为是杂质；②对与母体化合物结构相关的小组分，如在其他品种中已经被认为是有效组分，如交沙霉素中的麦迪霉素 A_1，则作为有效组分；③对其他新组分，如果没有足够的临床前 / 临床研究数据支持，一般应作为杂质控制[1]。

在新药研发过程中，利用合成生物学开发新抗生素药物是未来的方向之一。生物反应中当酶反应的专属性不高时，往往产生系列同系物，如我国利用基因工程技术将碳霉素 4″-异戊酰转移酶（4″-O-acyltransferase）基因克隆到螺旋霉素产生菌中，在微生物体内定向酰化螺旋霉素（spiramycin，SPM）得到以 4″-异戊酰螺旋霉素（4″-isovalerylspiramycin）为主组分的新药可利霉素（kelimycin），产品中除主组分外，还含有乙酰、丙酰及（异）丁酰螺旋霉素等组分[10]。可见，利用此方法对微生物药物的组分控制有着长远的现实意义。

2.2.4　抗生素药物杂质控制

药品中的杂质通常被定义为影响药物纯度的物质，按其性质可分为有机杂质、元素杂质和残留溶剂，按其来源又分为工艺杂质（合成起始物、中间体、副产物等）和降解杂质。药物杂质不仅本身没有治疗作用，且可能引起毒副反应，因此杂质控制是药品质量控制的关键。对抗生素杂质控制的核心系指通过对药品研发、生产的全过程控制，保证抗生素药品中杂质的种类与含量处于受控状态。对由发酵或半合成生产的抗生素产品，和一般的化学合成药品相比较，杂质的引入途径、种类和含量都相对较多，且部分杂质不稳定，对其杂质的控制较一般化学药更为复杂。

追溯人们对药品中杂质控制理念的变迁，可概括为三个主要阶段：纯度控制、限度控制和杂质谱控制。早期的药物质量控制主要基于容量法、分光光度法等经典的化学分析方法，对杂质的控制主要是通过对药品的纯度控制间接实现的。进入 20 世纪 90 年代，伴随着色谱分析技术的飞速发展，杂质分析成为当时药物质量分析的主流。在药品质量控制理念方面，人们已经意识到对药品中未知（潜在）杂质的控制较已知杂质更为重要；在良好的生产条件下，药品中不应当出现性质未知和量不可控的杂质；在药品质量标准中，通过"已知杂质""任意单个杂质"和"总杂质"实现对药品中未知杂质数目和量的间接控制，使杂质的"限度控制"理念逐渐成熟。进入 21 世纪，伴随着人们对药品中杂质生物学特性的深入了解，发现不同的杂质可能具有完全不同的生理活性，如 β-内酰胺抗生素中的微量聚合物杂质可能导致过敏反应，基因毒性杂质与其他杂质相比对人体的危害更大，也逐渐认识到这种"限度控制"理念存在明显缺陷。药品中的诸有机杂质的种类与含量被称为杂质谱（impurity profile）；理想的杂质控制理念应针对其中的每一个杂质，依据其生理活性制订相应的质控限度。实施杂质谱控制涉及到复杂体系样本的分离分析、微量组分的结构分析和微量组分的毒性评价三方面科学问题[11]。

如何有效地确定杂质的限度？国际人用药品注册技术要求协调会（ICH）分别制订有原料药、制剂杂质研究指导原则（ICH Q3A、ICH Q3B），残留溶剂研究指导原则（ICH Q3C）和元素杂质研究指导原则（ICH Q3D），是指导创新药杂质研究的全球性指导文件。然而，ICH Q3A 和 ICH Q3B 不适用于对由发酵工艺生产的抗生素的杂质控制。欧洲药品管理局（EMA）于 2010 年 5 月通过了制订抗生素有关物质标准的指导原则，这是国际上首个针对微生物药物杂质研究制订的指导原则。这些指导原则的理念已经被国际社会普遍接受。

在药品国家标准中按杂质谱控制的理念对药品中的杂质进行控制是杂质控制的最终目标。按照质量源于设计（QbD）的理念，以抗生素药物生物合成途径、合成／降解反应机制为导向分析药品生产中可能出现的杂质；利用热分析技术和光谱技术快速筛查活性药物成分（API）与辅料等的可能相互作用，对不相容处方针对性地利用液质色谱-质谱法（LC-MS）等分离分析技术发现可能的相互作用产物；利用强制降解试验帮助确定药物中可能出现的降解杂质；上述策略已经在抗生素药物杂质谱研究中被广泛应用[12]。

药品标准中的杂质控制方法、特定杂质和杂质限度是体现杂质谱控制理念的关键指标。理想的杂质分析方法不仅要保证全部已知杂质均能被有效地分离和检出，还应最大化地检测到新出现的未知杂质，进而逐步完善对杂质谱的认知。但并非所有检测到的杂质都将作为特定杂质进行控制。特定杂质应是毒性杂质或与关键生产工艺相关的指针性杂质。合理地确定特定杂质和杂质限度不仅能提高药品质控水平，还能降低生产／检验成本。因此，如何将药物的杂质谱与药物的毒性相关联、与药物的生产工艺相关联，是药物质量控制的关键所在[13]。

2.2.5 抗生素药物晶型分析

抗生素药物特别是 β-内酰胺分子具有易形成晶格结构不同的晶体性质。药物晶体是分子按特定的空间顺序，通过分子间弱相互作用力如氢键、范德瓦耳斯力等排列组成的几何多面体，其基元单位称为晶胞。药物分子以及它们的溶剂化物、水合物所形成的不同的晶胞决定了该药物的晶格结构——晶型。同种药物分子形成不同晶格的晶体称为多晶型（polymorphism）药物，又称同质异晶药物。不具有晶格结构的固体称为无定形（amorphous），其分子的排列没有特定的顺序，通常也被当作一种特定的晶体形态。多数抗生素药物均具有多晶型特性，如利福平可以形成Ⅰ型、Ⅱ型、ＳＶ型和无定型四种晶体形态；头孢唑林钠与水分子等作用可形成 α 型（含 5 分子结晶水）、β 型（含 3/2 分子结晶水）和 γ 型（含 1 分子结晶乙二醇）等晶体。

多晶型药物按其固态稳定性可分为稳定型、亚稳定型和不稳定型三类。稳定型药物通常熔点高，化学稳定性好，但溶出速率慢、溶解度小，因而生物利用度低；不稳定型药物则正相反，因而生物利用度高；亚稳定型药物介于两者之间。不同的晶型药物可能具有完全不同的特性。如不同晶型的利福霉素类抗生素具有不同的生物利用度，利福平的Ⅰ型和Ⅱ型晶体为有效晶型。头孢哌酮钠可分为 A 晶型、B 晶型和无定型，A 晶型为三斜晶系，B 晶型为单斜晶系；A、B 两种晶体晶格稳定性的差异导致其化学稳定性的不同：在较低温度下（60℃以下），A、B 两种晶体的稳定性相似，且均较无定型稳定；但在高温条件下（70℃以上），随着温度的升高，B 晶型的降解速率迅速增加，表现为 A 晶型最稳定，无定型次之，B 晶型的稳定性最差[14]。

在一定条件下，固体药物的不同晶型之间可以相互转化。如无定型头孢唑林钠在大于43% 的相对湿度条件下，可逐渐吸水转变为 α 晶体；α 头孢唑林钠在小于 11% 的相对湿度条件下，可逐渐脱水形成无定型；α 晶体和无定型之间的相互转换无须经过 β 晶体中间过程；在 60℃、相对湿度 45% ~ 75% 的环境中，头孢唑林钠 a 晶体可以转变为 β 晶体[15]。

多种技术可以用于药物晶体多样性分析。X 射线衍射技术包括 X 射线单晶衍射和 X 射线粉末衍射，是固体药物多晶型分析中最常用的技术，具有极强的特征性。X 射线单晶衍射主要用于测定晶胞的大小和形状、确定晶体的构型和分子排列。X 射线粉末衍射则可以直接区分药物晶体的不同形态；不同药物晶体的衍射图谱不同，无定形物质通常没有明显的衍射峰。热分析技术包括差热分析法（DTA）、差示扫描量热法（DSC）和热重分析法（TG），是在程序控温条件下测量物质理化性质与温度关系的方法。晶体在加热过程中常伴随着脱水或脱溶剂、升华、相变、熔融等物理变化和氧化还原、分解等化学变化，其能量（热焓）和质量等性质也相应发生变化。不同物质的热特性仅与该物质的结构（化学结构与晶格结构）有关，因此利用热分析技术不仅可以区分不同的药物晶体，还可确定药物晶型转变的条件，检查制剂中 API 与赋形剂相互作用后是否有吸附、共熔、晶型转变等物理化学或化学反应的发生等。此外，红外光谱、拉曼光谱、固体核磁共振谱、程序控温条件下的粉末 X 射线衍射分析等技术也可以用于药物的晶型和晶型转变分析。

在新药的研发中，对固体制剂或含有不溶药物活性成分（API）的液体制剂，在剂型研究时必须清楚药物晶型和晶型改变对其药效的影响。对多晶型药物的研发，应综合固体 API 的溶解度、生物利用度、稳定性及生产成本、生产难度等因素确定制剂中药物的晶型。如醋酸麦迪霉素，虽然其结晶型样品的化学稳定性较好，但生物利用度较差；经喷雾干燥法制成无定型后，水溶性极大增强，口服易吸收，疗效高，无苦味；故各类醋酸麦迪霉素口服制剂均采用无定型原料，并对制剂中结晶型样品的量进行控制。

2.3　抗生素药物质量标准

药品质量标准是保证上市药品质量的最基本要求，一个安全、有效、稳定、经济的药品必须符合药品质量标准的规定。药品质量标准伴随着新药的上市而产生，但在社会发展的不同阶段，由于各种政治、经济矛盾的焦点不同，新药审评/审批标准存在一定的差异。伴随着科学技术的发展，也伴随着人们对药品安全、有效理念认识的不断提高，药品质量标准不断趋于合理，但也伴随有时代的烙印。为保证上市药品满足不同时期药品监管的要求，药品的质量标准需要持续地修订。

2.3.1　药品质量标准的一般属性

药品质量标准是药品监督检验人员、药品生产者和质量管理人员判断药品质量合格与否的法律/法规性文件。通过对药品的安全性、有效性和工艺可控性指标的检验，判断药品是否可以满足其在临床中应用的基本要求。

国家药品标准通常属于强制性标准，同时也是保证上市药品安全、有效的最低标准。企业标准是产品出厂时的最低标准，通常较国家标准更为严格，以保证上市后产品在整个效期均可以符合国家药品标准的规定。

药品质量标准一般具有时限性，各国药典通常在实施新版标准的同时，原质量标准自动终止使用。药品质量标准还具有局限性（地域性），如各国药典包括《美国药典》（USP）、《英国药典》（BP）、《欧洲药典》（EP）、《日本药局方》（JP）和《中国药典》（ChP）均为地区标准，即药品在特定地域使用时必须符合当地药品标准的规定。例如：阿莫西林的比旋度范围与产品的工艺及控制水平有关，ChP 2005 中阿莫西林的比旋度规定为"+290°～+310°（溶液浓度：1mg/mL）"，同期，BP/EP 中阿莫西林的比旋度规定为"+290°～+315°（溶液浓度：2mg/mL）"，当时进口至中国的阿莫西林，必须符合 ChP 的规定。

药品质量标准（包括企业标准）不能随意更改，如需修改，必须依照一定的程序，获得批准后方可执行。在新质量标准未获批准前，即使认为现行质量标准有一定的缺陷，也必须执行。

药品标准通过对药品生产过程的控制，保证产品的安全和有效。质量标准中的具体质控项目、分析方法和限度构成了药品质量标准的主体；质控项目、指标的合理性及检验方法的可操作性直接影响着质量标准的可执行性，因而，质量标准的严谨性是建立标准的关键。

2.3.2 建立药品质量标准的一般要求

为建立严谨的药品质量标准，对所涉及的品种应进行充分的药学研究，做到"结构明确""组成已知""理化特性清楚""稳定性可控"和"标准品/对照品准确"。对药物标准品/对照品的一般要求将在第 3 章中进行阐述。

2.3.2.1 结构明确

对新药结构的确证是药物注册审批的前提。建立药品标准时强调的"结构明确"，是指对药物水合物和盐结构的确证。如阿莫西林有一水合物、三水合物和阿莫西林钠；青霉素 G 有钠盐与钾盐；他唑巴坦有无水物和半水合物等。药物的水合物和盐属性，直接与质量标准中的鉴别项有关，并影响对药品性状、结晶性等的描述与检测。

通常采用以下方法来确定药物水合物和盐的结构。①核对生产工艺，并结合结晶性检查等确定产品是否为晶体；②如为药物晶体，则需要利用单晶 X 射线衍射分析确定晶体的结构，并根据粉末 X 射线衍射数据确定实际产品与单晶给出的晶体结构是否一致；③利用 TG、DSC 等综合判断药品中水分子的结合形式；④必要时测定药品碱/酸基与成盐反离子的比例。

2.3.2.2 组成已知

在建立药品质量标准时，"组成已知"强调的是药品中的各种成分，包括活性成分、非活性成分、杂质成分等均处于受控状态。包括：①活性组分的控制，如呋布西林、磺苄西林中的 L、D 异构体的比例，红霉素组分 A、B、C 各自的含量，复方制剂如 β-内酰胺抗生素与酶抑制剂复方制剂中不同活性成分的比例等；②非活性添加剂的控制，如注射用头孢拉定、注射用头孢他啶中助溶剂（碳酸钠、精氨酸等）的控制等；③杂质谱的控制；④水分、残留溶剂的控制；⑤灰分、重金属的控制。并以此为基础设定质量标准中的限度值。

例如：头孢曲松钠（$C_{18}H_{16}N_8Na_2O_7S_3 \cdot 3.5H_2O$）分子中含有 2 个钠离子和 3.5 个水分子，通常其制剂含量表征为"按无水物计算，含头孢曲松（$C_{18}H_{18}N_8O_7S_3$）的量"，根据头孢曲松钠的分子式，含头孢曲松钠和水的理论值分别应为 83.8% 和 9.5%；因而，如按无水物以头孢曲松计，其理论含量约为 92.7%，质量标准中应以此为基础设定其限度值。在对实际产品进行质量控制时，如果按无水物以头孢曲松计，含量大于 92.7% 超过理论值，则说明产品成盐不足；如水分含量小于 9.5%，则说明结晶水缺失。

注意：在按复方制剂规格中的比例计算不同活性成分的比例如阿莫西林钠/克拉维酸钾（5:1）时，其中 5:1 是指活性成分阿莫西林和克拉维酸的比例，而不是阿莫西林钠与克拉维酸钾的质量比。由于生产过程中需要按阿莫西林钠和克拉维酸钾的质量比进行投料，因而应根据制剂规格，先计算两个活性成分在制剂中的理论值：

设每 1mg 制剂混粉中含 x mg 的克拉维酸钾，则

$$\frac{克拉维酸(C_8H_9NO_5)}{阿莫西林(C_{16}H_{19}N_3O_5S)} = \frac{x \times \dfrac{克拉维酸分子量}{克拉维酸钾分子量}}{(1-x) \times \dfrac{阿莫西林分子量}{阿莫西林钠分子量}} = \frac{1}{5}$$

式中，x 为克拉维酸钾的量。求解方程，$x=183.5\mu g$；则，阿莫西林钠的量（$1-x$）= 816.5μg。即按无水物计，1mg 制剂混粉中含 183.5μg 克拉维酸钾和 816.5μg 阿莫西林钠。如按无水物分别以阿莫西林和克拉维酸计，则 1mg 制剂混粉中含 154μg 克拉维酸和 770μg 阿莫西林。

2.3.2.3　理化特性清楚

药品的理化特性包括溶解性、结晶性、比旋度、酸碱度等。虽然它们多数为药物分子的固有特征，但亦受药品生产工艺的影响。药品的理化特性是设定质量标准中质控项目和限度的基础。由药品的理化特性，可以描述出一个具体品种的基本轮廓，如是结晶性粉末（结晶工艺产品），还是冷冻干燥产品；检验 / 使用过程中的注意事项，如是否易引湿，易在何种溶剂中溶解等；而 E 值、比旋度等特性由于受生产工艺的影响较大，因而还可作为控制生产过程中变异的辅助指标。

如第四代头孢菌素盐酸头孢唑兰（cefozopran hydrochloride）在日本首先上市。在《日本药局方》（JP）第十四版中，盐酸头孢唑兰的比旋度限度为 −73°～ −78°。国内仿制时，多数仿制品的比旋度在 JP 标准的上限（约 −73°）附近，与原研产品的比旋度存在差异。分析仿制药与参比制剂杂质谱及与比旋度的关系，证明样品杂质谱的差异影响样品的比旋度[16]。因而，根据实际生产工艺，结合杂质谱的控制，确定盐酸头孢唑兰比旋度的限值是十分必要的。

2.3.2.4　稳定性可控

药物在贮存过程中其理化特性逐渐改变。全面了解其稳定性特性，对确定药物的贮存条件、包装、有效期及药品质量标准中的限度均具有重要意义。对药物稳定性的考察可分为：①化学稳定性；②物理稳定性；③包材相容性。

化学稳定性不仅揭示贮存期药物含量的变化情况，更主要的是揭示药物可能产生哪些杂质及杂质的变化幅度。药物的化学稳定性与生产工艺有关，如头孢唑林钠的无定型产品可以由结晶-脱水工艺生产，也可以由冷冻干燥生产，但两种工艺的产品在贮存中不仅杂质总量的变化不同，杂质种类也不完全一致；头孢唑林 3 位侧链的降解可形成杂质 F（3 位侧链）和杂质 I（内酯），但冷冻干燥的产品中通常仅能观测到杂质 F，观测不到杂质 I，而脱水-结晶工艺的产品中杂质 F 与杂质 I 基本为 1 : 1。因而，应针对不同品种的特点设定不同的杂质质控限度。而不同口服制剂，如阿莫西林克拉维酸钾片[17]、头孢拉定颗粒[18] 等，由于处方工艺的差异，不同产品的杂质谱也呈明显差异。

药物原料的物理稳定性通常主要与药物的晶型有关。多晶型药物由于不同的晶型可能具有不同的化学稳定性、溶解性、生物利用度等，因而，需通过考察不同晶型间的转化条件，确定贮存期间药物晶型的可能变化，并针对性地进行控制。如由于头孢唑林水合物脱水或无定型产品吸水形成的过渡态较水合物或无定型状态均更不稳定，因而，应清楚其在贮存期的变化情况，并通过对其特定杂质的控制，可控制产品贮存期间的晶型转变。又如，由于仅无定型头孢呋辛酯可以被机体吸收，因而，不仅要求头孢呋辛酯原料应为无定型粉末，且在其口服制剂中应通过处方优化，防止其在贮存中转化成晶体。

药物与包装材料的相互作用，可以影响药物性质的改变。利用相容性试验发现不同结构的头孢菌素可特异吸附不同种类的胶塞迁移物；一种头孢菌素也可以同时吸附多种迁移物，但样品浊度的变化不仅与其吸附的迁移物的量有关，也与二者的结合强度有关[19]；样品的粉体结构也影响对迁移物的吸附，如无定型头孢唑林钠较头孢唑林钠水合物更易吸附硅氧烷类物质导致样品浑浊[20]。因而，在胶塞相容性研究中，首先通过加速实验结合澄清度检查对胶塞进行筛查；再采用 GC 方法对胶塞迁移物进行分析，分别建立不引起溶液澄清度变化的胶塞挥发物成分谱和引起溶液澄清度变化的胶塞挥发物成分谱，经比较确定可能导致溶液澄清度变化的迁移物成分；经模拟吸附试验验证后，建立胶塞的质控方法，通过控制丁基胶塞中的特定挥发性成分，保证胶塞与注射用头孢菌素澄清度在贮存期内不改变（图 2-3）。利用上述策略探讨头孢菌素结构-溶液澄清度-胶塞相容性的关系，发现头孢菌素 3 位侧链的甲硫四氮唑结构对硅氧烷类物质具有特异的吸附作用；头孢地嗪钠 3 位侧链的硫噻唑结构可特异地吸附 CS_2，头孢曲松钠 3 位侧链的三嗪环结构可特异地吸附 BHT。据此可以快速选择出对不同结构的头孢菌素具有良好相容性的胶塞。

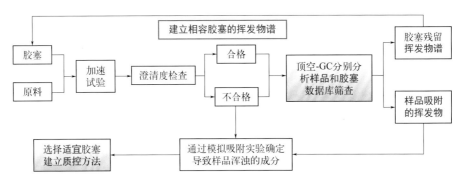

图 2-3 相容性试验分析药物-胶塞迁移物相互作用的基本思路

2.3.3 药品质量标准的基本组成

药品质量标准的基本组成包括【性状】、【鉴别】、【检查】和【含量测定】。其中，质控项目、方法和限度均伴随着时代的发展而变化。从历版《中国药典》的增修订中总结近年来质量标准的发展趋势，可概括为：质控项目向着强调安全性、保证有效性和突出科学性方向发展；分析方法则在推广先进方法的同时，鼓励方便性、关注普及性，并向环保性方向变化；而质控限度方面则更强调指标间的互补性，方法与限度的统一性，并鼓励与国外标准的协调一致。

在药品标准中，应首先给出药品的具体名称，包括国际非专利药品名称（INN）、汉语拼音名称和化学名称。INN 由原研药品企业提出；英文由世界卫生组织（WHO）审定；中文由国家药典委员会审定；汉语拼音名称为中文 INN 的拼音拼写；化学名称为根据药品的化学结构，按 IUPAC 命名原则的命名。由药品名称可以知道该药品是原料药还是制剂，是注射剂、口服制剂还是其他，以及具体的制剂形式，如胶囊、片剂等。

2.3.3.1　【性状】

药品质量标准的【性状】项中，通常包括"描述""溶解性""比旋度"和"E值"等。

① 描述。通过简练的语言描述药品形状、颜色等与生产工艺相关的特性。对描述项，常采用模糊性语言，如"白色至类白色"等，用于提示其生产工艺是否出现异常。实际检验中，除非与标准中的描述有非常大的差异，通常不作为判断样品是否符合规定的必要条件，而是结合【检查】项中相关项目的结果综合判断，如粉针剂颜色与描述项出现差异，通常结合溶液的颜色检查结果综合判断。

② 溶解性。药品标准中通常仅给出药品在常用溶剂中的溶解特性。溶解度不作为药品的常规检查项目，仅帮助理解药品的溶解特性。

③ 比旋度、E值均为与原料纯度相关的特征值，且与所用的溶剂有关，常用以辅助控制原料药的纯度变化，如氨苄西林钠采用辐照灭菌后，比旋度从280°随辐照剂量的增加而降低[21]。在设立其限度范围时，通常需采用成熟工艺的多批样品，在3台不同的仪器上分别进行测定，根据其标准差（SD）确定限度范围。消旋体通常不设立比旋度检查项。

2.3.3.2　【鉴别】

药品质量标准中【鉴别】项，不是对未知物的定性分析，而是采用原理清楚的理化方法证明已知药品的真实性。【性状】项下的物理常数也有助于对药物的鉴别。

根据ICH的要求，通常采用两种或两种以上不同原理的方法进行鉴别；具体要求可概括为：①利用专属性不同的鉴别方法互相补充；②方法应再现性好，简单易操作；③兼顾对药品活性成分和其盐基的鉴别。常用的药物鉴别方法包括：生成物的熔点；反应机制明确的呈色、沉淀或其他化学反应；色谱法，最常用的有薄层色谱法（TLC）和HPLC法；光谱法包括紫外吸收光谱（UV）法、红外光谱（IR）法和拉曼光谱法等；常见盐基或酸根的一般鉴别试验等。从发展趋势上看，鉴别反应的专属性越来越受到关注，表现为对药物制剂的基本鉴别越来越多地采用IR法，《日本药局方》近年来推广采用NMR进行鉴别试验。

从应用角度，显色反应等化学鉴别方法，通常是针对药品中特定官能团的反应，而多数情况下官能团反应并非药品的特有反应，因而一组鉴别试验中多作为辅助鉴别方法。光谱法与色谱法是最常用的鉴别组合；IR法和色谱法可用于对多数原料的鉴别；UV法和色谱法组合由于可有效地避免辅料等的干扰，是最常用的口服制剂鉴别方法；IR法虽然主要用于原料的鉴别，但鉴于其良好专属性，正逐步取代对含有辅料或混合物制剂中的UV鉴别方法；拉曼光谱具有与IR相似的专属性，且可以不经前处理，直接鉴别液体制剂中的活性成分，是注射液鉴别的有效方法。

利用IR进行鉴别时，测定的供试品图谱可通过与药品光谱集中的对照图谱进行比较，或与同时测定的对照品图谱进行比较。对于具有同质异晶现象的药品，应选用有效晶型的图谱比较，如头孢呋辛酯仅无定型原料为有效晶型，对照图谱收载的是无定型样品的图谱，IR鉴别时应更关注供试品与对照光谱指纹区的差异。当供试品与对照品不完全相同如为不同的盐或晶型不同时，可以通过转化/转晶后再进行比较，如头孢唑林钠IR鉴别需将样品酸化后与头孢唑林对照品（图谱）进行比较，此时应给出转化 / 转晶条件包括处理方法和重结晶所用溶剂。鉴于基于计算化学的方法，可以较好地揭示出结构相近化合物的 IR/ 拉曼光谱的差异原因，如替比培南（tebipenem）和替比培南酯[22]，因而，特殊情况还可以不通过比较 IR 全谱，仅通过对 IR 图谱中特定吸收峰的识别进行鉴别。

2.3.3.3 【检查】

药品质量标准中设立【检查】项的目的是确定药品是在受控的生产条件下生产的，保证药品的安全有效。具体的检验项目主要依据药品生产工艺特性和药品安全性特性而设立，以保证组成药品的各种成分包括活性成分、非活性成分、杂质等均处于受控状态，保证与安全性相关的指标均低于安全阈值。

常见的化学分析项目包括：组分、盐基测定、有关物质、残留溶剂、溶液的澄清度与颜色、酸碱度、干燥失重 / 水分、灰分、重金属等。常见的生物学检查项目包括：无菌、微生物限度、热原 / 细菌内毒素、异常毒性、降解物质等。与制剂有关的检测项目包括：溶出度、崩解度、脆碎度、沉降体积比、渗透压比、装量差异、最低装量等。检验项目与药品的用途有关，如注射剂必须检测无菌、热原 / 细菌内毒素等；口服制剂通常需控制微生物限度、溶出度等。

2.3.3.4 质控限度的确定

确定质控项目的限度首先应明确该项目是直接与安全性直接相关的质控项目如热原 / 细菌内毒素、基因毒性杂质等，还是与生产过程控制相关的质控项目。

（1）与安全性直接相关的质控项目

对与安全性直接相关的质控项目，应以临床中不出现药物不良反应的阈值作为最高限度，其中，阈值又可分为绝对阈值和相当阈值。

绝对阈值如导致热原反应的细菌内毒素阈值、基因毒性杂质的毒理学关注阈值（TTC）等，指已经有明确的认知，当限度超过该阈值时产品在临床中大概率出现明确的不良反应。如导致普通注射剂热原反应的细菌内毒素阈值为"人每千克体重每小时最大可接受的内毒素剂量 (K) 为 5EU[K=5EU/(kg·h)]"，放射药品注射剂为 K=2.5EU/(kg·h)，鞘内注射剂为 K=0.2EU/(kg·h) 等。产品的内毒素限值（L）一般按以下公式确定：

$$L=K/M \hspace{4cm} (2\text{-}1)$$

式中，L 为药品中细菌内毒素的限值，以 EU/mL 或 EU/mg 表示；中国人 M 按人均体重 60kg 计算，注射时间不足 1 小时按 1 小时计算；实际药品中的内毒素含量应小于该限值，否则将使得患者在治疗中出现发热等不良反应。

相对阈值通常指已经明确产品中的某种特性与临床中的某种不良反应相关，但二者的量-效反应关系尚不十分明确，如对产品中某类杂质的控制，已知其可能导致临床中的某种不良反应，但尚不能确定导致该不良反应的绝对阈值。如临床中 β-内酰胺抗生素的速发型过敏反应发生率与产品中的高分子杂质含量呈明显相关，但尚不能确定保证产品不发生过敏反应的绝对阈值。因而，按 ICH Q3C 的要求，确定该类检查项目的限度时，通常以对临床试验中未发生明显不良反应的临床试验样品的量值作为相对阈值，后续产品中不得超过该量值，并持续进行工艺优化逐渐降低该限值。

（2）与生产过程控制相关的质控项目

与生产过程控制相关的质控项目如 pH、水分等，通常是为了检测成熟生产工艺的异常情况，即在受控生产条件下，产品的各【检查】项指标应按一定的统计规律分布；【检查】项指标超出其固有的分布范围，提示生产过程中出现异常。但按目前 QbD 的理念，应基于药品生产中的关键工艺参数（包括原料属性、辅料属性和工艺参数）确定产品的质量，即【检查】项的指标范围。样品在有效期内的变化情况、检测方法的误差和测定过程中样品的稳定性情况均影响【检查】项指标范围的合理性。

2.3.3.5　对检测方法的一般要求

药品质量标准中检验项目、方法和限度构成了药品标准的主体。当检验项目确定后，分析方法的可操作性决定了标准的可执行性。

（1）有关物质测定方法的可操作性

由于杂质谱控制是当前药品质控的热点及难点，样品标准中有关物质检测方法的可操作性也是当前建立药品质量标准的重点关注点。

《中国药典》从 2015 年版开始采用实施杂质谱控制理念，与传统的杂质控制相比较，分析方法的最大变化在于不仅要求检测方法具有更好的专属性，还明确了特定杂质与非特定杂质，并逐一对特定杂质设定了限度。对部分结构不稳定的药物如 β-内酰胺抗生素，"有关物质"测定中涉及的特定杂质通常多达十余种，如在头孢地尼及其制剂中特定杂质有 26 个（杂质 A ～杂质 U），头孢泊肟酯中特定杂质有 12 个。虽然在方法中通常规定了每一个特定杂质的相对保留时间（RRT），但在实际测定中由于不同色谱系统的细微差异，RRT 值可在一定的范围内变化，因而检测中对色谱图中对特定杂质的定位成为方法的制约因素。采用混合杂质对照品进行系统适用性试验并进行杂质定位成为较好的解决方案。对杂质难以控制且不稳定的药物，通过强制降解试验结合 LC-MS 法确定各特定杂质在色谱图中的位置，结合计算机技术得到标准模拟色谱图；选择特定降解条件的降解溶液进行系统适用性试验；利用标准模拟色谱图评价系统适用性试验结果，也是较好的解决方案。

实例　头孢泊肟酯有关物质方法的系统适用性试验

《中国药典》（2015 年版）头孢泊肟酯及其制剂的有关物质分析方法系对《欧洲药典》7.5 版（EP 7.5）方法的优化。通过对国产头孢泊肟酯及其制剂中杂质的系统分析，结合强制降解试验及 LC-MS 分析[23]，参考 EP 7.5 中提供的杂质结构信息，在《中国药典》色谱系统中对头孢泊肟酯的特定诸杂质进行了定位，得到特定杂质定位色谱图 [图 2-4（a）] 和其相对保留时间（表 2-1）。利用特定的降解反应制备头孢泊肟酯系统适用性试验溶液 [取约相当于头孢泊肟 50mg 的头孢泊肟酯对照品，置 50mL 量瓶中，加稀释溶剂（水：乙腈：乙酸 =99：99：2）适量使溶解，置紫外灯下照射 12h 后，加 30% 双氧水 3mL，放置 60min，用稀释溶剂稀释至刻度，摇匀]，其典型的色谱图见图 2-4(b)。《中国药典》（2015 年版）中，同时收载头孢泊肟酯特定杂质参考色谱图和系统适用性试验溶液典型色谱图，通过二者的比较，即可对色谱系统中的特定杂质进行定位。

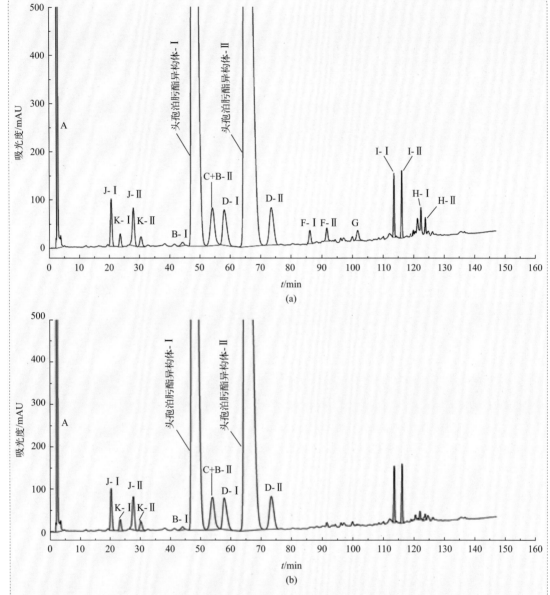

图 2-4 《中国药典》头孢泊肟酯有关物质分析方法色谱
（a）特定杂质定位参考色谱图；（b）典型系统适用性溶液色谱图

表 2-1 头孢泊肟酯特定杂质的相对保留时间及限度

杂质名称	相对保留时间（RRT）	限度 /%
杂质 A	0.07	0.5
杂质 B-I	0.69	1.0
头孢泊肟酯异构体I	0.76	—
头孢泊肟酯异构体II	1.00	—
杂质 C+ 杂质 B-II	0.85	2.0

续表

杂质名称	相对保留时间（RRT）	限度 /%
杂质 D-I	0.91	1.0
杂质 D-II	1.14	
杂质 F-I	1.26	0.2
杂质 F-II	1.32	
杂质 G	1.48	0.2
杂质 H-I	1.78	1.0
杂质 H-II	1.78	
其他单个杂质	—	0.1

（2）HPLC 测定结果的准确性

HPLC 方法是产品常规检验的常用方法。从使用者的角度，通常更关注检验结果的准确性，即关注日常的检验结果是否尽可能地接近产品特征值的真值。其原因可概括为：①从检验的角度，通常检验 SOP 规定采用平行测定，当 HPLC 平行测定值的相对偏差不超过 2%（认为测定中未发生偶然误差）时，采用平均值表示测定结果。②从生产的角度，在药品正常生产条件下，应保证产品的特征值在一定的限度区间内，如制剂的生产，其产品含量（按标示量的 100% 投料）的内控限度通常为 97% ～ 103% 或 95% ～ 105%，产品实际含量与产品标示量的差异反映了每一次生产过程的总误差（系统误差和随机误差之和）；当产品含量超出了含量的限度区间时，产品将被认为不符合规定，对不符合规定的产品，应当启动偏差调查，探寻导致产品不符合规定的原因。③从结果判断角度，当产品的含量测定结果落可接受区间范围内时，结果的准确性通常并不会引起实验者的特别关注，此时，产品被判定符合规定；但当测定结果不在含量可接受区间范围时，测定结果的准确性通常成为偏差调查的首选方向。因而，对方法进行目的适用性（fitness-for-purpose）验证就显得尤为重要 [24]。通过目的适用性验证，选择适宜的模型进行数据处理，可以保证正常产品的含量测定结果均落可接受区间范围内 [25]，进而避免不必要的偏差调查。

比较经典的方法验证与目的适用性验证的差异（图 2-5）。经典的方法验证，设真值为 X，报告值为 Z；通常采用零假设验证结果的正确性。此时，

$$H_0: |X - Z| = 0$$

$$C_{obs} = \frac{|X - Z|}{S_Z} \leqslant 2 \tag{2-2}$$

式中，S_Z 为报告值 Z 的标准差。如果 $C_{obs} \leqslant 2$，则从统计学上认为 $|X-Z| \neq 0$，即报告值与真值不属于相同总体，此时，认为该方法的检验结果与真值具有明显差异，结果不可靠（无效）。如果方法 A 和方法 B 具有相同的准确性，但精密度不同，精密度差的方法通常更容易得出检验结果与真值不具有明显差异的结论，即更容易通过方法验证。而目的适用性验证，基于使用者期望的报告值与真值的偏差 (λ)，通过计算方法置信度为 β 的容许区间

（β-expectation tolerance interval），评价未来测定结果是否在 β 概率水平（β=95%）均出现在此区间，该容许区间应窄于样品可接受的误差范围 (λ)。

$$P_r(|Z - X| < \lambda) \geqslant \beta \qquad (2\text{-}3)$$

$$容许区间 = \overline{\overline{z}} \pm k_{tol} \times S_P \qquad (2\text{-}4)$$

式中，β 为 Z 与 X 的差值在可接受限值内的概率；$\overline{\overline{z}}$ 为所有测量值的总平均值；k_{tol} 为容许区间系数；S_P 为方法中间精度的标准差。此评价方法通过计算给定样本的报告值（Z）与真值（X）差值在可接受区间的概率（P_r），评价方法的适用性。

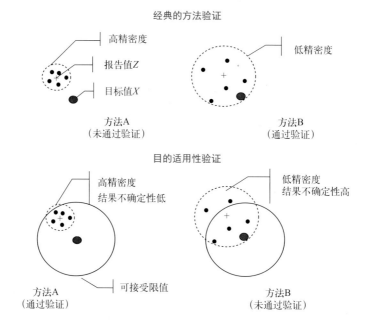

图 2-5　经典的方法验证与目的适用性验证的比较[24]
虚线圆—方法的精密度；实线圆—可接受范围

目的适用性验证可以通过对方法线性范围置信区间的计算进行评价[25]。具体方法可概括为：①确定 HPLC 测定的区间范围，利用对照品制备系列标准溶液；②采用 5 点法测量标准曲线，低、中、高 3 个浓度点重复进样 6 次，其他浓度点重复进样 3 次；③采用最小二乘法计算标准曲线回归方程，比较不同回归方程的有效性；④独立进行 3 次标准曲线的测定，评价方法的中间精密度（≤ 3%）；⑤利用中间精密度数据，计算标准曲线中每一浓度点的容许区间（β=95%）；⑥利用回归方法计算实验中每一个峰面积对应的浓度值，计算与真实浓度的相对偏差（≤ 2%），评价方法的准确性。

回归分析中给定 x 条件下 y 的置信区间为：

$$\hat{y} \pm tS_{Y(x)} \sqrt{\frac{1}{n} + \frac{(x - \overline{x})^2}{\sum (x - \overline{x})^2}} \qquad (2\text{-}5)$$

$$S_{Y(x)} = \sqrt{\frac{\sum (y - \overline{y})^2 - \alpha^2 [\Sigma (x - \overline{x})^2]}{n - 2}} \qquad (2\text{-}6)$$

式中，t 为置信水平为 P 时根据给定的显著性水平和自由度求得的临界值；α 为回归曲线斜率的估计值；n 为回归曲线的观测点数。

实例　对氯雷他定片和乙酰氨基酚-可待因泡腾片含量 HPLC 分析方法的评价[25]

① 氯雷他定片。评价结果显示，整个测定范围内各浓度点的容许区间（β=95%）均在可接受的最大误差（5%）以内，提示在整个测定范围内，方法均可以保证测定结果的准确性（应用中产品真实值为 100% 时测定值 95% 落在此区间）；同时，分别采用 2 个线性回归模型（a）$y = ax$，（b）$y = ax + b$ 进行准确性评价，2 个模型的准确性相同；上述结果提示，氯雷他定片 HPLC 含量测定方法是可满足应用需求的理想方法［图 2-6（a）］。

② 乙酰氨基酚-可待因泡腾片。对组分可待因的评价结果显示，采用 $y = ax$ 线性模型时，在标准曲线的高浓度点，可能出现测定值超出可接受最大误差（5%）下限的情况，提示应用中利用该模型时，测定溶液的浓度应不超过标准曲线的中间浓度点；或采用 $y = ax + b$ 线性模型，此时，在整个测定范围内各浓度点的容许区间（β=95%）均在可接受的最大误差（5%）以内，即采用此模型计算结果，可以在整个测定范围保证测定结果的准确性［图 2-6（b）］。

③ 对组分乙酰氨基的评价结果显示，采用 $y = ax$ 线性模型时，标准曲线低浓度范围的置信曲线与产品可接受的最大误差上限相交，提示应用中当测定溶液的浓度较低时，采用此模型计算结果，方法的准确性欠佳；采用 $y = ax + b$ 线性模型时，标准曲线低浓度的置信曲线与产品可接受的最大误差下限相交，提示应用中当测定溶液的浓度较低时，采用此模型计算结果，方法的准确性欠佳；此时，应采用加权线性回归模型，可以在整个测量范围保证测定结果的准确性［图 2-6（c）］。

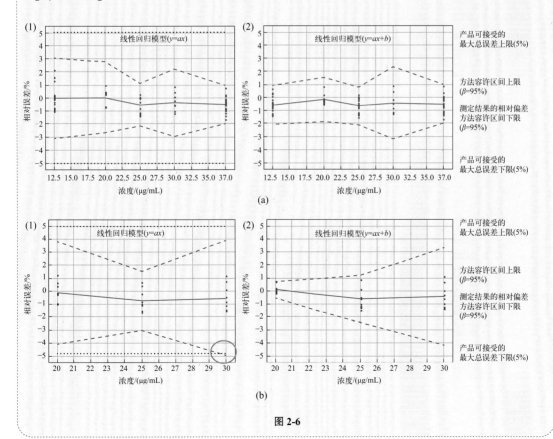

图 2-6

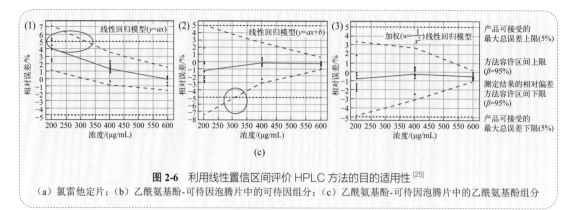

图 2-6　利用线性置信区间评价 HPLC 方法的目的适用性[25]
（a）氯雷他定片；（b）乙酰氨基酚-可待因泡腾片中的可待因组分；（c）乙酰氨基酚-可待因泡腾片中的乙酰氨基酚组分

当 HPLC 分析方法用于判断产品质量是否符合质量标准的规定如药品质量标准中的杂质分析、含量测定等时，若样品中的特征量值与限度值接近，从应用者的角度，希望依据分析结果能够给出肯定的符合规定或不符合规定的结论，理想的情况是希望方法的准确性为100%，精密性为 0，但实际情况是不可能的。当特征量值如含量无限接近限度值时，理论上任何分析方法都无法提供"保证检验结论 100% 可靠"的检验结果；因此，使用者在常规检验中应清楚检验结果的不确定区间（不能 100% 得出检验结论的区间），当判断结果落入该区间 [U_{low}；U_{up}] 的产品是否符合规定时，应评估错判的风险。

① 当进行药品杂质限度检查时，杂质的限度 (λ) 为 L_{imp}，方法的线性回归方程（$y = ax$）与限度线（$\lambda = L_{\mathrm{imp}}$）相交，计算线性回归曲线的置信区间（$\beta = 95\%$），可以预测出杂质含量与限度相同时，95% 的检验结果的分布范围，进而得出方法的不确定区间 [图 2-7（a）]。

② 当质量标准中规定产品的特征量值应在一定范围内时，如药品制剂的含量一般要求为标示量的 95.0% ～ 105.0%，即标准中的限度同时存在上限和下限，此时，应用中存在两个不确定区间 [图 2-7（b）]。

方法的不确定区间是其系统误差与随机误差的综合表现，与方法的不确定度有关。实际检验中，应通过合理的检验 SOP 控制检验的不确定度，进而减小方法的不确定区间。此外，应在具有检验方法的 SOP 中明确方法的不确定区间，当常规检验结果落入该区间时，应对实验过程进行偏差调查，并通过复验保证检验结论的可靠性。

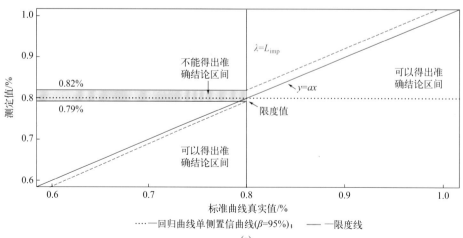

……回归曲线单侧置信曲线（$\beta = 95\%$）；　——限度线

（a）

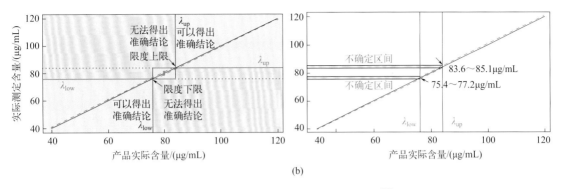

图 2-7 对 HPLC 测定结果不确定区间的评估[26]

（a）药品杂质限度检查时的不确定区间；（b）药物制剂含量测定时的不确定区间

2.4 抗生素微生物检定法

抗生素微生物检定法系指利用抗生素对微生物生长的抑制作用来表征抗生素含量的方法，也称微生物效价测定法。按其原理可分为稀释法、（琼脂）扩散法（diffusion assay）和浊度法（nephelometry），通过与效价单位已知的抗生素标准品进行对比检定确定供试品的效价。

稀释法属于半定量测定方法。通过测定抗生素的最低抑菌浓度（MIC）来表征抗菌活性。常用于药物研发阶段的抗生素筛选。（琼脂）扩散法［也称管碟法（cylinder-plate assay）、牛津杯法］通过抗生素溶液在含有试验菌的固体培养基中扩散产生的抑菌圈（inhibition zone）的大小表征抗菌活性（图 2-8）。浊度法利用在含抗生素的液体培养基中试验菌生长导致浊度值的变化表征抗菌活性。依据试验设计的不同，又分为标准曲线法、二剂量法（two-point assay）和三剂量法（tree-point assay）。标准曲线法利用在对数坐标上绘制抗生素标准品浓度-微生物反应直线查出供试品的效价。二剂量法和三剂量法均按量反应平行线原理设计实验，前者通过高、低两个剂量的标准品和供试品，后者通过高、中、低三个剂量的标准品和供试品，通过比对检定确定供试品的效价。

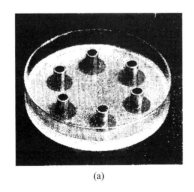
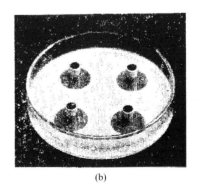

图 2-8 （琼脂）扩散法

（a）三剂量法；（b）二剂量法

2.4.1 测定原理

以经典的管碟法为例，抗生素溶液在琼脂培养基中的扩散动力学公式为：

$$r^2 = 4DT\left[\ln\left(M/H\right) - \ln C' - \ln\left(4\pi DT\right)\right] \tag{2-7}$$

式中，T 为抗生素的扩散时间，h；M 为牛津杯中抗生素的量，μg；r 为抑菌圈的半径，mm；H 为培养基的厚度，mm；C' 为抗生素的最低抑菌浓度，μg/mm³；D 为扩散系数，mm²/h。

经转换：

$$\frac{r^2}{4DT} = \ln\left(M/H\right) - \ln C' - \ln\left(4\pi DT\right)$$
$$= \ln M - \ln H - \ln C' - \ln 4\pi DT$$
$$= \ln M - \left(\ln H + \ln C' + \ln 4\pi DT\right)$$
$$= \ln M - \ln C' \times 4\pi DTH$$

$$\ln M = \frac{1}{4DT}r^2 + \ln C' \times 4\pi DTH$$

$$\ln M = 2.3031 \lg M$$

$$\lg M = \frac{1}{9.21DT}r^2 + \lg C' \times 4\pi DTH \tag{2-8}$$

即抗生素量的对数（$\lg M$）与抑菌圈半径的平方（r^2）呈直线关系。式（2-8）揭示了影响抑菌圈形成的干扰因素，是（琼脂）扩散法测定抗生素效价的基础。

2.4.2　量反应平行线测定

在生物检定量反应中，当供试品和标准品的作用性质相同时，供试品和对照品的两条剂量反应曲线应相互平行。生物反应的剂量反应函数一般呈曲线关系，定量测定时通常需经坐标转换使之呈直线关系，以便于处理和应用。基于量反应平行线原理的测定就是应用供试品和对照品剂量反应直线的平行关系，用统计分析方法计算出供试品和对照品的等反应剂量，从而对比出供试品效价的检定方法。

虽然基于量反应平行线原理的测定中供试品和标准品两条剂量反应直线的回归系数应该相等，但由于生物体个体的差异和实验误差，由实验得到的回归系数不一定完全相同。故测量结束后应首先利用统计学方法对供试品和标准品是否偏离平行进行可靠性检验，当二者不显著偏离平行时，利用加权平均的方法对各条直线的回归系数进行合并计算，即进行剂量反应直线的平行化，利用合并计算得到的回归系数计算供试品的效价。抗生素微生物检定法遵循量反应平行线原理，其管碟法在计算供试品的效价时，利用不同剂量的供试品和标准品得到的抑菌圈面积共同计算回归系数的策略，以减少实验误差。

2.4.3　效价测定方法

2.4.3.1　管碟法

在涂布试验菌的琼脂培养基平板上安置不锈钢小管［也称牛津杯（Oxford cup），内径 (6.0±0.1)mm，外径 (8.0±0.1)mm，高 (10±0.1)mm］，向小管内加入抗生素溶液，抗生素溶液在培养基中呈球面状扩散，离小管越远，琼脂培养基中抗生素的浓度越低。在培养条件下，培养基中试验菌的生长和抗生素溶液的扩散作用同时发生。在抗生素浓度低于抑菌浓度的区域，试验菌生长良好；在抗生素浓度大于抑菌浓度的区域，试验菌受到抑制不能生长使得琼脂培养基呈透明状；当两种互动作用在培养基中达到动态平衡时，琼脂培养基中便形成透明的抑菌圈，抑菌圈边缘培养基中抗生素的浓度恰好等于抗生素对试验菌的最低抑菌浓度（MIC）。

利用抗生素在含有试验菌的固体培养基中的扩散作用，依据量反应平行线原理，采用交叉实验设计方法，在相同实验条件下通过与抗生素标准品进行对比检定，依据标准品和供试品所产生的抑菌圈面积，测定供试品的效价。

管碟法根据试验设计的不同，可分为标准曲线法、二剂量法和三剂量法。基本操作流程见图 2-9，主要包括 7 个步骤：①制备实验用菌液、缓冲液和培养基；②制备标准品与供试品溶液；③制备含试验菌的培养基平皿，安置牛津杯；④按试验设计，向牛津杯内分别滴加标准品溶液与供试品溶液；⑤加陶瓦圆盖，在规定条件下培养；⑥测量抑菌圈；⑦统计分析并效价结果计算。

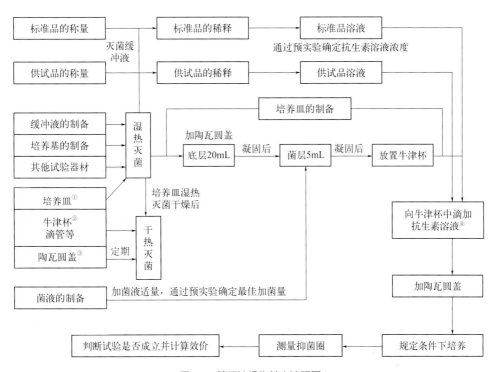

图 2-9 管碟法操作基本流程图

①培养皿内径约 90mm，平皿底内高 16～17mm；②牛津杯内径 6mm±0.1mm，高为 10mm±0.1mm，外径为 7.8mm±0.1mm；③陶瓦圆盖应平坦，无凹凸不平；④滴加抗生素溶液顺序应由高浓度至低浓度

抑菌圈的大小不仅与抗生素的量有关，且受抗生素对试验菌的最低抑菌浓度、琼脂层厚度、抗生素受琼脂培养基的扩散系数和抑菌圈的形成时间等因素的影响。对于多组分抗生素，不同组分在固体培养基中的扩散系数如存在差异，易出现抑菌圈边缘模糊、双圈等现象。为保证测定结果的可靠性，管碟法二剂量法要求高剂量抗生素溶液所致的抑菌圈直径应在 18～22mm 范围；三剂量法要求中间剂量抗生素溶液所致的抑菌圈直径应在 15～18mm

范围；实验中可通过调节培养基中的琼脂量、盐浓度、培养基的厚度、加菌量，改变培养温度等方法调节抑菌圈的大小。

2.4.3.2 浊度法

试验菌在液体培养基中生长可导致培养基浑浊；在含抗生素的液体培养基中，药物对数剂量和试验菌增长量呈直线关系，利用培养基浊度值的变化可以表征试验菌的增加量。依据量反应平行线原理，在相同实验条件下与抗生素标准品进行对比检定，通过比较含标准品和供试品培养基的浊度值变化，可以测定供试品的效价。

浊度法根据试验设计的不同，也可分为标准曲线法、二剂量法和三剂量法。基本操作流程见图2-10，主要包括七个步骤：①制备实验用菌液、缓冲液和培养基；②制备标准品与供试品溶液；③制备含试验菌的培养基；④分别加入标准品溶液与供试品溶液；⑤在规定条件下培养；⑥利用吸光度表征培养基的浊度值变化；⑦统计分析并计算结果。

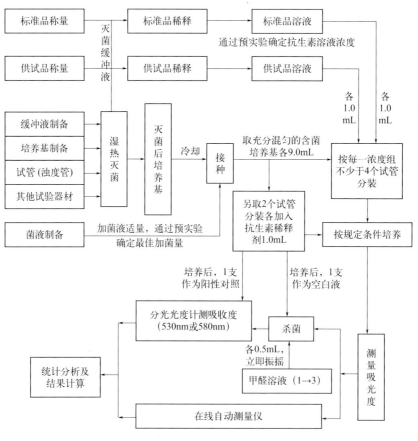

图 2-10 浊度法操作基本流程图

2.4.3.3 效价结果计算

采用二剂量法和三剂量法测定时，要求标准品（S）和供试品（T）相邻高低剂量组抗生素量的比值要相等；二剂量法的比值常为1:0.5；三剂量法为1:0.8。

以二剂量法为例说明效价计算方法（图2-11）。设 θ 为供试品与标准品的效价比，则

$$\theta = M_2' / M_2 = M_1' / M = P_T / P_S$$

式中，P_T 为供试品的效价；P_S 为标准品的效价；M_2' 和 M_1' 分别为供试品的高、低剂量组抗生素的量；M_2 和 M_1 分别标准品高、低剂量组抗生素的量。令高、低剂量组抗生素量比值的对数为 I，则，$I = \lg M_2 / M_1 = \lg M_2' / M_1'$。

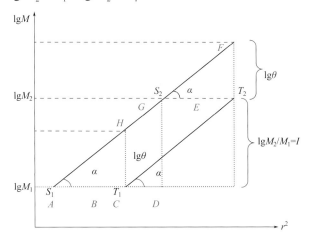

图 2-11　二剂量法量反应平行线示意图

在图 2-11 中，$b = \tan \alpha$，为供试品和对照品两条对数剂量反应直线的斜率。由 $\triangle ABH$ 可知，$\lg \theta = b(T_1 - S_1)$；由 $\triangle GEF$ 可知，$\lg \theta = b(T_2 - S_2)$；则

$$2\lg \theta = b(T_2 + T_1 - S_2 - S_1)$$

由 $\triangle BDE$ 可知，$I = b(T_2 - T_1)$；由 $\triangle ACG$ 可知，$I = b(S_2 - S_1)$；则

$$2I = b(T_2 + S_2 - T_1 - S_1)$$

$$\frac{2\lg \theta}{2I} = \frac{b(T_2 + T_1 - S_2 - S_1)}{b(T_2 + S_2 - T_1 - S_1)}$$

$$\theta = \mathrm{anti}\lg \left[\frac{(T_2 + T_1 - S_2 - S_1)}{(T_2 + S_2 - T_1 - S_1)} \times I \right] \tag{2-9}$$

式中，S_1 和 S_2 分别为高、低剂量标准品的抑菌圈面积；T_1 和 T_2 分别为高、低剂量供试品的抑菌圈面积。式（2-9）说明通过测量抑菌圈的大小可计算供试品与标准品的效价比。

令式（2-9）中，$V = (T_2 + T_1 - S_2 - S_1) / 2$，$W = (T_2 + S_2 - T_1 - S_1) / 2$，则：

$$\theta = \frac{P_T}{P_S} = \mathrm{anti}\lg \left[\frac{(T_2 + T_1 - S_2 - S_1)}{(T_2 + S_2 - T_1 - S_1)} \times I \right] = \mathrm{anti}\lg \frac{V}{W} \times I \tag{2-10}$$

为利用标准品和供试品的效价比计算供试品的效价，需要首先估计供试品的效价。令供试品效价（P_T）与供试品估计效价（A_T）的比值为 R，D 为实验中标准品溶液与供试品溶液中抗生素量的浓度比，当 $A_T = P_T$ 时，则

$$D = \frac{C_S}{C_T} = \frac{W_S / V_S}{W_T / V_T} = \frac{P_S}{A_T}$$

$$A_{\mathrm{T}} = \frac{P_{\mathrm{S}}}{D} \tag{2-11}$$

式中，C_{S} 和 C_{T} 分别为标准品溶液和供试品溶液的浓度；W_{S} 和 W_{T} 分别为标准品和供试品的质量；V_{S} 和 V_{T} 分别为标准品和供试品的溶解体积。当 $A_{\mathrm{T}} \ne P_{\mathrm{T}}$ 时，则

$$R = \frac{P_{\mathrm{T}}}{A_{\mathrm{T}}} = \frac{P_{\mathrm{T}}}{P_{\mathrm{S}}} \times D \tag{2-12}$$

将式（2-10）代入，得

$$R = \frac{P_{\mathrm{T}}}{P_{\mathrm{S}}} \times D = D \times \operatorname{anti} \lg \frac{V}{W} \times I \tag{2-13}$$

$$P_{\mathrm{T}} = A_{\mathrm{T}} \times R = A_{\mathrm{T}} \times D \times \operatorname{anti} \lg \frac{V}{W} \times I \tag{2-14}$$

用可信限率（FL）表示测定结果的精密度，则

$$\mathrm{FL} = A_{\mathrm{T}} \times D \times \operatorname{anti} \lg \left(\frac{\lg R}{1-g} \pm t \times S_{\mathrm{m}} \right) \tag{2-15}$$

利用二剂量法或三剂量法进行效价测定时，可参考表 2-2 进行效价和可信限率的计算。

表 2-2　效价及可信限率计算表

符号含义	二剂量法	三剂量法
V	$\frac{1}{2} \times \left(\sum T_1 + \sum T_2 - \sum S_1 - \sum S_2 \right)$	$\frac{1}{3} \times \left(\sum T_1 + \sum T_2 + \sum T_3 - \sum S_1 - \sum S_2 - \sum S_3 \right)$
W	$\frac{1}{2} \times \left(\sum S_2 + \sum T_2 - \sum S_1 - \sum T_1 \right)$	$\frac{1}{4} \times \left(\sum S_3 + \sum T_3 - \sum S_1 - \sum T_1 \right)$
r：剂间浓度比	$2:1$；$4:1$	$1:0.8$
I：剂间浓度比的对数值	0.3010；0.6021	0.0969
S_{m}：标准方差	$\dfrac{I}{W^2(1-g)} \sqrt{ms^2 \left[(1-g)AW^2 + BV^2 \right]}$	
A	1	2/3
B	1	1/4
g	$\dfrac{s^2 t^2 m}{W^2}$	$\dfrac{s^2 t^2 m}{4W^2}$
m：培养皿数目	不得少于 4 个	不得少于 6 个
t：95% 概率水平下的 t 值	查 t 界值表	
s^2	双交叉设计可靠性测验结果中误差	

目前各国药典收载的抗生素微生物检定法有（琼脂）扩散法和浊度法。实验中采用随机区组设计，利用生物检定统计法对结果进行可靠性检验。在一定概率水平下，当标准品和供试品的量反应关系为直线，且二者不显著偏离平行时，实验结果有效。

可靠性检验通过对试验中各种变异的方差进行 F 检验，与一定概率水平（$P = 0.05$，

P=0.01）的 F 值进行比较，当 $F_{检验值} > F$ 值时，概率 $P < 0.05$ 或 $P < 0.01$，表示在此概率水平下该项变异有显著意义；反之，表示在此概率水平下该项变异不显著。二剂量法和三剂量法可靠性检验参数及规定见表 2-3。此外，测定时，FL 一般不应大于 5%；测定效价应在估计效价的 ±10% 以内。如实验不满足上述要求，提示测定结果可能存在误差，应重新实验。

表 2-3　二剂量法和三剂量法可靠性检验参数及规定

变异来源	判定标准	意义	测定方法
回归 F_2	$P < 0.01$	回归非常显著	二剂量法、三剂量法
偏离平行 F_3	$P > 0.05$	偏离平行不显著	二剂量法、三剂量法
二次曲线 F_4	$P > 0.05$	二次曲线不显著	三剂量法
反二次曲线 F_5	$P > 0.05$	反二次曲线不显著	三剂量法

2.4.4　样品的同质性

抗生素微生物检定法基于量反应平行线原理，要求被测样品和标准品形成的剂量反应关系直线应当相互平行，这一特性称为被测样品和标准品的同质性。同质性主要强调测样品和标准品的生物反应性质相同，而并非强调化学成分应完全相同。

不同质的样品（如多黏菌素 B 与多黏菌素 E），在采用管碟法测定效价时，由于不同样品在琼脂中的扩散速率存在差异，二者的量反应直线不平行（图 2-12），因此不能依据抑菌圈的大小比较二者效价的高低。

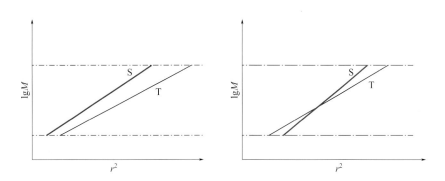

图 2-12　样品不同质导致的量反应直线不平行
S—标准品；T—供试品

对多组分抗生素，通常不同来源的样品组分比例的差异是不可避免的，当标准品与供试品的组分比例存在明显差异时，通常无法保证二者的同质性，易造成测量过程中产生较大的系统误差。以替考拉宁组分差异与其效价测定的影响为例 [5]。替考拉宁为糖肽类多组分抗生素（详见第 1 章 抗生素的研发历程），主要由 5 个结构近似的组分（TA$_{2-1}$、TA$_{2-2}$、TA$_{2-3}$、TA$_{2-4}$、TA$_{2-5}$）组成，其中 TA$_{2-2}$ 和 TA$_{2-3}$、TA$_{2-4}$ 和 TA$_{2-5}$ 分别为同分异构体。由于发酵菌种的差异，不同国家的产品组分比例存在明显差异。采用 HPLC 分析，按主组分比例的差异，不同厂家的注射用替考拉宁可分为三类。第一类：主组分 TA$_{2-2}$ 的相对含量较低，在 40% ～ 50% 之间；TA$_{2-4}$ 和 TA$_{2-5}$ 组分的相对含量较高，均在 10% ～ 20% 之间。第二类：主组分 TA$_{2-2}$ 的相对含量较高，在 60% ～ 70% 之间；TA$_{2-4}$ 和 TA$_{2-5}$ 组分的相对含量较低，均小于 10%[27]。替考拉宁中国国家标准品（批号：130374—200701）为第三类：主组分 TA$_{2-2}$ 的相对含量在 40% ～ 60% 之间，TA$_{2-4}$ 和 TA$_{2-5}$ 组分的相对含量小于 10%，但 TA$_{2-1}$ 组分的相对含量最高，约为 20%（图 2-13）。

① 采用 HPLC 制备替考拉宁各主组分样品。色谱柱：Hypersil BDS C18，5μm，4.6mm×250mm；流动相：乙腈-磷酸盐缓冲液，梯度洗脱；流速：1.8mL/min；检测波长：254nm；进样体积：100μL。按各组分的保留时间分段收集流出液，60℃旋转蒸发除去有机溶剂，冻干，得到替考拉宁 TA$_{3-1}$、TA$_{2-1}$ 单组分样品，TA$_{2-2}$ 与 TA$_{2-3}$ 混合组分和 TA$_{2-4}$ 与 TA$_{2-5}$ 混合组分样品。

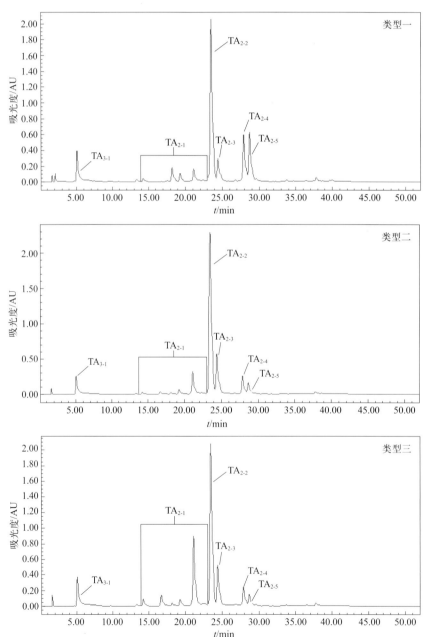

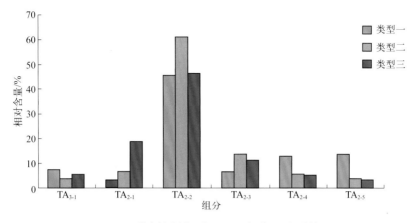

图 2-13　不同替考拉宁样品的 HPLC 色谱图及组分差异

② 测定替考拉宁各组分的量反应曲线。采用微生物检定法管碟法，分别在不同的培养基体系，以各组分的含量（mg/mg）作为纵坐标 y，各组分的效价值（u/mg）为横坐标 x，测定各制备组分的量反应直线 [图 2-14（a）和（b）]。可见，相同的培养基体系中，检定菌

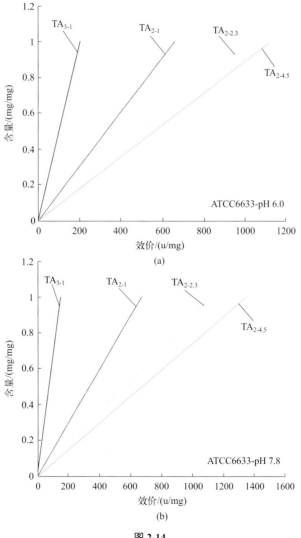

图 2-14

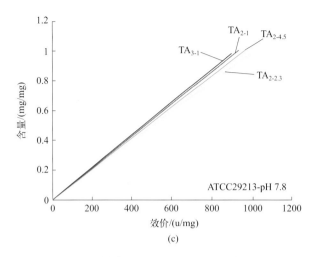

图 2-14　替考拉宁各组分样品的量反应直线比较

（a）抗生素微生物检定培养基Ⅱ号（6.5～6.6），pH 6.0 磷酸缓冲液稀释样品，枯草芽孢杆菌 ATCC6633 为检定菌；（b）抗生素微生物检定培养基Ⅰ号（7.8～8.0），采用 pH 7.8 磷酸缓冲液稀释样品，枯草芽孢杆菌 ATCC6633 为检定菌；（c）抗生素微生物检定培养基Ⅰ号（7.8～8.0），采用 pH 7.8 磷酸缓冲液稀释样品，金黄色葡萄球菌 ATCC29213 为检定菌

枯草芽孢杆菌 ATCC6633 对替考拉宁各组分的敏感度明显不同，组分 TA_{3-1} 最不敏感，混合组分 TA_{2-4} 与 TA_{2-5}（$TA_{2-4.5}$）最敏感，而不同的培养基体系可以影响不同组分的敏感度。改变实验条件，采用抗生素微生物检定培养基Ⅰ号（7.8～8.0）培养基，pH 7.8 磷酸盐缓冲液稀释样品，金黄色葡萄球菌 ATCC29213 作为检定菌，此时，各组分的量反应直线基本一致［图 2-14（c）］，即此条件下替考拉宁各组分对金黄色葡萄球菌 ATCC29213 的敏感度基本相同。

　　③ 组分差异对效价测定结果的影响。选择组分类型不同的注射用替考拉宁，以替考拉宁中国国家标准品（130374—200701）为标准品，分别在不同的实验条件下，测定各样品的效价（表 2-4）。可见，对多组分抗生素，当不同组分对检定菌的敏感性不同时，标准品与供试品组分比例的差异，极易引起测定结果发生偏差；只有当各组分的量反应直线基本相同时，才能消除组分比例差异对效价测定结果的影响；建立管碟法效价测定方法时，通过筛选检定菌株、优化实验条件，尽量使不同的组分具有相同的扩散行为，可以避免组分差异对效价测定的影响。该结果也提示，标准品与供试品的组分差异并不是判断样品是否同质的唯一因素。同质性是抗生素微生物检定法的基础，判断标准品与供试品是否同质的唯一标准是二者量反应直线是否平行。

表 2-4　不同方法测定对组分类型不同的替考拉宁样品效价结果的影响　　单位：%

供试品	批号	参考真值	含量（按标示量计）/RSD（与参考真值间是否存在显著性差异，$a=0.05$）			
			新方法（$n=14$）	ChP 2010 方法（$n=10$）	EP 7.0 方法（$n=10$）	企业方法（$n=10$）
类型一	A7720	105.3	105.25/0.91（无）	107.29/1.65（有）	106.77/1.62（有）	117.00/2.60（有）
	A8819	104.2	104.57/0.96（无）	108.78/1.95（有）	105.86/1.78（有）	114.55/2.86（有）
	A9924	103.9	104.10/1.04（无）	107.48/2.54（有）	104.83/1.62（无）	113.61/3.06（有）

续表

供试品	批号	参考真值	含量（按标示量计）/RSD（与参考真值间是否存在显著性差异，$\alpha=0.05$）			
			新方法（$n=14$）	ChP 2010 方法（$n=10$）	EP 7.0 方法（$n=10$）	企业方法（$n=10$）
类型二	100715	102.7	102.47/1.12（无）	103.51/1.89（无）	103.65/1.58（无）	106.73/1.30（有）
	100720	100.1	100.55/0.95（无）	100.69/1.58（无）	102.74/1.88（有）	104.10/1.06（有）
	100722	100.3	100.38/1.12（无）	100.91/1.78（无）	102.35/1.76（有）	104.56/1.31（有）

注：类型一和类型二分别代表样品替考拉宁的组分为第一类和第二类。参考真值为标准品与供试品组分比例一致时的测定结果。ChP 2010 方法：抗生素微生物检定培养基Ⅱ号（6.5～6.6），pH 6.0 磷酸缓冲液，枯草芽孢杆菌 ATCC6633 为检定菌，高低剂量溶液浓度分别约为200u/mL 和100u/mL。EP 7.0 方法：抗生素微生物检定培养基Ⅰ号（7.8～8.0），pH 6.0 磷酸缓冲液，枯草芽孢杆菌 ATCC6633 为检定菌，高低剂量溶液浓度分别约为20u/mL 和10u/mL。新方法：抗生素微生物检定培养基Ⅰ号（7.8～8.0），pH 7.8 磷酸缓冲液，枯草芽孢杆菌 ATCC6633 为检定菌，高低剂量溶液浓度分别为20u/mL 和10u/mL。新方法：抗生素微生物检定培养基Ⅰ号（7.8～8.0），pH 7.8 磷酸缓冲液，金黄色葡萄球菌 ATCC29213 为检定菌，高低剂量溶液浓度分别约为20u/mL 和10u/mL。

对化学成分单一的样品，实验体系的差异也可以影响样品的同质性。如两性霉素 B（详见第 1 章 抗生素的研发历程），其结构中具有多个可解离基团，在不同 pH 的磷酸缓冲液中可表现为不同的解离形式（图 2-15），使之在培养基中表现出不同的扩散系数，表现为非同质，使得抑菌圈边缘模糊。采用 pH 7.0 的磷酸缓冲液溶解样品，此时，两性霉素 B 具有相同的解离形式，因而扩散系数相同，表现为抑菌圈边缘清晰（图 2-16）。

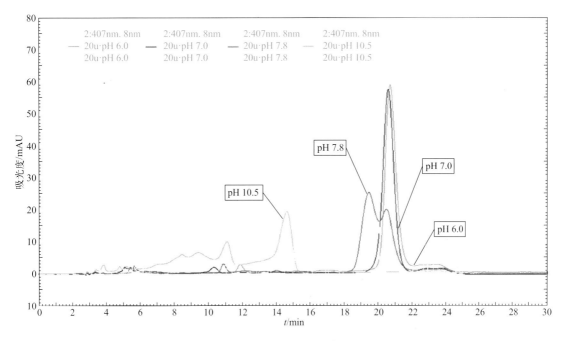

图 2-15 两性霉素 B 在不同 pH 缓冲液中的 HPLC 色谱图

色谱柱为 Phenomenex luna C18（250mm×4.6mm，5μm）；流动相为有机相（甲醇：乙腈：四氢呋喃 =41：18：10）-缓冲盐（2.5mmol/L 乙二胺四乙酸二钠）=55：45；流速为 1.0mL/min；柱温为30℃；检测波长为383nm

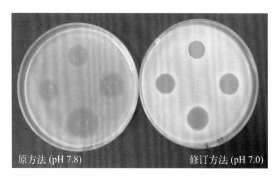

图 2-16　缓冲液 pH 对两性霉素 B 抑菌圈清晰度的影响

为进一步提高两性霉素 B 在培养基中的扩散系数，在 pH 7.0 磷酸盐缓冲液中添加 1% 表面活性剂如聚山梨酯 80、乙二胺四乙酸二钠（EDTA-2Na）、庚烷磺酸钠，配制不同浓度的两性霉素 B 溶液（2.5 ～ 20u/mL），测定两性霉素 B 的量反应曲线（图 2-17）。可见，在 2.5 ～ 10.0u/mL 浓度范围内，诸条件下的量-反应曲线均呈直线关系；由其量-反应曲线明显可见，表面活性剂的种类亦可影响样品的同质性。因而，测定中应考虑标准品与供试品中其他成分的差异对同质性的影响。根据上述结果对两性霉素 B 的效价测定方法进行改进，使得其方法的准确性明显提高[28]。

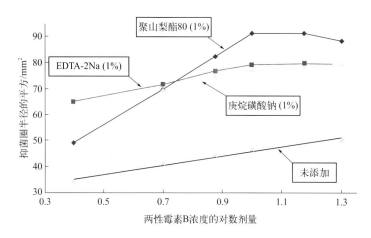

图 2-17　表面活性剂对两性霉素 B 的量-反应曲线的影响

2.4.5　影响检测准确性的常见因素

抗生素微生物检定法管碟法的测定中，在涂布试验菌的琼脂培养基平板上安置不锈钢小管（牛津杯），在小管内加入抗生素溶液。在培养过程中，琼脂培养基中产生两种互动作用：一种是抗生素溶液在培养基内的球面状扩散作用，使得抗生素的浓度随离小管中心距离的增大而降低；另一种为试验菌的生长作用。当两种互动作用达到动态平衡时，琼脂培养基中便形成透明的抑菌圈（抑菌圈内的抗生素浓度大于抑菌浓度，试验菌生长受到抑制），抑菌圈边缘的抗生素浓度恰好等于抗生素的最低抑菌浓度。由于管碟法的操作流程相对烦琐（图 2-9），实验操作的规范性和熟练程度将影响结果的准确性，其中点样顺序和点样时间是常见的影响因素。

在二剂量法和三剂量法的标准操作（SOP）中，要求滴加抗生素溶液至牛津杯的顺序为从高浓度向低浓度依次加入，据此，可有两种不同的点样顺序：①先从标准品高浓度溶液（SH）开始点样，最后滴加供试品的低浓度溶液（TL）；②先从供试品高浓度溶液（TH）开始点样，最后滴加标准品的低浓度溶液（SL）。由于先点样的抗生素溶液在培养基中的扩散时间相对较长，理论上，当采用第一种方法加样时，测定结果 $P_{t测定} < P_{t真值}$；当采用第二种方法加样时，测定结果 $P_{t测定} > P_{t真值}$，且加样时间越长，测定结果的差异越明显。按如下设计实验，验证上述理论推测。选择实验中最常用的枯草芽孢杆菌 CMCC(B)63501、短小芽孢杆菌 CMCC(B)63202 和藤黄微球菌 CMCC(B)28001 作为试验菌；采用二剂量法，采用量值已知的抗生素标准品配制高低浓度溶液各一份，用其既作为供试品溶液又作为标准品溶液进行实验；如不存在实验偏差，测定结果应为 100%。以点样时间为 Y，不同点样时间得到的测定结果的差值为 X（图 2-18），可见，先滴加标准品溶液时，测定结果偏低；当先滴加供试品溶液时，测定结果偏高。且测定结果与真值（100%）的差值（$P_{t测定} - P_{t真值}$）均随点样时间的延长而增大，实验结果与理论预测一致。

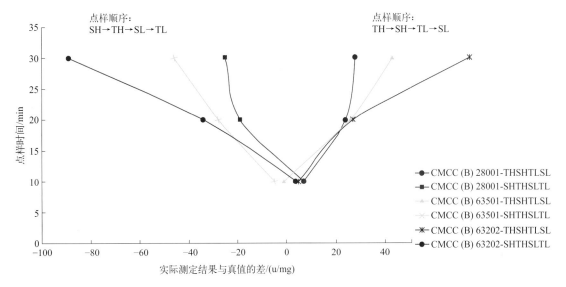

图 2-18　点样时间和点样顺序对测定结果的影响
标示值即真值，实验中由于对照品与供试品为相同溶液，故标示值为 100%

点样时间对测定结果的影响为系统误差，实验中应尽量减少点样所用的时间，以将该影响因素控制为最小。SOP 建议，通常管碟法二剂量法测定，一组为 10 个双碟，点样时间控制在 5 分钟内为宜，最多不超过 10 分钟；三剂量每组 16 个双碟，点样时间控制 15 分钟内为宜，最多不超过 20 分钟。对于点样顺序引入的误差，宜采用两种点样方式平行实验，以避免由于不同点样顺序引入的系统误差[29]。

2.5　小结

保证药品安全、有效和质量可控是药品监管的根本目的。虽然在药品的研发、注册、审批等多个环节中，药品生产企业与药品监管部门已经从多方面、多角度对药品的安全、有效及质量可控性进行过评价，但在社会发展的不同阶段，新药审评／审批标准存在一定的差异；而药物分析新技术／方法的发展不仅改变着药品监管的理念，对药品质量控制不断提出新的要求，也为解决这些新问题提供了手段，促使药品质控理念伴随着时代的发展而发展。因而，药品上市后需在新药标准的基础上，持续地对其质量标准进行修订，使之满足时代发展的需要。

参考文献

[1]　胡昌勤. 2015 年版《中国药典》有关抗生素的增修订及其质量控制方向 [J]. 中国药学杂质，2015, 50(20):1764-1769.

[2]　杨亚莉，李娅萍，文玉辉，等. 麦白霉素的组分分析与质量控制 [J]. 药物分析杂质，2008, 28(3):341-344.

[3]　Kariyone K, Harada H, Kurita M, et al. Cefazolin, a new semisynthetic cephalosporin antibiotic. I synthesis and chemical properties of cefazolin[J]. J Antibiot, 1970, 23(3):131-136.

[4]　Zhao X, Jin S H, Hu C Q. The Effect of Rubber Closures on the Haze State of Ceftriaxone Sodium for Injection[J]. Drug Dev Ind Pharm, 2007, 33(1):35-44.

[5]　Chang Y, Wang N, Yao S C, et al. Exploring quality and its potential effects of multi-components antibiotic: consistency evaluation between matrix components ratio and microbiological potency of teicoplanin[J]. J Antibiot, 2013, 66(11):641-646.

[6]　赵敏，范瑾，柏建新. 棘孢小单孢突变型菌株产生相模湾霉素的研究：Ⅱ. 棘孢小单孢菌 JIM—401 变株的选育和发酵 [J]. 中国抗生素杂质，1984(2):90-93.

[7]　赵敏，范瑾，胡小玲，等. 庆大霉素 C_{1a} 单组分产生菌：棘孢小单孢菌 JIM—202 的筛选和研究 [J]. 中国抗生素杂质，1997(1):12-15,44.

[8]　Vézina C, Bolduc C, Kudelski A, et al. Biosynthesis of kitasamycin (leucomycin) by leucine analog-resistant mutants of Streopomyces kinasatoensis[J]. Antimicrob Angents Chemother, 1979,15(5): 738-746.

[9]　金志华，岑沛霖，王明蓉，等. 替考拉宁产生菌 $TA_{2.2}$ 组分高含量菌种的推理选育 [J]. 中国抗生素杂质，2000, 25(2):94-96.

[10]　杨亚莉，杨剑宁，胡敏，等. HPLC 法分析可利霉素的组分 [J]. 药学学报，2009，44(10):1183-1186.

[11]　胡昌勤. 化学药品杂质控制的现状与展望中国科学 [J]. 化学，2010, 40(6):679-687.

[12]　胡昌勤. 化学药品杂质谱控制的现状与展望 [J]. 中国新药杂质，2015, 24(15):1727-1734.

[13]　胡昌勤，张夏. 化学药品杂质谱控制的现状与展望 [J]. 药学学报，2019, 54(12): 2214-2231.

[14]　Xue J, Hu C Q, Yang L H, et al. Relationship between crystal form of cefoperazone sodium and its stability[J]. J Addict Res Ther, 2011, 2(4):116.

[15]　杨利红，胡昌勤. 固体状态下头孢唑林钠的晶体转变分析 [J]. 药物分析杂质，2005, 25(6):666-669.

[16]　Liu S Y, Li Y P, Hu C Q. Influence of impurities on the specific optical rotation of cefozopran[J]. Die Pharmazie, 2012, 67(7):590-594.

[17]　崇小萌，李进，王琰，等. 阿莫西林克拉维酸钾片剂的关键质量属性与控制 [J]. 药学学报，2016, 51 (7): 1121-1124.

[18]　崇小萌，王立新，王晨，等. 头孢拉定颗粒有关物质分析及关键质量控制 [J]. 中国新药杂质，2018, 27(22):74-82.

[19]　Chong X M, Dong X, Yao S C, et al. Research on the relationship between cephalosporin structure, solution clarity, and rubber closure compatibility using volatile components profile of butyl rubber closures[J]. Drug Dev Ind Pharm, 2019, 45(1):159-167.

[20]　崇小萌，董欣，姚尚辰，等. 头孢唑林钠与胶塞相容性关系的探讨 [J]. 中国抗生素杂质，2019, 44(8):942-945.

[21]　Beteshobabrud R, Nabardi F. The stability studies of penicillin and ampicillin following γ-irradiation in the solid state[J]. Iran J Pharm Res, 2010 (3): 153-157.

[22]　Paczkowska M, Mizera M, Dzitko J, et al. Vibrational (FT-IR, Raman) and DFT analysis on the structure of labile drugs. The case of crystalline tebipenem and its ester[J]. J Mol Struct, 2017, 1134: 135-142.

[23]　Li J, Zhang D S, Hu C Q. Characterization of impurities in cefpodoxime proxetil using LC-MSn[J]. Acta Pharma Sinica B, 2014, 4(4):322-332.

[24]　Feinberg M. Validation of analytical methods based on accuracy profiles[J]. J Chromatogr A, 2007, 1158(1/2):174-183.

[25]　Bouabidi A, Rozet E, Fillet M, at al. Critical analysis of several analytical method validation strategies in the framework of the fit for purpose concept[J]. J Chromatogr A, 2010, 1217(19):3180-3192.

[26]　Rozet E, Ziemons E, Marini R D, et al. Quality by Design Compliant Analytical Method Validation [J]. Ana Chem, 2011, 84(1):106-112.

[27]　薛晶，常艳，邹文博，等. 注射用替考拉宁的组分分析 [J]. 中国抗生素杂质，2010, 35(11):848-851,872.

[28]　常艳，胡昌勤. 两性霉素 B 效价测定方法的改进 [J], 中国抗生素杂质，2013, 38(6): 434-439.

[29]　常艳，姚尚辰，胡昌勤. 影响抗生素微生物检定法 (管碟法) 测定准确性的常见原因分析 [J]. 中国抗生素杂质，2018, 43(7):875-880.

第3章

药品与抗生素标准物质

3.1 标准物质概述

标准物质（reference material，RM）是一种已经确定了具有一个或多个足够均匀的特性值的物质或材料，作为分析测量行业中的"量具"，在校准测量仪器和装置、评价测量分析方法、测量物质或材料特性值和考核分析人员的操作技术水平中，以及在产品的质量控制中等作为判定的标尺。

国际标准化组织（International Organization for Standardization，ISO）对标准物质的定义为："是一种足够均匀，具有一种或多种确定的特性值（characteristic value），用以校准测量仪器、评价测量方法或给材料进行定值的物质"。根据其用途可进一步分为化学成分分析标准物质、物理特性与物理化学特性测量标准物质和工程技术特性测量标准物质等。依据标准物质特性值（characteristic value）的准确度，可将标准物质分为不同的级别，不同级别的标准物质对其均匀性和稳定性有不同的要求，以满足不同用途的需要。通常标准物质可分为一级标准物质和二级标准物质。一级标准物质主要用于标定低级别的标准物质、校准高准确度的计量仪器、研究与评定标准方法；二级标准物质主要用于满足一些一般的检测分析的需求，以及社会行业的一般要求。通常二级标准物质可作为工作标准物质直接使用，用于现场方法的研究和评价，要求较低的日常分析测量等。

标准物质如附有权威机构发布的证书，提供使用了有效溯源性程序获得的具有不确定度和可溯源性的一个或多个特性值，使之可溯源到准确复现的表示该特性值的测量单位，且每一种认定的特性值都附有给定置信水平的不确定度，该标准物质称为有证标准物质（certified reference material，CRM）。有证标准物质是标准物质中的一个特殊类别，其特点在于附有符合一定要求的认定证书。虽然标准物质可以是有证标准物质，也可以是非有证标准物质。然而，没有不确定度的特征值是一个不完整的结果，即不确定度是标准物质特征值的重要组成部分。有证标准物质使得研制（生产）认定机构与使用者之间的信息传递更加有效，使用者可据此准确评估认定者发布的信息能否满足使用的要求。国际标准化组织/标准物质委员会（ISO/REMCO）对有证标准物质证书进行了定义，并针对有证标准物质的制备（生产）方式、定值测量原理和要求制订了相应的导则。

1993 年，应国际计量委员会的要求，国际计量局（BIPM）、国际电工委员会（IEC）、国际标准化组织（ISO）、国际法制计量组织（OIML）、国际纯粹与应用物理学联合会（IUPAP）、国际纯粹与应用化学联合会（IUPAC）以及国际临床化学和实验室医学联合会（IFCC）七个国际组织成立专门的工作组，经过近七年的讨论，由 ISO 第四技术顾问组第三工作组（ISO/TAG4/WG3）负责起草，并以七个国际组织的名义联合发布了《测量不确定度表示导则》（Guide to the Expression of Uncertainty in Measurement，GUM）和第二版《国际通用计量学基本术语》（International Vocabulary of Basic and General Terms in Metrology，VIM）。1995 年又发布了 GUM 的修订版。这两个文件成为全世界统一采用测量结果的不确定度评定和表示的基础 [1]。

2005 年，国际标准化组织（ISO）颁布并执行新版的 ISO/IEC 17025:2005《检测和校准实验室能力的通用要求》，以此替代 ISO/IEC 17025:1990《校准和检测实验室能力的要求》，其中对建立溯源体系的基本原则做出了最新的论述，并要求所有分析工作都应遵循这一要求。

2006 年，国际标准化组织（ISO）颁布并执行新版的 ISO 导则 35:2006《标准物质 - 定值的一般原则和统计方法》（第三版），以此替代 ISO 导则 35:1989《标准物质 - 定值的一般原则和统计方法》，变化最大的部分是对标准物质的定值、均匀性和稳定性研究均提出了新的要求，同时针对这些变化，要求在对标准物质不确定度的评定模型中，应包括所有对标准物质特征量值不确定度有显著贡献的因素。除标准物质的赋值测定外，均匀性、长期稳定性和短期稳定性结果对标准物质的合成不确定度也起着重要作用。

2009 年，国际标准化组织（ISO）颁布并执行新版的 ISO 导则 34:2009《标准物质生产者能力的通用要求》（第三版），以此替代 ISO 导则 34:2000《标准物质生产者能力的通用要求》，其中对标准物质及有证标准物质的定义、可溯源性以及不确定度等方面均作出了新的论述。至此，已经基本形成了完整的针对标准物质的制备、不确定度评定、可溯源性分析等的详细指南。

在国内，所有有证标准物质均应符合中国计量规范 JJF 1001-2011《通用计量术语及定义》中给出的"国家测量标准"的定义。有些生物物质标准物质如疫苗，由于不能和已确定的化学结构相关联或出于其他原因，其特性不能按严格规定的物理和化学测量方法确定。这类物质通常应溯源至世界卫生组织（WHO）规定的国际单位。

3.1.1　标准物质的不确定度

测量不确定度是一个建立在误差理论上的概念，是与测量结果相关联的参数，表征被测量值的分散性，即由于误差的存在被测量值不能确定的程度。测量不确定度是表征测量质量的指标，通过合理地评定赋予被测量值一个区间，用于判断该测定值的可靠程度。一个完整的测量，不仅要给出量值的大小，还应给出量值的测量不确定度。

标准物质定值指在标准物质的建立 / 标定过程中对其特性值赋值的全过程。标准物质的定值有着严格要求，当用计量方法确定标准物质的特性值时，标准物质被赋予的特性值（称为标准值）应是对其真值的最佳估计，标准值与真值的偏离不超过计量不确定度。

对一个具体的检测过程，测量结果的不确定度来源于多个方面。例如，测量定义不完整、抽样过程、基体效应和干扰、环境条件、实验仪器和器皿、参考值、测量方法和程序中的估计和假定、随机变异等。应根据具体的分析方法分析不确定度的每一个来源及它们对总不确定度的贡献，每一个贡献量即为一个不确定度分量。总不确定度通常用扩展不确定度表征，指被测量值以较高的置信水平存在于该区间。对实验者而言，不仅要证明所采用的分析方法能满足标准物质赋值的需要，也要证明实验过程能满足对测量不确定度评估的相关要求（图 3-1）。

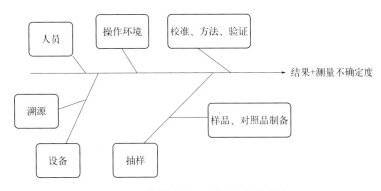

图 3-1　对测量结果不确定度来源的分析

在对标准物质的定值过程中，用于赋值的测量方法直接影响标准值的不确定度，因而在进行不确定度评定时需要依次考虑可能影响定值方法的每个因素，诸影响因素都是不确定度的潜在来源。通常不确定度评定通过详细说明被测量过程、识别不确定度源、量化不确定度、合成标准不确定度，应用合适的包含因子给出扩展不确定度四个步骤来完成（图 3-2）。虽然根据 ISO 导则 35:2006《标准物质-定值的一般原则和统计方法》要求，药品标准物质无须向用户提供赋值的不确定度，但在药品标准物质的建立过程中对测量不确定度进行评定，对保证特性值的准确性仍具有重要意义。

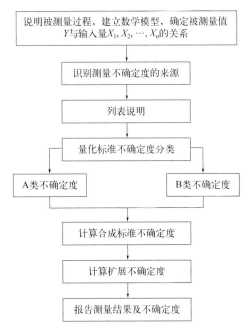

图 3-2　化学分析测量不确定度的评定程序示意图

3.1.2 标准物质的可溯源性

  计量溯源也叫量值溯源，后统一为计量可溯源性。它要求分析实验室针对测试中的相关量值，应追溯更高准确度的量值，与之比较确定自己的准确性。在药物分析实验室，最常用的方法是使用不同等级的标准物质对量值进行追溯（图3-3）。计量可溯源性活动中的校准方法、校准等级序列、参照对象/标准信息等应以具体文件的形式明确规定。计量可溯源性是国际测量结果相互承认的前提条件，是保证测量结果有效性的基础。

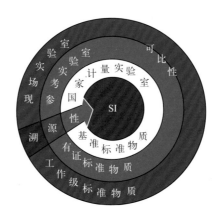

图 3-3　ISO/REMCO 绘制的化学测量中量值溯源

  在与标准物质研制相关的国际导则中，均对标准物质的可溯源性有基本的要求与规定，以确保测量体系的可比性。其中以 ISO 导则 35:2006 对标准物质的可溯源性要求最为详尽：不仅要求在标准物质的研制过程中需要对特性值的可溯源性进行确认，且要求该特性值要能够溯源到适当的单位或参考测量标准，并针对不同标准物质的特点提出了不同的溯源策略。①特性值直接溯源至 SI 单位或其导出单位；②通过国际公认并准确定义的参考测量方法实现对某一特定单位的复现，并使标准物质的特性值溯源至严格按照该参考测量方法或根据该参考测量方法制定出的标准操作程序测定所得到的结果；③通过一条具有规定不确定度且不间断的校准比较链溯源至其他国际或国内公认的参考测量标准（包括有证标准物质）。但这些规定都是原则性的，在实施过程中还需要结合各类标准物质的自身特点制定可执行的技术方案，以保证标准物质特性量值的可溯源性。对量值以效价表征的生物标准物质，由于不能直接溯源到 SI 单位，通常需要按溯源策略③，即通过一条不间断的比较链溯源至世界卫生组织（WHO）规定的国际单位，并通过这条不间断的比较链延续下去。

  通常可溯源性和测量的可靠性有关，在标准物质制备的全过程中均要时刻考虑测定结果的可靠性。标准物质特性值的准确性与标准物质的定值方式密不可分。在 ISO 导则 34:2009《标准物质生产者能力的通用要求》中，标准物质的定值方式被分为 4 种：①单个实验室用单个（基准）方法测量定值；②单个实验室用一种或多种独立的标准方法测量定值；③通过实验室网络用一种或多种可证明其准确度的方法测量定值；④通过实验室网络用特定方法测量，只给出适用于该方法的特性值。在选择定值方式时，最重要的关注点是定值方法不确定度分量对特性值不确定度的贡献。因此，建立标准物质特性值的溯源体系是标准物质研制过程中的关键。

3.2　药品标准物质

用于药品质量控制的标准物质即药品标准物质。不同国家（药典）对标准物质的定义基本相同。

《欧洲药典》（EP）定义：药品"标准物质"是一个广义的术语，包括对照品、标准品和对照图谱。用于对药用物质（substances for pharmaceutical use）及药物制剂（pharmaceutical preparation）进行质量控制。

《中国药典》定义：药品标准物质是指供药品标准中物理和化学测试及生物方法试验用，具有确定特性值，用于校准设备、评价测量方法或者给供试药品赋值的物质，包括标准品、对照品、对照药材、参考品。

如何理解生物标准品的可溯源性与量值传递对准确性的影响？以细菌内毒素国际标准品的标定及国际单位（IU）的建立为例。20 世纪 80 年代以前，所有细菌内毒素的研究均采用质量单位如 ng 表示内毒素的量。但是由于质量相同但来源不同的细菌内毒素的活性差异较大，测定结果间的可比性较差。为解决测定结果一致性问题，1980 年，美国学者 Hochstein 完成了将细菌内毒素的质量单位转化为内毒素活性单位的工作。当时代号为 EC-2 的美国内毒素标准品，导致家兔发热的 ED_{50} 为 1.04ng/kg；EC-2 与当时 FDA 批准使用的第四批鲎试剂参考品反应，用 ng 表示凝聚终点，四个实验室 56 个单独实验结果的几何平均值为 0.194ng/mL，该值被 FDA 规定为 1 个内毒素单位（EU）；EC-2 内毒素标准品的效价值为 5EU/ng。1982 年 USP 首次收载细菌内毒素检查法，内毒素单位（EU）被正式引入。

1987 年，WHO 在建立首批内毒素国际标准品时，引入国际单位（IU）表示内毒素国际标准品的活性，并规定国际单位（IU）与 EU 相同，即 1IU=1EU。由于当时的标定工作主要采用凝胶法完成，最终确定首批内毒素国际标准品（84/650）每瓶含有 14000 国际单位（IU），第一批国际标准品仅限于在凝胶法中使用。

1996 年，WHO 组织了 13 个国家的 26 个实验室参加第二批内毒素国际标准品的协作标定，标定采用凝胶法、动态浊度法和显色基质法三种内毒素测定方法，利用《美国药典》《欧洲药典》《日本药局方》的细菌内毒素标准品及第一批细菌内毒素国际标准品进行比对测定，最终建立了第二批细菌内毒素国际标准品。第二批细菌内毒素国际标准品适用于所有细菌内毒素检查法，并进一步确定了 1IU=1EU 的定量关系。

目前各个国家的细菌内毒素标准品，其量值均溯源至 WHO 的第二批内毒素国际标准品的量值，因而，有效地保证了不同国家、不同地区采用不同方法测定结果的一致性。

3.2.1　药品标准物质的分类

通常将用于药品标准中定量分析的标准物质分为生物标准品和化学对照品两类：将在药品质量控制中用于生物学 / 效价测定方法的标准物质称为**生物标准品**，定量标准品的量值以效价单位表示，其效价值通常应溯源至世界卫生组织规定的国际单位；将在药品质量控制中用于化学分析方法的标准物质称为**化学对照品**，定量标准品的量值以百分含量表示，其量值应当溯源至国际单位（SI）。

对不能直接溯源至 SI 单位的生物标准品一般可分为三级。①原始基准品（primary

reference substance）：通常指由世界卫生组织分发的具有最高计量学特性的标准物质，或由该药品原研企业用一系列经验证的方法确定量值的标准物质，世界各国标准物质的量值均应溯源于原始基准品。②二级标准（参考）物质（secondary reference substance）：系指各国药品监管部门用原始基准物质标定的本国国家标准物质。③工作标准（参考）物质（working reference substance）：系指研究或生产部门用国家标准物质（二级标准）标化供本单位日常检测使用的标准物质。

3.2.2   药品标准物质的发展

药品标准物质的发展最初源于对生物标准品的需求。1922 年，国际联盟卫生组织成立了生物学标准化委员会，制定国际生物标准物质，建立了白喉抗病毒素国际标准品。至 1939 年，已建立了 35 种国际标准品。1946 年国际联盟卫生组织合并到联合国卫生组织，成立了世界卫生组织（WHO）。WHO 设立在英国伦敦的国家生物标准化检定研究所（NIBSC）和瑞典斯德哥尔摩的国际化学对照品协作中心分别负责制备和分发国际生物标准品和国际化学对照品。1956 年建立了 5 种国际化学对照品，1977 年达 73 种，1982 年增至 117 种，到 2000 年已达 200 多种。

各国药典最初收载的标准物质也为生物标准物质，从 20 世纪 50 年代起，开始逐渐收载化学对照品。如《美国药典》（USP）10 版（1926 年）收载了第一批生物标准品；USP 14 版（1950 年）标准物质增加到 40 种，其中开始包括化学对照品；USP 19 版（1975 年）标准物质的数目增至 350 多种；USP 20 版（1980 年）达 800 多种；USP 23 版（1995 年）为 1073 种，USP 24 版（2000 年）为 1248 种。1950—2000 年的 50 年间标准物质数目增加了 1200 余种，后期增加最快的是用于杂质控制的各类杂质对照品。

《英国药典》（BP）的情况与 USP 相似。BP（1963）提出化学对照品的概念；BP（1968）收载了约 260 种化学对照品，BP（1980）的收载数量达 300 种以上；BP（1988）起开始逐渐收载杂质对照品配合对化学药品有关物质的检查；BP（1993）收载的化学对照品数目增至 371 种，BP（1998）增至 491 种。

中国药品标准物质的研制基本与世界同步。中国食品药品检定研究院负责国家药品标准物质的规划、制备、标定、保藏和分发工作。1951 年，中央人民政府卫生部药物食品检验所和生物制品检定所制备出第一个标准物质——中国细菌浊度标准（当时称为"标准细菌比浊管临时标准品"）用于菌苗浓度的测定；1952 年，研制出第一个抗生素标准品——青霉素国家参考品；1956 年，制备出第一个化学对照品——乙磺酸麦角毒碱，当时称为乙磺酸麦角毒碱标准品。截至 1956 年，建立了 3 种化学对照品；1956—1977 年间，陆续建立的国家生物标准品共 60 余种，化学（抗生素）对照品共 15 种及 10 种熔点对照品。《中国药典》（1977 年版）后，历版药典中应用的化学对照品数目增加迅速，《中国药典》（1977 年版）共收载约 260 种，2000 年版增至约 375 种。2000 年之后，对化学对照品的需求快速增加，也极大地促进标准物质的研发。2004 年中国药品生物制品检定所（中检所）分发的各类标准物质中，各类化学对照品有 587 种，中药化学对照品有 311 种，中药对照药材有 510 种，而各类生物标准品仅有 57 种（图 3-4）。目前，中国食品药品检定研究院分发的各类化学对照品已经可以满足《中国药典》及各类药品国家标准药品质量控制的需求。

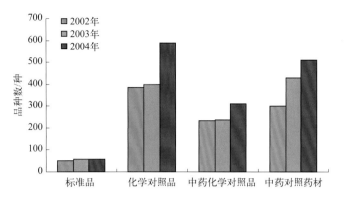

图 3-4 2001—2004 年中检所分发的各类药品标准物质概况

3.2.3 药品标准物质的基本特性与功能

对用于定量测定的药品标准物质可以理解为其是药品含量测定的一把法定尺子，其量值的正确与否直接关系到药品临床使用的计量、疗效和安全性，同时还涉及生产和销售部门的经济利益，因此标准物质的量值必须具有可溯源性和准确性（图 3-5）。

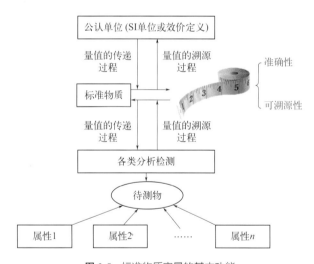

图 3-5 标准物质定量的基本功能

可溯源性是对标准物质的基本要求，因为任何一个标准物质的含量或活性单位一旦确定，就将一直延续下去。对无法直接溯源至 SI 单位的生物标准品，应通过一条不间断的比较链使得测量结果与原始基准值联系起来。由于《中国药典》和国家标准收载的药品除少数品种外基本都是仿制品种，因此，首批国家生物标准物质的建立极为重要。

标准物质除应具有可溯源性外，同一品种的各批标准品之间必须有连续性。一般当上一批标准物质即将分发完毕，或经稳定性考核确认本批标准物质不能再继续被使用时，则必须制备下一批标准物质来替代本批标准物质。因此标准物质是一批一批不断更换的，但该标准物质所具有的特性值都是连续的，即除了实验的固有误差外，定量用的标准物质上下批之间的数值可以互相校对，定性用的标准物质，其表征的理化特性均应一致，这样才能保证标准物质的量值传递。

均匀性、准确性和稳定性是标准物质应具有的三个重要特性。所谓均匀性是指标准物质不同部分的特性值不能用实验方法检测出差异；准确性是指标准物质具有准确计量的特性，当用计量方法确定标准值时，标准值是该特性值真值的最佳估计；稳定性是指标准物质在规定的时间和环境条件下贮存，其特性值保持在规定范围内，为保证标准物质长期使用的可靠性，除在储存期间需要进行定期稳定性监测外，在选择标定标准物质的原料时，尽量选择该化合物固态时最稳定的形式。例如氨苄西林三水合物较氨苄西林无水物和氨苄西林钠稳定，故以氨苄西林三水合物制备氨苄西林对照品；克拉维酸锂盐较克拉维酸钾稳定，故用克拉维酸锂制备克拉维酸对照品；头孢唑林酸较头孢唑林钠稳定，故用头孢唑林酸制备头孢唑林对照品；同理，用氨基糖苷类抗生素的硫酸盐作为标准物质原料而不用其游离碱。

3.3　抗生素标准物质

由第 1 章　抗生素的研发历程可知，20 世纪 40 年代至 60 年代是抗生素发现的"黄金时代"，在此期间，大量由微生物次级代谢产物产生的抗生素被发现，但鉴于科技发展水平的限制，无法采用化学分析的方法准确测定抗生素的含量，采用抗生素的抗菌活性，也称为效价，表征抗生素的含量成为一种有效的计量方法，并以此为基础，形成了以生物活性控制为核心的质控理念。21 世纪伴随着科学技术的进步与发展，抗生素质量控制中已逐渐引入理化检验方法，以生物学控制为主、化学分析为辅的质控理念逐渐起主导作用。如今，通过精准的定性与定量分析，有效地表征 / 控制药物的安全性与有效性，利用精准的化学分析替代传统的生物学分析成为当代药品质量控制体系发展的方向。借助于现代分析仪器，各类分离分析方法如 HPLC 等在抗生素质量控制中被广泛应用，利用效价表征抗生素的含量也逐渐被抗生素的自身含量所替代，抗生素的质量控制也向着以化学分析为主、生物学分析为辅的方向发展。

根据上述抗生素的研发历程与质量控制的发展方向，抗生素标准物质存在两种主要形式：①用于抗生素效价测定（抗生素微生物检定法）的生物标准品（简称标准品）；②用于抗生素含量测定的化学对照品（简称对照品）。效价单位是抗生素标准品表示抗生素活性强弱（效力）的一种公认的计量单位。WHO 设有生物标准化专家委员会，抗生素效价国际标准品由英国国家医学研究所生物标准检测中心（Department of Biological Standards，National Institute for Medical Research）负责建立。

目前抗生素标准品研究的热点问题可概括为：①如何通过国际协调，避免效价单位定义不同但活性作用相同 / 相似的抗生素制剂在临床应用的混淆；②如何从一个特定的效价单位形成公认的特定效价单位；③如何将一个公认的特定效价单位溯源至 SI 国际单位。

3.3.1　如何避免作用相同 / 相似的抗生素制剂在临床应用中的混淆

早期抗生素药品的含量采用效价表征制剂的含量，之后则多采用质量含量表征制剂的含量。对同一抗生素制剂，采用统一的方式表征抗生素制剂的含量，不仅可以准确地反映抗生素药物的临床治疗价值，且可以极大地方便抗生素临床中的应用，否则，极易引起临床应用的混淆。避免作用相同 / 相似的抗生素制剂在临床应用中的混淆，关键是在明确不同效价定义间的相互关系基础上，采用统一的单位表征抗生素制剂的含量。

以多黏菌素类药物为例，多黏菌素 B、黏菌素（多黏菌素 E）和甲磺酸黏菌素（图 3-6）均为目前临床中常见的对多重耐药性革兰阴性菌（multidrug-resistant Gram-negative bacteria, MDR-GNB）具有治疗作用的药物，三者均在 20 世纪 50 年代被发现，但当时各自的效价定义明显不同，不同地区对其制剂表征方式亦存在差异，导致其在临床应用中存在许多不便。

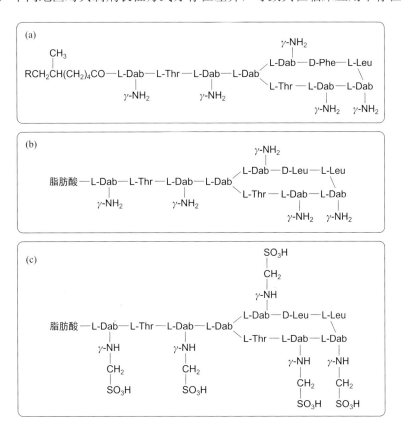

图 3-6　多黏菌素类抗生素结构
（a）多黏菌素 B；（b）黏菌素（多黏菌素 E）；（c）甲磺酸黏菌素

① 硫酸多黏菌素 B 制剂。多黏菌素 B 效价的最初定义为："每 1 毫克多黏菌素 B 纯品为 10000 个单位（或 0.1μg=1u）"。由于多黏菌素 B 含有 B_1 和 B_2 两个主要组分，当时重结晶的产品并不能确定二者的比例，故多黏菌素 B 的效价通常表示为按多黏菌素 B（$C_{55\sim56}H_{96\sim98}N_{16}O_{13}$）的量计；鉴于当时多黏菌素 B 产品的实际纯度仅约 70%，即当时多黏菌素 B 产品的实际效价约为每 1 毫克 7000 个单位[2]。1954 年，世界卫生组织（WHO）生物标准化专家委员会采用效价测定的方法，建立第一批多黏菌素 B 国际标准品，定义多黏菌素 B 的国际单位（IU）为：每 1 毫克多黏菌素 B 碱基纯品为 10000IU，与最初对多黏菌素 B 的效价单位定义一致。但遗憾的是相关原始资料已经缺失，未查询到多黏菌素 B 国际单位与最初定义的效价单位之间的关系[3]。第一批多黏菌素 B 国际标准品的效价值为 7874IU/mg[4]。1970 年，WHO 生物标准化专家委员会建立了第二批多黏菌素 B 国际标准品，

以第一批多黏菌素 B 国际标准品作为参比，经四个国家五个实验室的协作标定，最终结果为 8403IU/mg[5]。两批标准品的效价值差异较大，但由于第一批国际标准品的原始资料已经丢失，专家将差异的原因归结为多黏菌素 B 发酵工艺的进步。该批标准品目前仍在使用。

美国、东南亚和日本的硫酸多黏菌素 B 制剂均使用 IU 表征其临床应用剂量[6]。第二批多黏菌素 B 国际标准品解决了目前各国黏菌素 B 制剂临床剂量的一致性问题。为进一步控制多黏菌素 B 制剂组分差异对抗菌活性的影响，目前各国药典已经对硫酸多黏菌素 B 的不同组分进行了控制，并规定多黏菌素 B_1、B_2、B_3 和 B_{1-1} 四个组分之和不得少于 80.0%。另一个值得关注的动向为《欧洲药典》（EP）9.0 不再采用效价法测定硫酸多黏菌素 B 的含量，而是采用 HPLC 法测定硫酸多黏菌素 B 各组分的含量替代效价值。

② 黏菌素（多黏菌素 E）制剂。黏菌素（多黏菌素 E）的效价单位最初定义为："在 1mL pH 7.2 的营养肉汤培养基中抑制大肠埃希菌 95 I.S.M（Escherichia coli 95 I.S.M）菌株生长的最少纯黏菌素碱基的量为一个黏菌素单位（IU）"[7]。欧洲及世界大部分地区均采用 IU 表示黏菌素（多黏菌素 E）制剂的含量，而美国等一些国家以黏菌素碱基（colistin base activity，CBA）的质量"μg"表示其含量。虽然二者均以黏菌素碱基的量为基础，但未明确二者的定量关系。1973 年在建立黏菌素（多黏菌素 E）第一批国际标准品时，为统一单位，美国 FDA 定义："1μg 黏菌素相当于 30IU；即 1 毫克黏菌素（多黏菌素 E）的效价为 30000IU"[8]。这是目前黏菌素（多黏菌素 E）临床剂量由 IU 转换成 mg 的基础[9,10]。

1973 年，WHO 生物标准化专家委员会采用效价测定的方法，分别建立黏菌素（多黏菌素 E）首批国际标准品[11]。黏菌素（多黏菌素 E）国际标准品经美国、英国、法国、丹麦、加拿大和日本六个国家的九个实验室协作标定，分别以日本国家标准品（黏菌素效价单位由日本第一个定义）和其中三个国家的标准品作为参比，最终确定其效价值为 20500IU/mg[8]。采用统一的国际单位（IU）表示制剂的临床剂量，是避免黏菌素（多黏菌素 E）临床剂量混淆的最佳方法[7]。

③ 甲磺酸黏菌素制剂。甲磺酸黏菌素为黏菌素的甲磺酸酯，其活性成分依然为黏菌素。甲磺酸黏菌素制剂的含量有两种表示方式：欧洲、印度等采用黏菌素国际单位（IU）表示；美国、东南亚和澳大利亚广泛采用黏菌素碱基（CBA）的质量"mg"表示[12]。虽然上述两种方式均将黏菌素碱基作为表征的基础，但其生物活性与其化学成分含量之间不存在直接的等效关系。如根据"1 毫克黏菌素（多黏菌素 E）的效价为 30000IU"的定义，1mg 甲磺酸黏菌素的效价应为 12500IU。近年来，一些甲磺酸黏菌素制剂仍然使用甲磺酸黏菌素（CMS）的质量"mg"表示制剂的含量，更导致了其在临床应用中的混乱。已经出现由这种混淆导致患者急性肾衰竭甚至死亡的案例[13]。对甲磺酸黏菌素制剂，其 100 万 IU 约相当于 CBA 单位 30mg 或 CMS 单位 80mg，当制剂的标示量仅以"mg"描述而未注明其是以 CBA 或 CMS 单位计量时，标示量相同的药物，CBA 的效价活性约相当于 CMS 效价活性的 2.7 倍（即 80/30）[13]。

1973 年，WHO 生物标准化专家委员会采用效价测定的方法，建立了甲磺酸黏菌素首批国际标准品。经美国、英国、法国、加拿大和日本五个国家的七个实验室协作标定，各国均以本国的国家标准品作为参比，最终确定甲磺酸黏菌素国际标准品的效价值为 12700IU/mg[11]。尽管当时各实验室的标定结果存在较大的统计学差异，但由于迫切需要对多黏菌素的效价单位进行国际协调，上述结果仍被接受，并应用至今。采用统一的国际单位（IU）表示其制剂的剂量，可有效避免不同地区临床使用剂量的混淆[7]。

3.3.2　抗生素标准品效价单位的确定

早期抗生素分析，通常用活性表征抗生素的含量，即用每 1mg 样品中所含的效价单位（u）表示抗生素有效成分的量。在抗生素效价测定中，需将供试品和已知效价的标准品在相同的实验条件下进行试验，确定供试品的效价。为方便临床应用及国际的交流，世界各国抗生素效价单位的含义应一致，且标准品的效价应溯源至世界卫生组织建立的国际标准品。因而，按照统一的效价确定原则定义抗生素标准品可以避免许多麻烦。对各国药典中收载的抗生素标准品的效价单位进行分析，发现单组分抗生素和多组分抗生素效价单位的确定方法均可概括为 3 类。

3.3.2.1　单组分抗生素效价单位的确定原则

① 特定效价单位。对一些早期开发的抗生素品种，受当时条件等的限制，无法获得其准确的结构及组成，或无法得到其纯品，不能用质量单位来计量其效价单位，故在开始生产及临床使用时，只能人为指定效价单位。如青霉素的效价以青霉素单位也称牛津单位（Oxford unit）表示，最初定义是"50mL 肉汤培养基中，能抑制标准金黄色葡萄球菌生长的最少青霉素量为一个青霉素单位（unit，u）"[14]。在获得青霉素 G 纯品后，证明青霉素钠（$C_{16}H_{17}N_2NaO_4S$）0.5988μg=1u，即 0.6μg 青霉素钠 =1 个青霉素单位。又如，制菌素的首批标准品为 4860u/mg，杆菌肽的第二批国际标准品为 74u/mg，WHO 1955 标定的多黏菌素 B 的效价为 7810u/mg 等。可见，不同抗生素活性成分的质量与效价单位完全不相关，也无法根据效价单位评估不同抗生素的生物活性。

② 以纯抗生素盐的质量表征效价单位。为克服人为指定的效价单位不能评估不同抗生素生物活性的缺点，人们试图将抗生素的质量单位与其活性相关联，定义抗生素的质量 1μg=1u（单位）。但由于当时没能考虑到盐成分是无效的抑菌成分，对早期通过结晶纯化得到的盐酸四环素、盐酸金霉素及部分蒽环类抗肿瘤抗生素，采用了纯抗生素盐的质量计量效价单位。四环素和金霉素的效价单位分别为：盐酸四环素（$C_{22}H_{24}O_8N_2 \cdot HCl$）1μg=1u，盐酸金霉素（$C_{22}H_{23}O_8N_2 \cdot HCl$）1μg=1u。部分蒽环类抗肿瘤抗生素，如盐酸多柔比星（$C_{27}H_{29}NO_{11} \cdot HCl$）、盐酸伊达比星等，其效价单位也是以其盐酸盐的形式计量的。此计量方式的效价单位中包含了无效的盐成分，理论上是不合理的，但对这些早期的抗生素品种，由于多年来已经习惯于此，如改变，对临床用药的影响较大，故至今仍沿用。

③ 以抗生素活性成分的质量表征效价单位。为进一步将抗生素的质量单位与其生物活性相关联，采用抗生素活性成分的质量计量其效价单位，即以活性成分的质量计量效价单位，定义："1mg=1000 单位"。这也称抗生素的理论效价。

以硫酸链霉素（图 3-7）为例，其活性成分为链霉素碱，定义链霉素的效价单位为链霉素碱 1mg=1u（单位），故硫酸链霉素效价的理论值为：

$$\frac{C_{21}H_{39}N_7O_{12} \times 2 \times 1000}{(C_{21}H_{39}N_7O_{12})_2 \cdot 3H_2SO_4} = \frac{581.58 \times 2 \times 1000}{1457.4} = 798u/mg \tag{3-1}$$

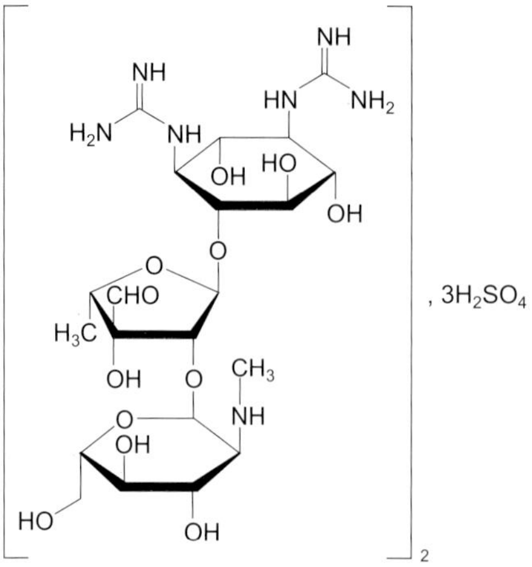

$(C_{21}H_{39}N_7O_{12})_2 \cdot 3H_2SO_4$ 1457.40

图 3-7 硫酸链霉素的结构式

以抗生素活性成分的质量计量抗生素的效价单位，使得不同成盐方式的抗生素（不同酸根或不同盐）制剂，虽然装量不同，但只要效价相同，即具有相同的生物活性。如青霉素钠和青霉素钾的抗菌活性均取决于青霉素的量，1mg 青霉素钠 =1/0.6×1000=1670 个青霉素单位，$1mg \ 青霉素 \ G \ 钾 = \dfrac{青霉素钠分子量}{青霉素钾分子量} = \dfrac{356.39}{372.49} \times 1670 = 1598 青霉素单位$ ；虽然相同质量的青霉素钠和青霉素钾具有不同的抗菌活性，但如果采用青霉素单位表征其制剂的含量，临床中仅需依据效价确定治疗剂量而无须考虑二者装量（重量）的差异。因而，极大地方便了临床中的应用。

目前，上述理念已得到人们的共识，在各类新抗生素的研发中，无论是以何种盐的形式存在，或是以前药（prodrug）如酯的形式存在，抗生素的效价单位均采用活性成分 1μg=1u 的方法计量，这种计量方式可准确地反映抗生素的临床治疗价值。

3.3.2.2 多组分抗生素效价单位的确定原则

对多组分抗生素效价单位的确定，虽然其基本原则和单组分抗生素相似，亦可概括为 3 类，但具有一定的特殊性。

① 以活性成分比例不确定的多组分混合物质量确定效价单位。如吉他霉素为含有 A_1、A_3、A_4、A_5、A_6、A_7 等的多组分抗生素，其效价单位定义为 1μg 吉他霉素混合物（$C_{37\sim42}H_{61\sim69}NO_{14\sim15}$）=1 吉他霉素单位。此效价单位类似于特定效价单位，其可溯源性较模糊，目前新药研发中不鼓励使用。

② 多个抗生素组分按一定比例混合，以混合组分活性成分的质量确定效价单位。如螺旋霉素为含 I、II、III 三个主组分的混合物，其效价单位定义为 1μg 混合物 [50% 的组分 I（$C_{43}H_{74}N_2O_{14}$）、25% 的组分 II（$C_{45}H_{76}N_2O_{14}$）和 25% 的组分 III（$C_{46}H_{78}N_2O_{14}$）]=1 螺旋霉素单位。采用这种方法的缺点在于建立原始基准标准品时比较麻烦。

③ 以其中单一活性成分的质量确定效价单位。如庆大霉素含有 C_1、C_{1a}、C_{2a}、C_2 等多个组分，庆大霉素的效价单位以 C_1（$C_{21}H_{43}O_7N_5$）来计量，1μg=1u。采用这种方法确定效价单

位在可溯源性方面较为明确，且便于建立原始基准标准品，如标定中和实际样品不存在非"同质"问题，这是鼓励采用的方法。我国采用生物工程技术研制的多组分抗生素可利霉素（carrimycin），就是采用其中的主要组分 4″-酰化螺旋霉素，以 1μg=1u 来确定其效价单位的。

3.3.3　抗生素生物标准品的量效统一化

伴随着科学技术的进步，对发酵来源的抗生素，采用微生物检定法测定其效价，同时以 HPLC 法测定主要活性组分的含量，利用组分含量与效价共同控制产品的质量已经成为普遍共识。当进一步明确抗生素组分含量-效价的定量关系后，即可采用 HPLC 等化学分析方法替代传统的抗生素效价测定[15,16]，这一替代过程也称为"量效统一化"。对早期上市的抗生素品种，采用统一的原则进行量效统一化研究是当前抗生素质量控制的热点。

2007 年 WHO 药品标准专家委员会首次提出应对理化分析方法替代生物学分析方法的可行性给予高度关注；2009 年 WHO 药品标准专家委员会提出对《国际药典》（Ph.Int.）收录的抗生素微生物检定法应采用适当的化学方法进行替代；2015 年《美国药典》38 版（USP 38）给出了抗生素微生物检定法替代方法验证的一般性指导原则 <1223.1>；2015 年，WHO 药品标准专家委员会提出国际药典应尽快建立理化分析方法替代生物学分析方法的指导性文件。

《中国药典》（ChP）分别在 2005 年版和 2015 年版对两个单组分抗生素品种（去甲万古霉素和两性霉素 B）完成了量效统一化研究，各论中实现了采用 HPLC 法替代了传统的效价测定法控制产品的含量。

如何利用化学分析方法替代经典的生物活性（效价）测定方法？按计量学观点，生物活性（效价）单位（u 或 IU）属于特定的协议计量单位，且生物活性（效价）单位一旦使用将不得随意改变，否则易造成临床使用剂量的混乱。生物活性（效价）单位的量值一般无法直接溯源至国际单位制（SI 单位），需要通过协作标定的方式进行量值传递，而化学分析常用的绝对质量含量（mg/mg）可溯源至 SI 单位。"量效统一化"研究即确定生物效价（u/mg 或 IU/mg）与绝对质量含量（mg/mg）之间的定量关系，其不仅可将生物活性（效价）单位溯源至 SI 单位，且可以实现利用化学分析如 HPLC 法同时测定抗生素的纯度与效价。

如何将生物活性（效价）单位溯源至 SI 单位？首先应该明白在抗生素研发的早期抗生素标准品是如何建立的。20 世纪 40 ～ 60 年代，在抗生素发现的"黄金时代"，虽然人们很快对抗生素效价单位的表征方法达成共识，即采用抗生素活性成分的质量单位计量效价，1μg=1u。并根据当时的科技水平确定了建立抗生素标准品的一般步骤：①采用重结晶等方法纯化样品；②当认为样品的纯度足够高时，即将样品的纯度作为 100%；③定义该批样品的效价为 1000u/mg，作为首批标准品；④采用效价测定的方法，标定后续使用的标准品。由上述标准品的建立过程可知，虽然抗生素效价的理论值为 1mg=1000u，但受分离纯化和分析技术的制约，当时精制的纯品含量可能并非真正达到"100%"，因而，首批标准品定义的实际效价与理论效价可能不一致。据此，确定了对早期研发的抗生素，进行"量效统一化"研究的基本途径（图 3-8），即制备抗生素纯品，分别进行绝对含量分析和效价测定，明确绝对含量与效价间的定量关系。

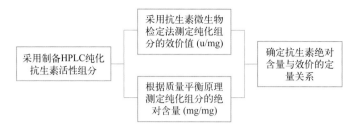

图 3-8 量效统一化研究的基本途径

实例   两性霉素 B 的量效统一化[15]

两性霉素 B 效价的国际单位（IU）于 1962 年由 WHO 确定；1963 年，建立了第一批两性霉素 B 国际标准品，其效价为 940IU/mg[17]，但未确定含量与效价间确切的定量关系。

① 两性霉素 B 纯品的制备。将两性霉素 B 原料溶解在 *N,N*-二甲基甲酰胺（DMF）中制成 5.0mg/mL 溶液。采用制备 HPLC 制备两性霉素 B 纯品，色谱柱：PREP-ODS C18；流动相：有机相（甲醇：乙腈 =43：20）-水 =85：15；流速：8.0mL/min；检测波长：383nm、303nm；进样体积：1.0mL。主峰的馏分被收集合并，旋转蒸发除去有机溶剂后，用水作为流动相再次通过 Sephadex-LH20 凝胶纯化，冻干即可得到纯品。

② 纯品分析。采用 HPLC 法分析纯品的纯度。色谱柱：Phenomenex luna C18（250mm × 4.6mm，5μm）；流动相：有机相（甲醇：乙腈：四氢呋喃 =41：18：10）-缓冲盐（2.5mmoL/L EDTA-2Na）= 55：45；流速：1.0mL/min；柱温：30℃；检测波长：383nm、303nm；进样量：20μL。两性霉素 B 中的杂质可分为七烯类杂质如杂质 B 等和四烯类杂质如杂质 A、制霉菌素等，采用 383nm 检测七烯类杂质，采用 303nm 检测四烯类杂质（图 3-9）。最终确定制备的两性霉素 B 纯品的 HPLC 平均纯度为 99.66%，相对标准偏差（RSD）为 0.003%（*n*=6）（表 3-1）。

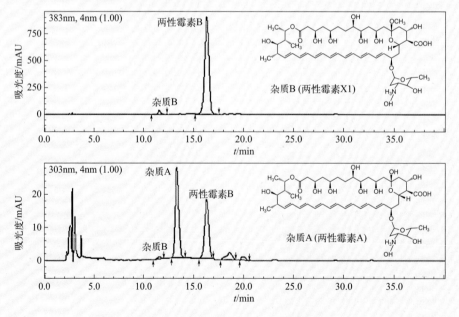

图 3-9 两性霉素 BHPLC 分析色谱图
383nm 检测七烯类杂质；303nm 检测四烯类杂质

采用质量平衡法确定制备的两性霉素 B 纯品的绝对含量：

含量 ＝（1－ 杂质百分含量）×（1－ 挥发性杂质百分含量 － 炽灼残渣百分含量）　　　（3-2）

采用 HPLC 主成分自身对照法测定杂质的含量，干燥失重法测定挥发性杂质的总量，炽灼残渣测定无机杂质的总量。按式（3-2）计算，制备的两性霉素 B 纯品的绝对含量为 95.53%。

③ 纯品效价测定。按《中国药典》两性霉素 B 收载的微生物检定法，采用三剂量法和一剂量法测定制备的两性霉素 B 纯品的效价，经合并计算，该纯品的效价为 1001.76u /mg，可信限范围（FL）为 968.39 ～ 1035.13u/mg（表 3-1）。

④ 确定两性霉素 B 含量与效价的定量关系。根据表 3-1 中的化学分析结果与效价测定结果，对该纯品的效价值与其绝对含量相关联，得出纯度为 100% 的两性霉素 B 的效价值应为 1001.67/0.9553=1048.63u/mg。该值可将两性霉素 B 的效价单位（u）直接溯源至 SI 单位（mg）。

表 3-1　两性霉素 B 纯品的 HPLC 分析与效价测定结果汇总

实验编号 （n=6）	HPLC 纯度 /%	微生物效价 /（u/mg）	
		三剂量法 （95% 可信限范围）	一剂量法 （95% 可信限范围）
1	99.09	995.85	971.05
2	99.84	1029.36	1005.92
3	99.83	1013.15	985.10
4	99.71	1028.90	997.56
5	99.77	1046.41	990.29
6	99.70	983.96	978.98
均值	99.66	1015.37（995.40 ～ 1035.74）	988.15（920.34 ～ 1055.96）
质量平衡法含量 /%	95.53	合并计算：1001.76（968.39 ～ 1035.13）u/mg	

⑤ 采用 HPLC 测定两性霉素 B 的效价。利用得到的两性霉素 B 纯度与效价的定量关系，采用 HPLC 测定两性霉素 B 样品的含量，按式（3-3）即可计算出样品的效价：

$$含量(u/mg) = \frac{A_T \times v_T \times m_S}{A_S \times v_S \times m_T} \times P_S \times 1048.63 \qquad (3-3)$$

式中，A_T 为供试品峰面积；A_S 为对照品峰面积；v_T 为供试品稀释体积；v_S 为对照品稀释体积；m_T 为供试品质量；m_S 为对照品质量；P_S 为对照品的含量；1048.63 为两性霉素 B 质量单位（mg）和效价值单位（u）的量效转换系数。进而可实现采用 HPLC 方法同时测定两性霉素 B 的含量和效价。

利用三批两性霉素 B 原料验证上述方法（表 3-2）。三批样品的 HPLC 含量均约 90%，由式（3-3）计算得到的效价值略低于实测效价值。其原因在于两性霉素 B 中的杂质具有一定的生物活性，故理论上样品纯度越低，微生物检定法的实测值与 HPLC 的计算值的差异就越大。

表 3-2　实际样品实测效价值与 HPLC 计算效价值的比较

批号	效价 /（u /mg）		HPLC 含量 /%
	HPLC 计算值	微生物检定法实测值（95% 可信限范围）	
A1960695	950.73	1007.53（966.63 ～ 1050.16）	90.66
A1960696	949.29	1092.28（1041.58 ～ 1145.44）	90.53
A1960697	946.51	1028.30（994.30 ～ 1063.48）	90.26

基于上述研究，《中国药典》（2005 年版）将两性霉素 B 的效价测定方法由微生物检定法，修订为 HPLC 法，规定"按外标法以峰面积计算两性霉素 B 的含量，每 1mg 的 $C_{47}H_{73}NO_{17}$ 相当于 1049 两性霉素 B 单位"，实现了含量测定与效价测定的统一。

实例 去甲万古霉素与万古霉素的量效统一化[16]

万古霉素（vancomycin）和去甲万古霉素（norvancomycin）最初均采用效价表征其含量。1962年，WHO 确定了万古霉素效价的国际单位（IU）；1963 年，建立了年第一批万古霉素国际标准品[17]。1986 年，中国建立了去甲万古霉素首批国家标准品。虽然建立首批标准品时，二者均定义效价的理论值为 1mg=1000u，但含量与效价间的定量关系并不确切。万古霉素和去甲万古霉素均含有多个具有生物活性的小组分 / 杂质（图 3-10），各国药典均采用分别控制活性组分 / 杂质的含量和效价的策略保证产品的质量。

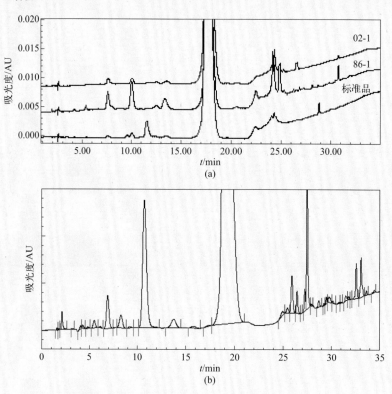

图 3-10 万古霉素和去甲万古霉素 HPLC 色谱图
（a）万古霉素；（b）去甲万古霉素

① 采用半制备液相分别收集万古霉素 B 和去甲万古霉素色谱峰。将色谱峰纯度大于 99.0% 的主组分色谱法合并，冷冻干燥后分别得到万古霉素 B 和去甲万古霉素的纯品。

② 采用 HPLC 测定制备的纯品的纯度。万古霉素 B 和去甲万古霉素纯品的色谱纯度分别为 99.38% 和 99.09%，提示利用其测定效价可以忽略小组分对效价值的影响。

③ 分别采用万古霉素 B 对照品和去甲万古霉素对照品测定纯品的含量。万古霉素 B 组分的含量为 43.17%，去甲万古霉素的含量为 49.94%，提示冷冻干燥馏分中含有较多来自流动相的盐，但样品中的盐成分不影响效价测定结果。

④ 量效转换系数的确定。分别采用微生物检定法测定制备的万古霉素 B 和去甲万古霉素纯品的效价值，并得到含量与效价的定量关系（表 3-3）："每 1mg 纯万古霉素 B（$C_{66}H_{75}Cl_2N_9O_{24}$）的效价为 1123u"，可信限范围（FL）为 1105 ～ 1144u，"每 1mg 纯去甲万古霉素（$C_{65}H_{72}Cl_2N_9O_{24}$）的效价为 1025u"，可信限范围（FL）为 1011 ～ 1039u。即它们含量与效价的定量关系均不符合理论值（每 1mg 纯化合物 =1000u）。

⑤ 含量测定与效价测定方法的统一。利用万古霉素 B 和去甲万古霉素含量与效价的定量关系（也称为量效转换系数），当测出样品中万古霉素 B 或去甲万古霉素组分的含量后，即可直接利用

式（3-4）计算样品的效价值。

$$供试品效价（u/mg）= 主组分含量（\%）× 量效转换常数 \tag{3-4}$$

式中，量效转换常数为抗生素含量与效价的定量关系，万古霉素为 1123u/mg，去甲万古霉素为 1025u/mg。

表 3-3　微生物检定法测定万古霉素 B 和去甲万古霉素纯品的效价值

实验次数	实验组	万古霉素 效价 /（u/mg） （95% 可信限范围）	去甲万古霉素 效价 /（u/mg） （95% 可信限范围）
1	1	1148.5（1098.4 ～ 1199.9）	1050.3（1012.2 ～ 1089.1）
2	1	1092.2（1044.2 ～ 1142.0）	1040.6（1002.8 ～ 1079.7）
	2	1159.6（1092.7 ～ 1230.5）	1002.8（962.4 ～ 1044.3）
	3	1104.2（1049.1 ～ 1161.9）	
3	1	1138.5（1083.9 ～ 1196.4）	1022.8（974.2 ～ 1073.5）
	2	1120.9（1067.6 ～ 1177.2）	1011.0（962.2 ～ 1061.7）
	3	1120.5（1076.4 ～ 1166.1）	1026.8（981.0 ～ 1074.7）
4	1		1020.2（974.4 ～ 1067.5）
	2	—	1020.6（985.4 ～ 1056.7）
	3		1019.0（977.8 ～ 1061.9）
合并计算结果 /（u/mg）		1123（1105 ～ 1144）	1025（1011 ～ 1039）

采用 HPLC 法和微生物检定法，分别测定 5 批注射用盐酸万古霉素和 3 批注射用盐酸去甲万古霉素的效价（表 3-4）。可见，采用 HPLC 法测定的主成分效价值均比用微生物检定法测定的总效价值低，且样品主成分的含量越低，二者的差异越大。进一步说明万古霉素和去甲万古霉素中的小组分 / 杂质也具有一定的抑菌活性，证明了 HPLC 结果的合理性。以 HPLC 法测定样品中的主组分含量后，通过计算得到主组分的效价值，并用其表征制剂的效价，可实现同时进行组分控制和效价控制的目的，并简化试验操作。

表 3-4　实际样品实测效价值与 HPLC 计算效价值的比较

样品	样品 批号	效价 /（u/mg） HPLC 法	效价 /（u/mg） 微生物检定法	主成分含量 /%
万古 霉素	86-1	811	952	71.76
	86-2	785	907	69.38
	02-1	1065	1081	94.21
	02-2	1039	1073	91.88
	02-3	1055	1090	93.27
去甲万 古霉素	02-1	848	914	83.38
	03-1	910	987	89.44
	03-2	913	995	89.70
	03-3	904	994	88.89

基于上述研究，《中国药典》（2005 年版）对去甲万古霉素各论进行了修订。由于每 1mg 纯去甲万古霉素（$C_{65}H_{72}Cl_2N_9O_{24}$）的效价（1025u/mg）与其理论值（1000u/mg）仅相差约 2%，故不再用甲万古霉素的效价表征其含量，而直接采用 HPLC 含量替代传统的效价值，实现了含量测定与效价测定的统一。

实例　硫酸庆大霉素的量效统一化[18]

硫酸庆大霉素为含有多个结构相近的主组分和小组分的多组分氨基糖苷类抗生素，《中国药典》中庆大霉素主组分包括 C_1、C_{1a}、C_2、C_{2a}，其他活性小组分尚有西索米星（sisomicin）、小诺霉素（micronomicin）等（小诺霉素也称庆大霉素 C_{2b}）［图 3-11（a）］。以硫酸庆大霉素为例，探讨多组分抗生素量效统一化研究的一般方法。

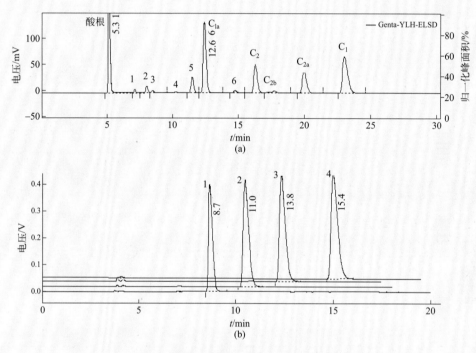

图 3-11　硫酸庆大霉素 HPLC-ELSD 分析色谱图
（a）分离前样品；（b）制备的纯品（1、2、3、4 分别为 C_{1a}、C_2、C_{2a} 和 C_1）

① 制备庆大霉素 C 单组分纯品。硫酸庆大霉素原料用水溶解制成 50mg/mL 的溶液用于分离制备诸 C 组分纯品。制备分离条件为色谱柱：Kromasil C18 柱，10μm，250mm×22mm；流动相：0.1% 三氟乙酸溶液-甲醇（93：7）；流速：5mL/min；2.0mL 进样环；ELSD 检测。在色谱柱与检测器之间连接一个分流装置，按照 5：1 分流比使少量流出液进入检测器，其余流出液被收集合并，45℃旋转蒸发除去有机溶剂后，冻干即可得到庆大霉素各单组分样品［图 3-11（b）］。

② HPLC-ELSD 分析单组分纯度。色谱柱：SHISEIDO ACR C18，5μm，250mm×4.6mm；流动相：1.0% 三氟乙酸溶液-甲醇（92：8），流速：0.6mL/min；检测器漂移管温度：108℃；载气：空气，流速为 2.5L/min；进样量：20μL。制备的庆大霉素 C_{1a}、C_2、C_{2a} 和 C_1 单组分纯品的峰面积归一化纯度分别为 99.28%、99.17%、91.07% 和 97.20%［图 3-12（b）］；采用小诺霉素标准品随行标准曲线（$\lg A \sim \lg C$）法测定诸组分的含量，C_{1a}、C_2、C_{2a} 和 C_1 样品的含量均值分别为 39.24%、31.09%、33.17% 和 24.49%；提示制备的单组分样品中含有较多盐。

③ ^{1}H-NMR 分析庆大霉素组分纯品。采用 ^{1}H-NMR 法测定制备的庆大霉素 C_{1a}、C_2、C_{2a} 和 C_1

单组分纯品的含量；选用对苯二酚（内标）中的 4 个芳香质子单峰（$\delta\,6.72\text{ppm}$）和样品异头碳上的质子单峰（$\delta\,5.70\text{ppm}$）进行定量。单组分纯品 C_{1a}、C_2、C_{2a} 和 C_1 的含量分别为 39.12%、31.34%、34.92% 和 25.34%，NMR 法测得的含量与 HPLC-ELSD 法基本一致（表 3-5）。

④ 庆大霉素组分含量与效价的定量关系。采用微生物检定法测定制备的庆大霉素单组分纯品的效价，C_{1a}、C_2、C_{2a} 和 C_1 纯品的效价均值分别 504.24u/mg、342.09u/mg、367.47u/mg 和 184.31u/mg（表 3-5）。进一步计算组分含量-效价的定量关系，首先合并计算庆大霉素诸单组分纯品的 HPLC 含量与 NMR 含量，再计算绝对纯度为 100% 的庆大霉素诸组分的效价值（理论效价值）：每 1mg 庆大霉素 C_{1a} 纯品效价相当于 1286.98 庆大霉素单位；每 1mg 庆大霉素 C_2 纯品效价相当于 1095.74 庆大霉素单位；每 1mg 庆大霉素 C_{2a} 纯品效价相当于 1079.52 庆大霉素单位；每 1mg 庆大霉素 C_1 纯品效价相当于 739.61 庆大霉素单位。上述结果可作为庆大霉素诸组分的量效转换系数，其将庆大霉素的效价单位直接溯源到了 SI 单位。

表 3-5　庆大霉素 4 个活性组分的含量与效价的定量关系

样品	制备的庆大霉素单组分纯品			组分含量-效价定量关系 / (u/mg)（95% 可信限范围）
	含量 /RSD		效价 /u（95% 可信限范围）（测定组数 n）	
	HPLC 法（$n=6$）/%	NMR 法（$n=5$）/%		
C_{1a}	39.24/2.3	39.12/0.3	504.24（484.80 ～ 524.45）（$n=4$）	1286.98（1237.37 ～ 1338.57）
C_2	31.09/2.4	31.34/0.2	342.09（331.91 ～ 352.58）（$n=5$）	1095.74（1063.13 ～ 1129.34）
C_{2a}	33.17/2.2	34.92/0.8	367.47（355.49 ～ 379.87）（$n=5$）	1079.52（1044.33 ～ 1115.95）
C_1	24.49/3.1	25.34/0.6	184.31（178.82 ～ 189.97）（$n=4$）	739.61（717.58 ～ 762.32）

⑤ 含量测定与效价测定方法的统一。按不同比例混合制备的庆大霉素单组分纯品（表 3-6），采用微生物检定法测定其效价，证明各组分在测定中不存在明显的交互作用，庆大霉素的总效价等于各组分效价之和，可以利用诸组分的含量与其各自的量效转换系数计算样品的总效价。

表 3-6　微生物检定法测定庆大霉素单组分样品混合溶液的效价

项目	C_{1a}、C_2、C_{2a} 和 C_1 混合溶液效价 / (u/mg)（可信限范围）	
	25%:25%:25%:25%	30%:20%:20%:30%
1	1108.25（1037.88 ～ 1178.62）	1028.67（967.77 ～ 1089.57）
2	1068.84（993.95 ～ 1151.05）	1087.42（1041.45 ～ 1136.15）
3	1141.86（1061.70 ～ 1222.02）	1145.48（1045.14 ～ 1245.82）
4	968.37（888.67 ～ 1048.07）	1015.59（930.48 ～ 1100.70）
5	1178.44（1095.71 ～ 1261.17）	978.80（885.72 ～ 1071.88）
6	989.32（914.23 ～ 1064.41）	1021.87（936.75 ～ 1106.99）
平均效价	1066.05（1036.90 ～ 1096.03）	1054.51（1027.62 ～ 1082.11）
计算效价[①]	1050.46（1015.60 ～ 1086.55）	1043.03（1007.98 ～ 1079.33）

① 各组分的含量与其量效转换系数乘积的加和。

据此，确定了根据庆大霉素诸 C 组分的含量确定样品总效价的计算公式：

$$效价\left(\frac{\text{u}}{\text{mg}}\right) = \left(\frac{A_{\text{tC}_{1a}}}{A_{\text{sC}_{1a}}} \times P_{\text{sC}_{1a}} \times 1286.98 + \frac{A_{\text{tC}_2}}{A_{\text{sC}_2}} \times P_{\text{sC}_2} \times 1095.74 + \frac{A_{\text{tC}_{2a}}}{A_{\text{sC}_{2a}}} \times P_{\text{sC}_{2a}} \right.$$

$$\left. \times 1079.52 + \frac{A_{\text{tC}_1}}{A_{\text{sC}_1}} \times P_{\text{sC}_1} \times 739.61 \right) \times \frac{V_{\text{t}} \times W_{\text{s}}}{V_{\text{s}} \times W_{\text{t}}} \tag{3-5}$$

式中，C_{1a}、C_2、C_{2a} 和 C_1 分别代表庆大霉素诸 C 组分；A_t 为供试品峰面积；A_s 为对照品峰面积；P_s 为对照品的含量；1286.98、1095.74、1079.52 和 739.61 分别为庆大霉素 C_{1a}、C_2、C_{2a} 和 C_1 组分的量效转换系数；V_t 为供试品稀释体积；V_s 为对照品稀释体积；W_t 为供试品质量；W_s 为对照品质量。

分别采用 HPLC-ELSD 法和抗生素微生物检定法测定 3 批硫酸庆大霉素原料的效价（表 3-7），可见按式（3-5）计算的庆大霉素 4 个主要活性组分的效价均低于总效价。由于庆大霉素中的西索米星和小诺霉素均为临床中应用的抗生素品种，小诺霉素在国外药典也作为庆大霉素的活性组分，因而，用庆大霉素 4 个主要活性组分的效价之和表征庆大霉素总效价的合理性值得进一步评价。

表 3-7　庆大霉素样品不同效价测定结果的比较

批号	组分含量 /%				效价 /（u/mg）（可信限范围）	
	C_{1a}	C_2	C_{2a}	C_1	HPLC 计算法	微生物法
200303093	23.04	17.18	12.30	18.90	757.34（731.81～783.77）	822.86（762.53～884.35）
051226	23.42	16.74	13.74	19.40	776.65（750.46～803.77）	833.58（783.21～884.86）
06020122	25.32	19.90	18.23	21.06	896.47（866.37～927.65）	938.01（887.82～990.26）

⑥ 确定小诺霉素和西索米星对庆大霉素总效价的贡献。由于西索米星和小诺霉素的效价单位定义与庆大霉素的效价单位不同，故首先应将其效价统一表征为庆大霉素单位，再确定各自的量效转换系数。采用抗生素微生物检定法，利用庆大霉素标准品测定小诺霉素和西索米星样品的效价，同时采用 NMR 测定它们的含量，得到每 1mg 小诺霉素（庆大霉素 C_{2b}）纯品相当于 919.69 庆大霉素单位，每 1mg 西索米星纯品相当于 1344.34 庆大霉素单位。

将微生物检定法测定的效价（u）作为因变量（Y），庆大霉素 C_1、庆大霉素 C_{1a}、庆大霉素 C_2、庆大霉素 C_{2a}、小诺霉素和西索米星 6 个含量指标作为自变量（X_i），建立多元线性方程：

$$Y(u) = \sum_1^i x_i \times 量效转换系数_i \tag{3-6}$$

式中，庆大霉素 C_1、庆大霉素 C_{1a}、庆大霉素 C_2、庆大霉素 C_{2a}、小诺霉素和西索米星的量值转换系数分别为 739.61、1286.98、1095.74、1079.52、919.69 和 1344.34。

选择 32 批硫酸庆大霉素原料作为验证用样本，测定微生物检定法得到的总效价与计算效价之间的差异。经配对 t 检验（显著性水平为 0.05），二者无显著性差异，且两种方法效价值的相对偏差均小于 5%。上述结果说明，要实现硫酸庆大霉素的量效统一化，不应忽略小组分小诺霉素和西索米星对总效价的贡献。

3.3.4　HPLC 分析替代了传统效价测定的一般方法

对上述三个实例进行总结，可以得出利用 HPLC 法替代了传统效价测定法的一般方法（图 3-12）。量效统一化研究的最终目的是在明确抗生素活性组分的前提下，确定每一个组分含量-效价的定量关系，获得其量效转换系数，进而实现组分测定与含量测定的统一。

《中国药典》中采用 HPLC 法替代了传统的效价测定法常见有两种方案：

① 用活性组分含量直接替代效价含量。其主要用于单组分抗生素。由于单组分抗生素的理论效价通常定义为"按活性成分计，1mg=1000 单位"；当活性组分含量-效价的定量关系被明确后，如证明与理论效价差异不大，则可直接用活性成分的含量替代效价表征抗生素的含量。如去甲万古霉素，由于每 1mg 纯品为 1025 万古霉素效价单位（u），《中国药典》（2005年版）直接采用万古霉素 B_1 的含量代替了效价含量。多数 β-内酰胺抗生素、半合成十四元

环大环内酯抗生素、部分单组分氨基糖苷类抗生素等的替代均采用此替代方案。

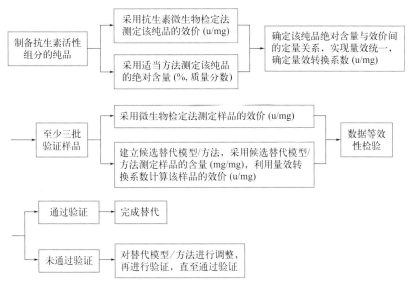

图 3-12　HPLC 法替代了传统效价测定法的一般方法

② 将效价测定方法替换为 HPLC 方法。对早期采用效价表征含量的抗生素品种，将活性组分的效价单位溯源至 SI 质量单位后，当发现实际效价与理论效价有较大差异，直接替代可能引起临床剂量的混乱时，则可将经典的微生物检定法替换为 HPLC 法，再根据量效转换系数将含量值转换成效价值。如两性霉素 B，《中国药典》（2015 年版）采用 HPLC 测定其含量，再利用量效转换系数（每 1mg 的 $C_{47}H_{73}NO_{17}$ 相当于 1049 两性霉素 B 单位）将其换算成效价单位。此时，虽然仍采用效价表征抗生素的含量，但检测方法已经不再采用经典的微生物检定法。

对多组分抗生素，不仅需要确定每一个活性组分含量-效价的定量关系，获得其量效转换系数，还需要确定哪些小组分需作为活性组分，哪些小组分应作为杂质进行控制。按在《中国药典》（2015 年版）修订时达成的共识[19]：①仿制类抗生素的组分及组成比例应与原研产品一致，原研产品中没有被定义为活性成分的组分被认为是杂质；②对与母体化合物结构相关的小组分，如其在其他品种中已经被认为是有效组分，则可作为有效组分；③对其他未知组分，一般应作为杂质控制。这也可以解释为什么对硫酸庆大霉素应采用庆大霉素 C_1、庆大霉素 C_{1a}、庆大霉素 C_2、庆大霉素 C_{2a}、小诺霉素和西索米星 6 个组分含量的计算效价替代传统微生物检定法的效价。

3.4　抗生素标准物质的命名原则

对标准物质采用统一的原则命名，可以方便研发、生产、使用者之间的交流。中国抗生素国家标准物质，对抗生素标准物质按以下原则命名[20]。

① 在具体对标准品 / 对照品命名时，根据抗生素的活性结构命名，而不考虑标准物质具体的结构。如克拉维酸钾，其活性成分为克拉维酸，标定时采用克拉维酸锂作为原料进行标定。由于克拉维酸钾的含量测定方法为 HPLC 法，故该标准物质称为克拉维酸对照品，而不

称为克拉维酸钾或克拉维酸锂对照品。同理，羧苄西林钠在《中国药典》（2000 年版）采用微生物检定法测定其效价。虽然制备其标准品的原料为羧苄西林钠，但由于活性成分是羧苄西林，故用于效价测定的标准物质称为羧苄西林标准品，而非羧苄西林钠标准品。当羧苄西林钠的含量测定方法修订为 HPLC 法后，其标准物质称为羧苄西林对照品。

② 对各类抗生素前药，标准物质以其前药的结构命名。如头孢呋辛酯与头孢呋辛钠在《中国药典》中均采用 HPLC 法测定其含量。根据以抗生素活性成分结构命名的原则，用于头孢呋辛钠含量测定的标准物质称为头孢呋辛对照品；虽然头孢呋辛酯的活性成分也为头孢呋辛，即其本身不具有抗菌活性，必须在体内水解成头孢呋辛后才发挥抗菌活性，但为与头孢呋辛钠对照品有所区别，头孢呋辛酯标准物质称为头孢呋辛酯对照品。即对各类抗生素前药如 β-内酰胺抗生素羧酸酯，标准物质以其前药的结构命名。同理，黏菌素（多黏菌素 E）与甲磺酸黏菌素（黏菌素的甲磺酸酯）标准物质，前者称为黏菌素标准品，后者称为甲磺酸黏菌素标准品。

③ 对于具有多个名称的品种，以《中国药典》收载的名称命名。如青霉素 G，又称苄星青霉素，由于《中国药典》中收载的青霉素钾（钠）即特指青霉素 G 钾（钠），故青霉素 G 钾（钠）对照品均称为青霉素对照品。

参考文献

[1] 倪育才. 实用测量不确定度评定 [M]. 北京：中国计量出版社，2007.

[2] Bushby S R. Sensitivity tests for the polymyxins[J]. J Clin Path, 1955, 8(2):120-122.

[3] Kassamali Z, Rotschafer J C, Jones R N, et al. Polymyxins: wisdom does not always come with age[J]. Clin Infect Dis, 2013, 57(6):877-883.

[4] Cai Y Y, Lee W, Kwa A L. Polymyxin B versus colistin: an update[J]. Expert review of anti-infective therapy, 2015, 13(12):1481-1497.

[5] Lightbown J W, Thomas A H, Grab B, et al. The second international standard for polymyxin B[J]. Bull World Health Organ, 1973, 48(1):85-90.

[6] Tran T B, Velkov T, Nation R L, et al. Pharmacokinetics/pharmacodynamics of colistin and polymyxin B: are we there yet?[J]. Int J Antimicrob Agents, 2016, 48(6):592-597.

[7] Falagas M E, Kasiakou S K. Use of international units when dosing colistin will help decrease confusion related to various formulations of the drug around the world[J]. Antimicrob Agents Chemother, 2006, 50(6):2274-2275.

[8] Lightbown J W, Bond J M, Grab B. The international standard for colistin[J]. Bull World Health Organ, 1973, 48(1):65-74.

[9] Gupta S, Govil D, Kakar P N, et al. Colistin and polymyxin B: a re-emergence[J]. Indian J Crit Care Med, 2009,13(2):49-53.

[10] Biswas S, Brunel J M, Dubus J C, et al. Colistin: an update on the antibiotic of the 21st century[J]. Expert Rev Anti Infect Ther, 2012, 10(8):917-934.

[11] Lightbown J W, Bond J M, Grab B. The international reference preparation of colistin methane sulfonate[J]. Bull World Health Organ. 1973;48(1):75-80.

[12] Nation R L, Li J, Cars O, et al. Framework for optimisation of the clinical use of colistin and polymyxin B: the Prato polymyxin consensus[J]. Lancet Infect Dis, 2015, 15(2):225-234.

[13] Dhariwal A K, Tullu M S. Colistin:re-emergence of the "forgotten" antimicrobial agent[J]. J Postgrad Med, 2013, 59(3):208-215.

[14] 张治镞. 抗生素药品检验 [M]. 北京：人民卫生出版社，1987.

[15] Chang Y, Wang Y H, Hu C Q. Simultaneous determination of purity and potency of amphotericin B by HPLC[J]. J Antibiot, 2011, 64(11):735-739.

[16] Liu M, Hu C Q. Simultaneous determination of purity and potency of vancomycin and norvancomycin by high-performance liquid chromatography[J], Chromatographia, 2007, 65(3/4): 203-207.

[17] Lightbown J W, De Rossi P, Isaacson P. International standards and international reference preparations: amphotericin B, vancomycin, capreomycin, cefalotin, demethylchlortetracycline, gentamycin, gramicidin S, kanamycin and kanamycin B, lincomycin, lymecycline, methacycline, paromomycin, rifamycin SV, ristocetin and ristocetin B, spiramycin, and

triacetyloleandomycin[J]. Bull World Health Organ, 1972, 47(3):343-356.

[18] Yang L H, Chang Y, Yao S C, et al. Simultaneous determination of purity and potency of the components of gentamycin using high-performance liquid chromatography[J]. 药学学报 , 2012, 47 (12): 1660-1666.

[19] 胡昌勤 . 2015 年版《中国药典》有关抗生素的增修订及其质量控制方向 [J]. 中国药学杂质， 2015, 50(20):1764-1769.

[20] 成双红 , 胡昌勤 .《中国药典》2000 年版中抗生素标准品 / 对照品介绍 [J]. 中国药事 , 2002, 16(7):436-438.

第4章

抗生素标准品的研制与标定

抗生素标准品特指在抗生素微生物检定法中使用的标准物质，其特性值以效价（u/mg）表示，代表质量为 1mg 的样品中所具有的生物活性单位（u）。

4.1 抗生素标准品的制备原则

① 可溯源性。具有可溯源性是对标准物质的基本要求。抗生素的效价单位一旦确定，就将一直延续下去。通常可溯源性和测量的可靠性有关，故除了在确定其效价单位时需考虑其易于溯源外，在标准品制备的全过程中亦时刻要考虑测定结果的可靠性。在建立新抗生素原始基准品时，当定义了效价单位后，通常需要用多种方法分析首批基准品的纯度，进而确定其效价；在标定各级标准品时，通常要采用协作标定的方法，以获得准确结果。

② 同质性。抗生素微生物检定法基于量反应平行线原理，即"在数量反应的指标中，当对数计量和反应呈直线关系，且供试品和标准品的作用性质相同时，供试品和对照品的两条对数计量和反应关系曲线相互平行"。此处的"同质"强调的是作用性质相同，而并非强调化学组成/性质相同。许多抗生素标准品的化学性质并不一致，但并非为"不同质"。如日本抗生素医药品基准 1998 年版中，吉他霉素标准品为吉他霉素 A_5，乙酰螺旋霉素标准品为乙酰螺旋霉素Ⅱ，庆大霉素基准品和工作标准品分别为庆大霉素 C_1 硫酸盐和庆大霉素硫酸盐，克林霉素磷酸酯工作标准品是用克林霉素基准品标定的。我国自行研制的去甲万古霉素和制霉菌素，最初也是采用万古霉素、制霉菌素标准品确定其效价单位的。故判断同质性的关键并非其化学结构是否相同，而是其量反应曲线是否平行。又如丙酸交沙霉素，虽然丙酸交沙霉素需水解成交沙霉素才具有生物活性，但效价测定中并不能用交沙霉素对照品，其原因在于丙酸交沙霉素的水解速率较慢，与交沙霉素的量反应曲线不平行；而琥乙红霉素，由于其较易水解成红霉素，在适宜的条件下则可以采用红霉素标准品测定其效价。

③ 连续性。抗生素的临床应用剂量早期均以抗生素的效价单位为基础，且在抗生素开发的前期依据其当时测定的效价结果而制订。故抗生素的效价单位一经确定，将一直延续下去，不得改动。这也是目前尚存在以"抗生素制品盐质量计量的效价单位"及"特定效价单位"的原因。按目前国际惯例，仿制品种标准品的效价单位应与该品种原研企业的标准品的效价单位一致。目前中国分发的国家标准品的活性单位与国际通用的标准品（WHO、USP、BP、EP 及日本抗生素医药

品基准）的活性单位是相同的，故可保证其临床疗效及进出口检验与国外同品种的一致性。

④ 稳定性。具体选择对照品原料时，在保证其"同质"的前提下，应选用具有稳定固态结构的物质为原料。根据此原则，对氨基糖苷类抗生素，通常选用其硫酸盐而不直接选用其碱作为标准品原料，磷霉素钙作为磷霉素标准品的原料，而不选择磷霉素钠 [1]。

4.2 首批抗生素标准品的建立

首批标准品通常指在抗生素一类新药的研发过程中，原研企业依据抗生素效价单位的确定原则，采用经验证的方法建立的标准品。当新药上市后，世界各国标准品的量值应溯源于首批标准品，或参考首批标准品的建立流程确定，如中国的首批地红霉素国家标准品就是参考原研企业的研制流程建立的 [2]；世界卫生组织也将以此为依据建立国际标准品。

中国的抗生素药品主要为仿制药，20 世纪末才陆续有一类新抗生素上市，在配合新药研发的过程中，中国食品药品检定研究院也逐渐积累了建立首批抗生素标准品的经验。通过以下案例，可以总结出建立首批抗生素国家标准品的一般要求。

4.2.1 案例分析

实例 依替米星首批标准品的研制

硫酸依替米星（etimicin sulfate）是以庆大霉素 C_{1a} 为起始原料，其脱氧链霉胺 1 位氨基的氢原子被乙基取代得到的半合成抗生素（图 4-1），为首个中国研制的一类新抗生素，1999 年被批准上市。由硫酸依替米星的分子结构可知，依替米星碱基是其有效成分，每一个分子中含有 2.5 个硫酸根。按单组分抗生素效价单位的确定原则，硫酸依替米星的效价单位以其活性成分依替米星的碱基计量，定义"1mg 依替米星碱 =1000 依替米星活性单位"。

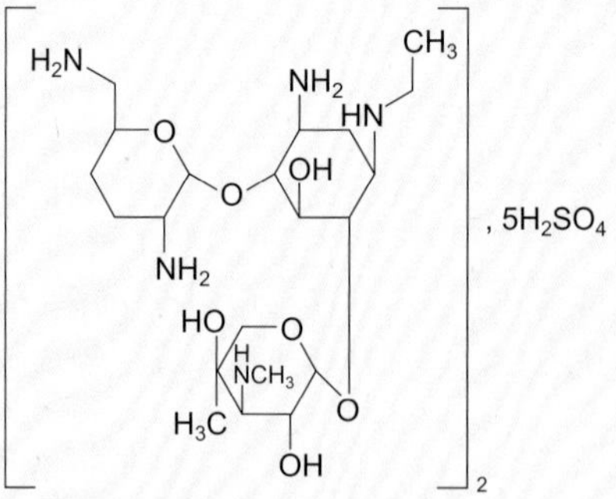

$(C_{21}H_{43}N_5O_7)_2 \cdot 5H_2SO_4$ 1445.58

图 4-1 硫酸依替米星

研制方案：采用依替米星碱作为研制硫酸依替米星标准品的原始基准品（master substance）；采用专属性强的 HPLC 分析方法测定原始基准品中杂质含量；按质量平衡原理，扣除挥发性物质、灰分和杂质后，根据依替米星活性单位的定义确定原始基准品的效价；再采用微生物检定法，利用原始基准品标定硫酸依替米星原料，得到首批国家依替米星标准品 [3]。

① 原始基准品效价的确定。为准确测定依替米星碱中杂质的含量，采用了三个不同的色谱柱系统，分析作为原始基准品的依替米星碱中杂质的含量（表 4-1）。结果显示，在三个色谱系统中，依替米星碱均可检出 2 个杂质，其归一化含量也基本一致。原始基准品经扣除挥发性物质、灰分和

杂质后，其化学纯度为 91.4%。即每 1mg 原始基准品的效价为 914 依替米星单位。

表 4-1　原始基准品依替米星碱中杂质的分析

色谱系统	流动相	检测器	杂质数目 / 个	杂质总含量 /%
ODS 色谱柱系统	含离子对试剂的磷酸盐-乙腈溶液	UV 215nm	2	2.78
Sperisorb SCX 阳离子交换色谱柱系统	磷酸盐溶液	UV 210nm	2	2.87
ODS 柱后衍生化系统	含离子对试剂的磷酸盐-甲醇溶液	荧光检测器，激发波长338nm，发射波长425nm	2	2.83

②首批依替米星国家标准品的建立。采用抗生素微生物检定法三剂量法，利用原始基准品标定硫酸依替米星原料，得到首批硫酸依替米星国家标准品，其效价为 613u/mg。

实例　可利霉素首批标准品的研制

可利霉素（kelimycin）是利用基因工程技术将碳霉素 4″-异戊酰转移酶（4″-O-acyltransferase）基因克隆到螺旋霉素产生菌中，在微生物体内定向酰化螺旋霉素（spiramycin，SPM）得到以 4″-异戊酰螺旋霉素（4″-isovalerylspiramycin,）为主组分的多组分抗生素（图 4-2），为中国的一类新药，2019 年被批准上市。按多组分抗生素效价单位的确定原则，利用多组分抗生素中单一活性组分的含量来确定效价单位可溯源性较为明确，且便于建立原始基准品，如果标定中和实际样品不存在非同质问题，这是鼓励采用的方法。从可利霉素的 HPLC 色谱图可见，异戊酰螺旋霉素Ⅲ的含量最高，其也是主要抗菌活性组分。因此，可利霉素的效价单位拟采用异戊酰螺旋霉素Ⅲ计量，定义"每 1mg 异戊酰螺旋霉素Ⅲ为 1000 可利霉素单位"，并以此为依据建立首批可利霉素标准品。

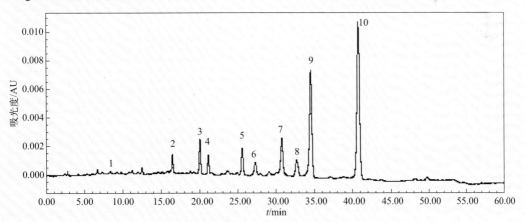

图 4-2　可利霉素标准品 HPLC 色谱图[4]

色谱柱：Venusil XBP C18(L)150Å（1Å=10^{-10}m）/（200mm×4.6mm，5μm）；流动相 A 为乙腈，流动相 B 为 0.01mol/L 乙酸铵溶液（用稀乙酸调节 pH 值至 7.0）；梯度洗脱：0 → 15min 35%A，15 → 50min 50%A，50 → 51min 35%A，51 → 70min 35%A；UV232nm 检测；流速为 1.0mL/min；柱温 25℃

色谱峰 1 ～ 10 分别归属为螺旋霉素Ⅲ、单乙酰螺旋霉素Ⅱ、单乙酰螺旋霉素Ⅲ、丙酰螺旋霉素Ⅱ、丙酰螺旋霉素Ⅲ、（异）丁酰螺旋霉素Ⅱ、异戊酰螺旋霉素Ⅰ、（异）丁酰螺旋霉素Ⅲ、异戊酰螺旋霉素Ⅱ、异戊酰螺旋霉素Ⅲ。

研制方案：制备可利霉素异戊酰螺旋霉素Ⅲ单组分；采用微生物检定法验证其对数计量反应直线与可利霉素的实际样品是否相互平行，即二者是否同质；当确定二者同质后，采用 HPLC 分析方法测定其杂质含量；按质量平衡原理，扣除挥发性物质、灰分和杂质后，根据可利霉素活性单位的定义，确定制备的异戊酰螺旋霉素Ⅲ单组分的效价；以其作为原始基准品，再采用微生物检定法，利用原始基准品标定可利霉素原料，得到首批国家可利霉素标准品（曾用名比特霉素标准品）[5]。

① 同质性验证。采用管碟法测定多组分抗生素的效价，应首先消除不同组分在培养基中扩散速率不同导致的双（多）圈现象。通过对检定菌、培养基、缓冲液及抗生素浓度的筛选，得到较为满意的测定结果（图4-3）；分别测定异戊酰螺旋霉素Ⅲ和可利霉素的对数计量反应（抑菌圈面积）直线：

可利霉素 $y = 0.1861x + 1.3102$, $R^2 = 0.9989$ (4-1)

异戊酰螺旋霉素Ⅲ $y = 0.1940x + 1.3232$, $R^2 = 0.9991$ (4-2)

统计学分析表明，在浓度 11.44 ～ 43.68u/mg 范围内二者均呈良好线性关系；两者斜率无显著性差异（$P > 0.05$），即剂量反应直线平行，二者同质。因此，可以采用异戊酰螺旋霉素Ⅲ建立原始基准品，用其标定可利霉素原料建立首批标准品。

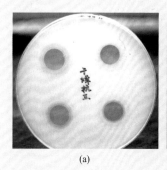 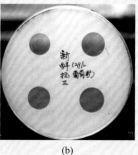

(a)   (b)

图4-3 微生物检定法测定可利霉素效价

检定菌：枯草芽孢杆菌 CMCC（B）63501；培养基：(a) pH 7.8 ～ 8.0 干粉抗生素Ⅱ检定培养基，(b) pH 8.0 ～ 8.2 抗生素Ⅱ检定培养基，灭菌后加入浓度为 2g/L 的葡萄糖；稀释缓冲液：含 3%NaCl 的 pH7.8 ～ 8.0 磷酸盐缓冲液

② 原始基准品效价的确定。得到的异戊酰螺旋霉素Ⅲ精制品的量较少（仅约 180mg），采用 HPLC 法测定精制品的归一化含量，采用热重法测定其挥发性物质与灰分的含量：异戊酰螺旋霉素Ⅲ精制品的含量为 94.162%（$n=3$），挥发性物质为 1.610%（$n=2$），灰分可以忽略（$n=4$）。故原始基准品的效价为：

94.162% ×（1-1.610%）×1000u/mg = 926.45u/mg = 926u/mg   (4-3)

③ 首批可利霉素国家标准品的建立。采用抗生素微生物检定法三剂量法，利用原始基准品标定可利霉素原料，四人共标定十组结果（表4-2），经合并计算，得到首批可利霉素标准品，其效价为："每1mg 可利霉素标准品中含有 905 个必特螺旋霉素单位（u）"。

表4-2 首批可利霉素国家标准品标定结果

项目	自由度	标准差（SM）	M	PT/（u/mg）	权重（W）
1	50	0.00750	2.94894	889.080	17777.78
2	60	0.00590	2.96176	915.720	28727.38
3	60	0.00630	2.95543	902.470	25195.26
4	55	0.00410	2.93904	869.040	59488.40
5	40	0.00730	2.96165	915.480	18765.25
6	50	0.00620	2.96716	927.170	26014.57
7	50	0.00740	2.96229	916.830	18261.50
8	45	0.00410	2.95432	900.160	59488.40
9	40	0.00610	2.96478	922.100	26874.50
10	50	0.00750	2.95192	895.200	17777.78
合并计算	效价（PT）=905.17u/mg		可信限（FL）=1.41%		

注：M 为效价（PT）的对数值；$W=1/SM^2$。

实例 力达霉素首批标准品的研制

力达霉素（lidamycin）是从中国湖北省潜江市土壤中分离出的一株链霉菌（*Streptomyces globisporus* C1027）代谢产物中筛选出的大分子肽类抗肿瘤抗生素，由一个含有 110 个氨基酸的酸性蛋白和一个含烯二炔结构的发色团以非共价键的形式结合而成；蛋白部分的分子量为 10500，烯二炔发色团的分子量为 843（图 4-4）；发色团是力达霉素的活性部分，蛋白质部分本身没有抗肿瘤活性，但对发色团有稳定和保护作用，并携带发色团到达肿瘤部位。力达霉素主要作用于 DNA，引起 DNA 单链和双链断裂。作为中国的一类新药，2003 年被批准进行 I 期临床试验，2006 年被批准进行 II、III 期临床试验。为配合临床研究，必须建立力达霉素标准品。

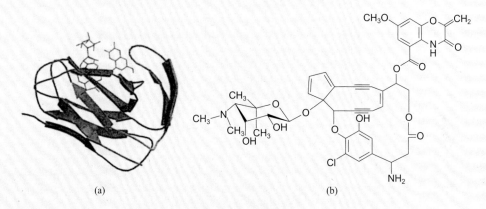

图 4-4 力达霉素结构
（a）力达霉素空间结构图；（b）发色团烯二炔结构

力达霉素标准品的研制过程中，有两个必须解决的难题。①作为大分子肽类抗肿瘤抗生素，力达霉素的活性发色团只占分子总质量的 7.43%。虽然通过制备力达霉素发色团，定义"每 1mg 烯二炔发色团为 1000 力达霉素单位"是理想的方案，但烯二炔发色团本身非常不稳定，不仅很难制备出纯品，也很难通过测定确定样品中发色团的绝对含量，因而，根据发色团的绝对含量定义力达霉素的效价在技术上不可行。②根据力达霉素的抗肿瘤作用机制，采用 DNA 断裂法测定其生物活性，可直接反映力达霉素的抗肿瘤活性（效价），但 DNA 断裂法本身测定误差大，且不易掌握，因此不易作为常规检测方法。

研制方案：为解决上述难题，①首先选择适宜的样品，采用 DNA 断裂法确定力达霉素引起 DNA 断裂的最低浓度，并据此人为定义该批力达霉素样品的效价；②采用 HPLC 方法测定该批力达霉素样品发色团的色谱峰响应值（峰面积），用该色谱峰的峰面积表征该批力达霉素样品的效价值，将 DNA 断裂法结果与 HPLC 分析相关联，并将该批样品作为首批力达霉素标准品；③建立利用 HPLC 测定力达霉素效价的方法，即利用首批力达霉素标准品确定峰面积-效价关系曲线，通过 HPLC 分析力达霉素样品发色团的峰面积，根据峰面积-效价关系曲线计算力达霉素的效价[6]；④建立力达霉素标准品量值传递方法，即寻找一个稳定的物质作为参比基准物质，以参比基准物质与力达霉素发色团的摩尔紫外吸收系数比值为校正因子，通过参比基准物质的量值结合校正因子来传递力达霉素的量值[7]。该设计方案虽然对效价值的确定仍属于人为指定法，但通过 HPLC 分析得到的峰响应值可准确溯源至活性成分，故其可溯源性仍相对明确；而日常检验中利用参比基准物质定量力达霉素样品中发色团的量，并将其与力达霉素效价单位相关联，也解决了 DNA 断裂法不易作为常规检测方法的难题。

①力达霉素标准品效价单位的确定及首批标准品的建立。选择力达霉素样品（批号 LDM-9）作为首批标准品的候选物，采用 DNA 断裂法确定候选物引起 DNA 断裂的最低浓度。未经力达霉素处理的 pBR322 DNA 为超螺旋结构（I 型），经适当浓度力达霉素处理后，断裂为 II 型（I 型 DNA 上的单链断裂而形成的缺口环状 DNA）和 III 型（I 型 DNA 上的双链断裂或 II 型 DNA 上相邻于缺口处互补链的单链断裂而形成的线状 DNA）。当力达霉素浓度过高时，DNA 被断裂成碎片，电泳结果呈均匀

涂片样（图 4-5）。实验证明，在低浓度范围（0.016～0.5μg/mL）内断裂为Ⅲ型 DNA 的量（电泳峰面积）与力达霉素浓度的对数之间呈良好的线性关系（r=0.9976）（图 4-6）。测定首批力达霉素标准品候选物（批号 LDM-9）致使 pBR322 DNA 断裂为Ⅲ型的最低浓度（表 4-3），最低有效浓度的几何平均值为 0.0248μg/mL（最低有效剂量相当于 0.1116ng 的力达霉素）。根据 DNA 断裂法的检测结果，将 LDM-9 批力达霉素样品断裂 DNA 成Ⅲ型的最低剂量 0.1116ng 定义为 10^{-4} 力达霉素单位（u），力达霉素样品（批号 LDM-9）样品作为首批力达霉素标准品，即每 1mg 首批力达霉素标准品的效价为 896u。

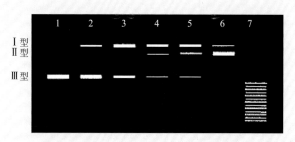

图 4-5　力达霉素引起 DNA 断裂的示意图

不同浓度的利达霉素与 pBR322 DNA（450ng）在暗处室温孵育 1h，用 1% 琼脂糖凝胶电泳检测反应混合物中 DNA 的裂解情况。第 1 列为 DNA 对照（pBR 322 质粒）；第 2～7 列为分别经不同浓度力达霉素处理的 DNA，力达霉素浓度由 2～7 列依次增加；第 7 列的 DNA 被裂解成碎片

表 4-3　力达霉素 LDM-9 批样品裂解 pBR322 质粒成Ⅲ型 DNA 的最低剂量

实验次数	样品稀释系列浓度[①] /（μg/mL）	最低作用浓度 /（μg/mL）	最低作用浓度的几何均值 /（μg/mL）	最低作用量 /ng
1		0.03125		
2		0.03125		
3	0.0078125、 0.015625、 0.03125、 0.0625、 0.125、 0.25、 0.5、 1.0	0.01563		
4		0.03125		
5		0.03125	0.0248	0.1116
6		0.03125		
7		0.01563		
8		0.01563		
9		0.03125		

①每次实验采用 1.0μg/mL 的样品，倍比稀释成 8 个浓度。

　　虽然 DNA 断裂法测定断裂成Ⅲ型 DNA 的量在低浓度范围内与力达霉素浓度的对数呈良好的线性关系（图 4-6），但由于影响定量测定的因素较多且难以控制，故重现性很差，如表 4-3 中 DNA 断裂法测定 LDM-9 批力达霉素的最低有效浓度，不同时间的测定结果明显偏差较大，故无法用于常规质量控制。

　　② HPLC 测定力达霉素的效价。已知烯二炔发色团是力达霉素的活性成分，蛋白部分没有抗肿瘤活性，其主要杂质芳构化产物也基本没有抗肿瘤活性。首先采用 HPLC 法分析力达霉素效价与其发色团峰面积的相关性，发现二者呈线性关系（r=0.9995）（图 4-7），因此，采用力达霉素发色团的响应值（峰面积）即可表征力达霉素的效价。首批力达霉素标准品的效价为 896u/mg，即每 1mg 首批标准品中发色团的量相当于 896u。采用 HPLC 法测定力达霉素发色团的峰面积即可测定力达霉素样品的效价。

　　HPLC 的测定误差（RSD）一般约 2%，而生物检定法的误差从百分之几到百分之十几不等，HPLC 法测定力达霉素的效价大大提高了传统生物测定的精度。

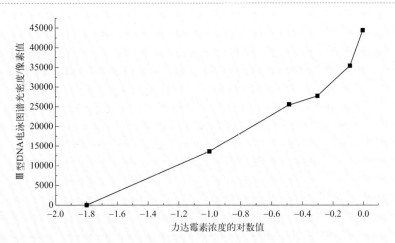

图 4-6　力达霉素浓度与Ⅲ型 DNA 含量的相关性

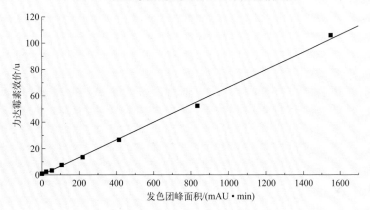

图 4-7　力达霉素效价与其发色团色谱峰面积的相关性

③ HPLC 测定力达霉素效价的验证。采用 HPLC 分析力达霉素 [图 4-8（a）]。分别测定 3 批力达霉素原料和首批力达霉素标准品中发色团的峰面积，按外标法计算 3 批原料的效价；同时，采用 DNA 断裂法，测定其最低有效浓度；比较两种测定结果（表 4-4），虽然 DNA 断裂法测定的最低有效浓度结果偏差相对较大，但仍在一个稀释度的误差范围内，两种测定结果有明显对应关系，进一步验证了 HPLC 测定力达霉素效价的可行性。

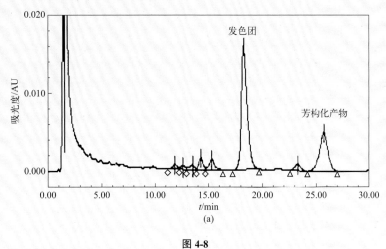

图 4-8

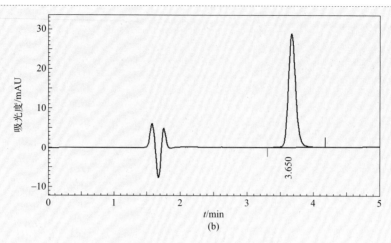

图 4-8 HPLC 测定力达霉素的效价

（a）测定力达霉素发色团的典型色谱图；（b）测定参比基准物头孢唑林的典型色谱图
色谱柱：Waters Delta-Pak C4 柱（150mm×3.9mm，5um，300Å）；流动相：0.025% 三氟乙酸：乙腈 =84∶16；
检测波长：220nm；流速：1mL/min；进样量：20μL

表 4-4   力达霉素 HPLC 效价与其 DNA 断裂最低作用浓度的比较

批号	HPLC 效价 /（u/mg）	DNA 断裂法测定的最低作用浓度 /（u/mL）	
LDM-1	1080	0.0168	0.024
		0.0335	
LDM-2	1056	0.0327	0.033
		0.0327	
LDM-4	1068	0.0167	0.023
		0.0331	
首批标准品	896	0.0312	0.031
		0.0312	

④ 建立力达霉素标准品量值传递方法。力达霉素本身极不稳定，即使在 -70℃冰箱中保存，其效价值也逐渐下降，提示力达霉素标准品的量值不宜采用常规的直接传递方法，用上一级标准品标定下一级标准品；而 DNA 断裂法由于测定误差较大，也无法保证后续标准品的延续性。由于通过 HPLC 测定力达霉素发色团的量可以确定力达霉素的价效，如能找到适宜的参比物，通过测定参比基准物与力达霉素发色团的校正因子，则可以利用参比基准物作为后续力达霉素标准品量值传递的基准。

理想的参比基准物应满足以下三个条件：①稳定；②在力达霉素 HPLC 色谱系统中有合适的保留值（为减少分析时间，k' 值不宜太大）；③在检定波长附件与力达霉素具有相似的光谱行为，以减少仪器的波长示值偏差所带来的测量误差。经筛选，头孢唑林在（220±5）nm 波长范围与力达霉素发色团的紫外吸收光谱曲线相似（图 4-9），且在力达霉素 HPLC 色谱系统中的保留时间适宜（约 3.7min）[图 4-8（b）]，故选择头孢唑林作为力达霉素效价测定的参比基准物。

参比基准物与力达霉素发色团的校正因子可通过分别测定二者的标准曲线，计算二者的斜率比获得。在 3 台不同的 HPLC 色谱仪，2 根不同牌号的色谱柱，分 3 天分别测定首批力达霉素标准品的进样量-发色团峰面积关系曲线和头孢唑林对照品进样量-峰面积关系曲线；二者的进样量（μg）-峰面积均呈良好线性（$r > 0.999$），校正因子平均值为 36.58（RSD 为 2.5%，$n=6$），即用力达霉素发色团的峰面积表征力达霉素的进样量，参比基准物（头孢唑林）的峰面积是首批力达霉素标准品峰面积的 36.58 倍。

实际应用中，通过测定头孢唑林对照品（参比基准物）的峰面积和力达霉素样品发色团的峰面积，按外标法计算，可以得到力达霉素样品的含量（按头孢唑林计）；再利用校正因子换算得到力达霉素样品的量相当于首批力达霉素标准品的量；根据首批力达霉素标准品的效价，按式（4-4）即可计算出力达霉素样品的效价。

$$力达霉素效价 (u)= 校正因子 \times \frac{A_{样品}}{A_{参比}} \times W_{参比} \times 首批力达霉素标准品效价 \tag{4-4}$$

式中，力达霉素效价（u）为产生峰面积 $A_{样品}$ 的力达霉素样品量；$A_{样品}$、$A_{参比}$ 分别为 HPLC 分析得到的力达霉素样品发色团的峰面积和参比物头孢唑林对照品的峰面积；$W_{参比}$ 为头孢唑林对照品的进样量（μg）；校正因子为 36.58；首批力达霉素标准品的效价为 896u/mg。

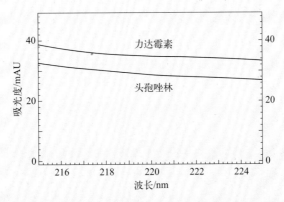

图 4-9 力达霉素与头孢唑林在 HPLC 检测波长附近紫外光谱比较

对利用参比基准物测定力达霉素效价的准确性进行验证。取 LDM-09 和 LDM-10 批力达霉素制剂，在两个不同的色谱系统中分别以参比基准物（头孢唑林对照品）和首批力达霉素标准品为基准测定其效价（表 4-5）。可见，两种结果的误差仅约为 0.4%，提示利用头孢唑林为参比基准物结合校正因子可准确测定力达霉素样品的效价。

表 4-5　用参比基准物测定力达霉素效价准确性的验证

色谱系统	样品	效价 1 / （mg/ 瓶）	效价 2 / （mg/ 瓶）	相对偏差 /%
Shimadzu LC-10A	LDM-10-1	4.05	4.08	0.37
	LDM-10-2	4.41	4.44	0.34
	LDM-09-1	8.07	8.12	0.31
	LDM-09-2	8.29	8.34	0.30
Agilent 1100	LDM-10-1	4.31	4.36	0.58
	LDM-10-2	4.40	4.44	0.45
	LDM-09-1	7.97	8.04	0.44
	LDM-09-2	8.06	8.14	0.49

注：效价 1 为由首批力达霉素标准品按外标法计算得出的效价；效价 2 为由头孢唑林作为参比基准物结合校正因子得出的效价。

4.2.2　总结：建立首批抗生素国家标准品的关键点

通过上述三个案例，可以总结出建立首批抗生素国家标准品的一般途径（图 4-10）。

① 对传统的单组分抗生素，根据效价的定义选择适宜的原始基准品是建立首批标准品的关键。对以盐形式存在的抗生素，在稳定性允许的情况下，选择抗生素碱基/酸根作为原始基准品，可以减小质量平衡法确定其绝对含量的难度，因而是首选的方法；当原始基准品的效价单位被确定后，通常选择抗生素实际产品（抗生素盐）作为首批标准品的原料，采用抗生素微生物检定法，通过协作标定建立首批标准品。采用抗生素微生物检定法进行效价测定时，首先通过适宜的溶解缓冲液使得原始基准品（抗生素碱基/酸根）成盐，再通过调节pH保证原始基准品溶液与作为首批标准品的抗生素原料（抗生素盐）溶液的pH一致，以保证二者的同质性。

② 对多组分抗生素，选择其中单一的主组分作为原始基准品的方法可溯源性明确，且实际操作中方便、易行，但必须证明在抗生素微生物检定法中，单组分与实际样品的剂量反应直线相互平行；此外，对多组分抗生素，通过微生物检定法管碟法进行效价测定时，必须通过试验条件的优化，保证各组分在培养基中的扩散速率一致，这是减少首批标准品标定误差的关键。

③ 对结构相对复杂，或由于稳定性等原因无法获得原始基准品的抗生素，人为定义首批抗生素标准品的效价依然是常用的方法，但如何保证其可溯源性与量值传递是关键。采用适宜的常规化学分析等表征首批标准品的效价，并将化学分析与生物学分析结果相关联，是解决可溯源性/量值传递的方案之一。

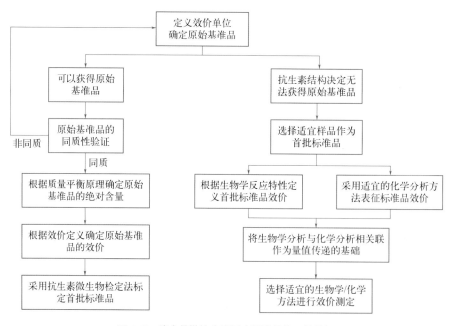

图 4-10　建立首批抗生素国家标准品的一般途径

4.3 抗生素标准品的标定

对采用特定效价单位表征含量的生物标准品，需要通过协作标定进行量值传递，并通过一条不间断的比较链溯源至首批（WHO）标准品或其定义值。除中国自己研发的一类新抗生素外，中国的国家抗生素标准品均采用协作标定的方式进行量值传递。以阿奇霉素标准品为例（图 4-11），2000 年，中国药品生物制品检定所（中检所）采用美国辉瑞公司提供给 USP 的阿奇霉素标准品，标定了中国首批阿奇霉素工作对照品（130352—200001），供国内企业在阿奇霉素的仿制中应用；2001 年，中检所采用辉瑞公司提供的阿奇霉素标准品与 130352—200001 批阿奇霉素工作对照品共同标定阿奇霉素二水合物原料，得到首批阿奇霉素国家标准品（130352—200102）；2003 年，由 4 个单位采用 −20℃ 保存的首批阿奇霉素国家标准品（效价：948u/mg），协作标定得到 43 组数据，经合并计算，效价均值为 945.8u/mg，可信限范围为 941.2 ～ 950.4u/mg，可信限 FL 为 0.49%；最终确定该批国家标准品（130352—200303）的效价为 946u/mg；以后均采用所间协作标定的形式，标定阿奇霉素国家标准品。上述量值传递体系，既保证了阿奇霉素国家标准品可溯源至其原研企业的量值，又保证了其量值的连续性。

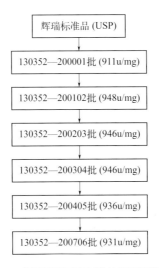

图 4-11　阿奇霉素国家标准品的量值传递图

从上述案例也可看出，抗生素标准品的标定过程中，考虑最多的是标准品量值的连续性问题。通常采用协作标定的方法来保证标定结果具有连续性。国际上协作标定通常有 4 ～ 10 个实验室参加，目前我国抗生素国家标准品的协作标定由中检院负责，通常至少需要 3 个实验室参加（图 4-12）。抗生素国家标准品的协作标定均采用杯碟法三剂量法进行，除使用统一的标准品和供试品外，各实验室按各自的习惯进行实验，以避免标定结果的系统偏差；对得到的标定结果，由中检院进行统计学分析，剔除检验不成立的可疑数据，通过合并计算对标准品进行赋值。

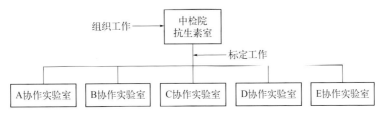

图 4-12　中国抗生素标准物质协作标定组织结构图

4.3.1 量值传递中的偏差及预防

我国抗生素国家标准品早期多根据同一实验室（中检所）的标定结果对标准品的特性值进行赋值。由国内多家实验室通过协作标定定值的工作始于 2002 年。

实例   130309—200811 批新霉素（neomycin）标准品的协作标定

按协作标定任务书，由 5 个药检所的 10 名工作人员，采用新霉素国家标准品（批号：3099310，效价 709u/mg），按《中国药典》（2005 年版）抗生素微生物检定法管碟法之三剂量法，采用金黄色葡萄球菌 [CMCC(B)26003] 为检定菌，得到 52 组原始数据；按《美国药典》30 版方法，采用表皮葡萄球菌（ATCC12228）为检定菌，得到 51 组原始数据。对两组原始数据分别进行异质性检验，发现药检所 B 的数据均为可疑数据 ［图 4-13（a）］；剔除可疑数据后分别对两种数据进行合并计算：4 个协作单位按《中国药典》方法标定的结果为等精度数据，故按算术均值进行合并，其均值为 647.9u/mg，可信限 FL=0.6%，可信范围为 644.1 ～ 651.7u/mg；4 个协作单位按 USP 方法的标定结果为不等精度数据，故按加权均值进行合并，其均值为 642.2u/mg，可信限 FL=0.6%，可信范围为 638.3 ～ 646.0u/mg

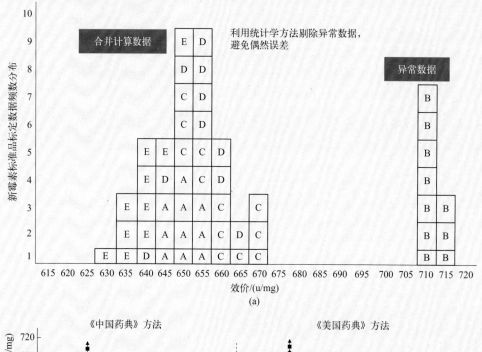

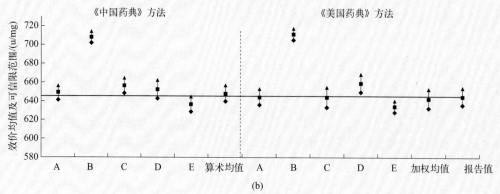

图 4-13 新霉素 130309—200811 批国家标准品的协作标定结果
（a）5 个药检所按《中国药典》方法标定实验数据的分布情况；（b）5 个药检所按两种方法协作标定结果的分布情况

[图 4-13（b）]。由于两组结果为相互独立的等精度数据，其算术均值为 645.3u/mg，最终 130309—200811 批新霉素（neomycin）标准品以每 mg 相当于 645 单位（645u/mg）报告，其标准不确定度 u_{char} =4.74；令 k=2，扩展不确定度 U = 4.74×2=9.5。

由上述案例可知，利用多实验室协作标定的方法，可避免实验室间如实验室 B 的系统误差；如仅依据单一实验室进行量值传递，可能由某一偶然因素导致标定结果出现偏离；且这种偏离一旦发生，在后续的标定试验中通常较难发现 [图 4-14（a）]。此外，量值传递的准确性还与标定中所采用标准品的量值的准确性有关。标准品的偶然误差亦可导致标定结果的偏离。中国抗生素国家标准品的量值传递一直采用 −20℃ 保存的上一批国家标准品作为基准进行标定，为避免标准品偶然误差引入的偏离，近年来利用多个来源的标准品（WHO 标准品、国外药典标准品）同时对候选物进行标定，标定结果相互校正，即使不能及时发现偏离，也可以有效地避免标准品偶然误差引入的较大偏离 [图 4-14（b）]。

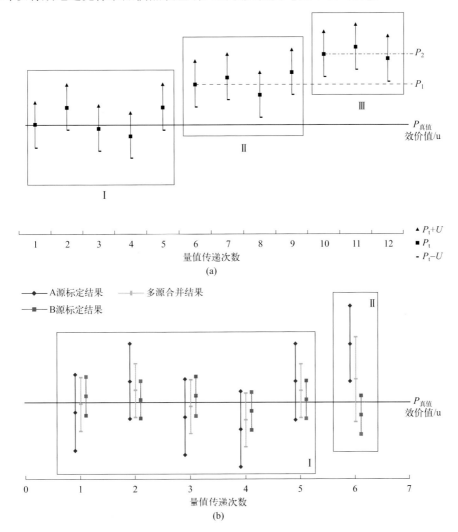

图 4-14　量值传递中的偏差及预防示意

Ⅰ、Ⅱ、Ⅲ 分别代表未发生偏离、发生第一次偏离、发生第二次偏离时的量值传递

（a）单一实验室进行量值传递，一旦偏离发生，在后续的量值传递中较难发现，导致标示值与真值发生偏差；（b）利用 A、B 不同来源的标准品进行标定，当标准品 A 量值偏移时，标准品 B 的校准作用使得标示值不至于发生较大偏离

4.3.2　协作标定结果的合并计算及特性值的不确定度评定

1953 年，中检所以标定的方式完成了第一个中国抗生素标准品——氯霉素国家标准品的赋值；截至 2011 年 5 月，中检院已完成了 48 个品种 240 批次抗生素国家标准品的标定工作。通过对 48 个品种 240 批次抗生素国家标准品标定档案的回顾性分析，可建立合理的标准品特性值赋值方法及合理的不确定度评定方法[8]。

4.3.2.1　对协作标定结果的合并计算

早期中国抗生素国家标准品多根据单一实验室（中检所）的标定结果，采用算术均值赋值标准品的特性值；自 2002 年始，转变为根据多家实验室的协作标定结果，按加权均值赋值特性值。不同的定值方法是否可能导致特性值传递准确性的变化是首先需要关注的问题。

① 对单一实验室的标定结果进行合并计算。当每一组标定结果的实验方差相同时，采用式（4-5）以算术均值表征标准品最终的特性值（P_t）；当每一组标定结果的实验方差不相同时，采用式（4-6）以加权均值表征标准品最终的特性值。

$$P_t = \bar{x} = \frac{\sum_{i=1}^{n} x_i}{n} \tag{4-5}$$

$$P_t = \bar{x} = \frac{\sum_{i=1}^{n} (W_i x_i)}{\sum_{i=1}^{n} W_i} \tag{4-6}$$

式中，n 为实验组数；W 为由每一组实验标准方差（S）确定的权重，$W = \dfrac{1}{S}$。

② 对多个实验室的协作标定结果进行合并计算。当参加协作标定的结果为等精度数据（不同实验室测定结果的标准方差相同）时，仅考虑各实验室不同实验组的标准方差对标定结果的影响，故采用式（4-7）计算加权均值，即先分别计算每一个实验室标定结果的加权均值，再以各实验室加权均值的算术均值表征标准品最终的特性值。

$$P_t = \bar{\bar{x}} = \frac{\sum_{i=1}^{m} \bar{x}_i}{m} = \frac{\sum_{i=1}^{m} \dfrac{\sum_{j=1}^{n} (W_j x_j)}{\sum_{j=1}^{n} W_j}}{m} \tag{4-7}$$

当各实验室的标定结果为不等精度数据（不同实验室测定结果的标准方差不相同）时，需考虑两种方差来源，一是实验室内的方差（$SD_{\bar{x}}$），二是实验室间的方差（$SD_{l(\bar{x})}$），在对各实验室结果进行合并时需对权重进行校正，即 $W = \dfrac{1}{SD_{\bar{x}} + SD_{l(\bar{x})}}$，故应采用式（4-8）计算加权均值。

$$P_{t} = \overline{\overline{x}} = \frac{\sum\limits_{i=1}^{m}\left(W_{i}\overline{x}_{i}\right)}{\sum\limits_{i=1}^{m}\sum\limits_{j=1}^{n}W_{ij}} = \frac{\sum\limits_{i=1}^{m}\left(\sum\limits_{j=1}^{n}W_{j}\dfrac{\sum\limits_{j=1}^{n}\left(W_{j}x_{j}\right)}{\sum\limits_{j=1}^{n}W_{j}}\right)}{\sum\limits_{i=1}^{m}\sum\limits_{j=1}^{n}W_{ij}} \tag{4-8}$$

式中，n 为各协作实验室的标定组数（$1,2,\cdots,j,\cdots,n$）；m 为协作实验室个数（$1,2,\cdots,i,\cdots,m$）；W_{ij} 为第 i 个协作实验室中第 j 组数据的权重，W_{j} 为与第 j 组标定数据 x_{j} 相关的权重，W_{i} 为第 i 个协作实验室各组数据的权重和，$W_{i} = \sum\limits_{j=1}^{n}W_{j}$；$\overline{x}_{i}$ 为第 i 个实验室协作标定结果的加权均值，$\overline{x}_{i} = \dfrac{\sum\limits_{j=1}^{n}\left(W_{j}x_{j}\right)}{\sum\limits_{j=1}^{n}W_{j}}$。

在抗生素国家标准品档案中，早期按算术均值方式计算其特性值（P_{t}）的有 22 个品种 132 批次，按加权均值算法确定其特性值（P_{t}）的有 46 个品种 93 批次。为判断在标准品的量值传递中，不同的定值方法是否可能导致其特性值的准确性发生变化，对按加权均值赋值特性值的 46 个品种 93 批次标准品的标定结果，分别重新按算术均值算法和加权均值算法计算各批次的特性值，并计算二者相对于加权均值的相对差异。结果显示：同一批次标准品采用不同算法的相对差异在 0 ~ 0.9% 之间，相对差异小于 0.5% 的批次占 96.77%，即采用不同算法赋值特性值无显著性差异。上述结果也说明，我国抗生素标准品量值传递的准确性未受到赋值方式改变的影响。

由于抗生素标准品均采用抗生素微生物检定法（管碟法）进行量值传递，任意一组实验结果均来自多个双碟，在得到效价值的同时还可获得实验的标准方差，因而，进行合并计算时，考虑实验中的标准方差对结果的影响，按加权均值的方法确定标准品的标定结果更为合理。

4.3.2.2　对协作标定结果不确定度的评定

标定工作不仅需要确定标准品的特性值，还应对标准品特性值的不确定度进行评定，用于判断特性值的可靠程度。对不同特性值赋值方法的不确定度进行评定，可以帮助选择合理的赋值方法，而对不同的不确定度评定方法进行比较，可以评估不确定度评定方法的合理性。

与标准品特性值不确定度相关的概念包括：①标准不确定度（u_{char}）系指以标准差表示的特性值不确定度；②相对标准不确定度（u_{rel}）为标准不确定度与特性值的比值；③扩展不确定度（U）为表征特性值分布区间的量值；④包含因子系指为求得扩展不确定度所乘之的数字因子（k），$k=2$，相当于置信水准为 0.95 的区间。对标准品特性值不确定度评定的关键是计算特性值的标准不确定度（u_{char}），进而计算标准品特性值的 u_{rel}。

① 当单一实验室进行标准品的标定，采用算术均值（$\overline{x}$）表征标准品的特性值时，如

果不考虑每一组实验测定值（x_i）的标准差对标定结果的影响，可采用式（4-9）计算特性值的 u_{char}；如果考虑每一组实验测定值（x_i）的标准差对标定结果的影响，可采用式（4-10）计算特性值的 u_{char}；采用式（4-11）计算特性值的 u_{rel}。

$$u_{char} = SD = \sqrt{\frac{\sum_{i=1}^{n}\left(x_i - \bar{x}\right)^2}{n-1}} \tag{4-9}$$

$$u_{char} = SD = \sqrt{\frac{\sum_{i=1}^{n}W_i\left(x_i - \bar{x}\right)^2}{(n-1)\sum_{i=1}^{n}W_i}} \tag{4-10}$$

$$u_{rel} = \frac{u_{char}}{P_t} \tag{4-11}$$

式中，W_i 为第 i 组实验值的权重；P_t 为合并计算得到的标准品特性值。

② 当多个实验室通过协作标定进行标准品的标定，如忽略每一组测定值（x_i）的标准差对测定结果的影响，可采用简化的不确定度评定方法，利用式（4-12）计算特性值的 u_{char}；如参加协作标定的各实验室的标定结果为等精度数据（不同实验室标定结果的标准差相同），利用式（4-13）计算特性值的 u_{char} 可以兼顾 x_i 的标准差对标定结果的影响。当参加协作标定的各实验室的标定结果为不等精度数据（不同实验室标定结果的标准差不相同）时，如忽略每一组测定值（x_i）的标准差对测定影响，可利用式（4-14）计算特性值的 u_{char}；如需考虑每一组测定值（x_i）标准差的影响，则可利用式（4-15）计算 u_{char}。

$$u_{char} = SD_{总} = \sqrt{SD_{\bar{\bar{x}}}^2 + SD_{l(\bar{x})}^2} = \sqrt{\frac{SD_x^2}{N} + \frac{SD_l^2(x)}{m}} \tag{4-12}$$

$$u_{char} = SD_{\bar{x}} = \sqrt{\frac{\sum_{i=1}^{m}\sum_{j=1}^{n}W_{ij}\left(x_{ij} - \bar{\bar{x}}\right)^2}{(N-1)\sum_{i=1}^{m}\sum_{j=1}^{n_i}W_{ij}}} \tag{4-13}$$

$$u_{char} = SD_{\bar{x}} = \sqrt{\frac{\sum_{i=1}^{m}W_i\left(\bar{x}_i - \bar{\bar{x}}\right)^2}{(m-1)\sum_{i=1}^{m}\sum_{j=1}^{n}W_{ij}}} \tag{4-14}$$

$$u_{char} = SD_{\bar{\bar{x}}} = \sqrt{\sum_{i=1}^{m}\left(\frac{W_i}{\sum_{i=1}^{m}\sum_{j=1}^{n}W_{ij}}SD_{\bar{x}}\right)^2} = \sqrt{\sum_{i=1}^{m}\left(\frac{\sum_{j=1}^{n}W_j}{\sum_{i=1}^{m}\sum_{j=1}^{n}W_{ij}}\sqrt{\frac{\sum_{j=1}^{n}W_j\left(x_j - \bar{x}\right)^2}{(n-1)\sum_{j=1}^{n}W_j}}\right)^2} \tag{4-15}$$

式中，$\bar{x}$ 为各实验室协作标定结果合并计算的最终值；$SD_{总}$ 为 $\bar{x}$ 的总标准偏差，可分解为两部分，即标定实验引入的总标准偏差 $SD_{\bar{x}}$ 和实验室变异引入的总标准偏差 $SD_{l(\bar{x})}$。其中 $SD_{\bar{x}}^2 = \dfrac{SD_x^2}{N}$（$SD_x$ 为每一组标定数据的标准偏差和，N 为标定的总组数，$N = \sum\limits_{i=1}^{m} n_i$）；

$SD_{l(\bar{x})}^2 = \dfrac{SD_{l(x)}^2}{m}$ [$SD_{l(x)}$ 为实验室变异引入的标准偏差和，m 为协作标定实验室数目]；$SD_x^2 = \dfrac{Q_2}{\upsilon_2}$，

$Q_2 = \sum\limits_{i=1}^{m}\sum\limits_{j=1}^{n_i}\left(x_{ij} - \bar{x}\right)^2$，$\upsilon_2 = N - m$；$SD_{l(x)}^2 = \dfrac{N(m-1)}{N^2 - \sum\limits_{i=1}^{m} n_i^2}\left(\dfrac{Q_1}{\upsilon_1} - \dfrac{Q_2}{\upsilon_2}\right)$，$Q_1 = \sum\limits_{i=1}^{m} n_i\left(\bar{x}_i - \bar{x}\right)^2$，$\upsilon_1 = m - 1$。

其他符号同上。

对抗生素国家标准品档案中的标准品特性值进行不确定度评定。

① 按算术均值合并定值的标准品。采用算术均值定值的标准品共有 132 批次，其特性值的相对标准不确定度（u_{rel}）呈正态分布；其中，按单一实验室定值的标准品，采用式（4-9）计算 u_{char}，其特性值 u_{rel} 的均值为 1.52%（SD=0.0079，n=93）；按协作标定定值的标准品，采用式（4-12）计算 u_{char}，其特性值 u_{rel} 的均值为 1.41%（SD=0.0057，n=39）；而采用单源或多源参比标准品定值对特性值的 u_{rel} 无显著性影响。提示采用协作标定方法对标准品特性值赋值，可获得更小的不确定度，即协作标定是理想的标准品特性值赋值方法。

② 按加权均值合并定值的标准品。采用加权均值定值的标准品共有 95 批次，其特性值的相对标准不确定度（u_{rel}）也呈正态分布。其中，按单一实验室定值的标准品，采用式（4-13）计算 u_{char}，其特性值的 u_{rel} 为 0.33%（SD=0.0017，n=31），明显小于①中按算术均值合并定值的标准品的 u_{rel}（u_{rel} 为 1.52%，SD=0.0079，n=93）；提示采用加权均值方法进行合并计算，可获得更小的不确定度，即加权均值方法是理想的合并计算方法。

按协作标定定值的标准品，采用式（4-14）计算 u_{char}，其特性值 u_{rel} 的均值为 0.67%（SD=0.0050，n=64），采用式（4-15）计算 u_{char}，其特性值 u_{rel} 的均值为 0.24%（SD=0.0013，n=64）；提示按加权均值方法进行合并计算，同时考虑每一组标定实验对特性值赋值的影响，可获得更小的不确定度，即其是对协作标定结果不确定度评定的理想方法。

而单源或多源参比标准品对合并计算结果的影响表现为，按单一实验室标定时，多源标准品引入的变异导致可其特性值 u_{rel} 明显增大；而协作标定定值时，由不同标准品引入的变异远小于不同实验室的变异，故对其特性值 u_{rel} 无显著性影响。

③ 协作标定结果的理想不确定度范围。利用抗生素国家标准品档案，对按加权均值方法赋值的标准品特性值的 u_{rel} 进行统计分析，不仅可见特性值的 u_{rel} 呈明显正态分布，且多个实验室协作标定定值可获得更小的不确定度（图 4-15）。该结果进一步说明，通过协作标定采用加权均值方法对标定结果进行合并计算，是理想的标准品特性值赋值方法。

对抗生素国家标准品档案中采用协作标定按加权均值方法定值的 35 个品种 64 批次样本，按式（4-15）或式（4-13）分别计算 u_{char}，并对其特性值的 u_{rel} 进行统计分析（图 4-16），可见，73.68% 的样本 $u_{rel} \leqslant 0.35\%$，18.95% 的样本 u_{rel} 在 0.35% ～ ≤ 0.5% 之间，仅有 7.37% 的样本 u_{rel} 在 0.5% ～ 1.0% 之间。综合上述结果，可以认为采用协作标定方法对抗生素标准品进行赋值，理想的相对 u_{rel} 范围可控制在 0.35% 之内。进一步对 u_{rel} 在 0.5% ～ ≤ 1.0% 之间的

样本分析揭示，导致其 u_{rel} 偏高的主要原因是标定数据偏少（包括协作标定实验室偏少）及标定方法的误差较大（表现为效价值的 FL 偏大）。

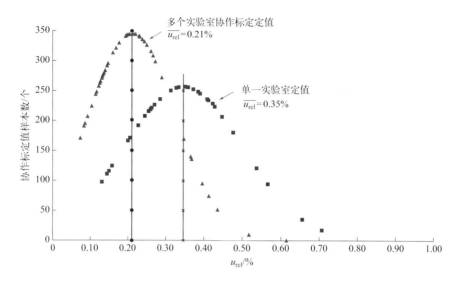

图 4-15　采用加权均值方法赋值标准品特性值 u_{rel} 的分布曲线

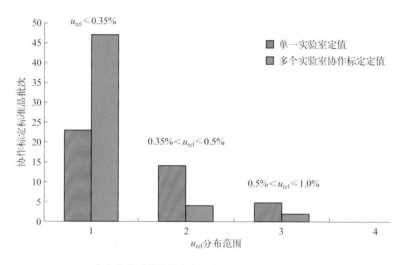

图 4-16　加权均值赋值的抗生素国家标准品特性值 u_{rel} 的分布范围

4.3.3　总结：抗生素标准品协作标定的关键点

抗生素标准品的量值传递过程是保证其可溯源性的基础。标定实验中合理的赋值方法是保证其特性值连续性的关键，而对其不确定度的评定是表征标定结果可靠性的基础。对上述结果进行总结，抗生素标准品协作标定的关键点可概括为：

① 为有效避免偶然因素导致的标定结果的偏离，采用多实验室进行协作标定，利用多源标准品进行标定是理想的量值传递方法。但协作标定引入的实验室间的变异可能导致其特性值不确定度的增大。

② 采用算术均值的方法和采用加权平均的方法对标定结果进行合并计算得到的特性值基本相同，但采用加权均值方法进行合并计算，充分考虑了实验变异对结果的影响，可获得更小的不确定度，因而是理想的合并计算方法。充分考虑每一组标定实验对特性值赋值的影响，利用式（4-7）或式（4-8）进行合并计算是协作标定理想的赋值方法。

③ 当考虑每一组标定实验对特性值赋值的影响，采用加权平均的方法对协作标定结果进行合并计算时，利用式（4-13）或式（4-15）进行标准不确定度（u_{char}）的评定，可精准评定每一组标定实验对特性值赋值的影响，得到的 u_{char} 不仅较小且更合理，因而是协作标定不确定度评定的理想方法。

④ 当协作标定实验室偏少，用于标定的抗生素微生物检定法误差较大（表现为测定效价的 FL 偏大）时，均可导致对标定结果的相对标准不确定度（u_{rel}）偏大，理想的 u_{rel} 值应控制在 0.35% 之内，通过 u_{rel} 值也可对协作标定结果的满意度进行评价。

参考文献

[1]　胡昌勤, 成双红. 抗生素生物标准品的确定 [J]. 中国药事, 2001, 15(4):263-266.
[2]　成双红, 尹利辉, 胡昌勤. 首批地红霉素国家标准品的建立 [J]. 中国抗生素杂质, 2002，27(1):36-38.
[3]　杨亚莉, 金少鸿. 抗生素质量分析研究的新进展 [J]. 中国抗生素杂质, 2002，27(18):508-512.
[4]　杨亚莉, 杨剑宁, 胡敏, 等. HPLC 法分析可利霉素的组分 [J]. 药学学报, 2009, 44(10):1183-1186.
[5]　杨剑宁. 一类新药必特螺旋霉素的质量研究 [D]. 北京：中国药品生物制品检定所, 2000.
[6]　胡昌勤, 刘敏, 绍容光, 等. 力达霉素效价单位及效价测定方法的确定 [J]. 药物分析杂质, 2004, 25(5):543-546.
[7]　刘敏, 胡昌勤. 力达霉素标准品量值传递方法的研究 [J]. 药物分析杂质, 2004, 24(4):380-384.
[8]　常艳. 抗生素标准品的定值及其不确定度评定 [D]. 北京：北京协和医学院, 2011.

第 5 章

抗生素对照品的
研制与标定

　　抗生素对照品系指在抗生素化学分析中使用的标准物质，虽然按其用途可分为定性对照品和定量对照品，以及含量测定用对照品和杂质对照品，但一般特指供抗生素含量测定中使用的标准物质，其特性值（含量）以质量分数（%）表示，以与抗生素标准品相对应。

5.1　抗生素对照品的基本属性

　　抗生素对照品作为药品化学对照品的组成之一，其最基本的属性包括可溯源性、均匀性和稳定性，溯源性又与其量值的准确性密切相关。

　　① 可溯源性。《国际通用计量学基本术语》将可溯源性定义为：通过一条具有规定不确定度的不间断的比较链，使测量结果或测量标准的值能够与规定的参考标准，通常是与国家测量标准或国际测量标准联系起来的特性。这条不间断的比较链又称为溯源链。

　　化学对照品的量值应溯源至可很好复现的国际单位制（SI）单位。SI 定义的基本单位有千克（kg）、米（m）、秒（s）、开尔文（K）、安培（A）、坎德拉（cd）和摩尔（mol），并由此可得到一些基本的导出单位；化学成分定量分析中常用的基本单位和导出单位有物质的量（amout of substance）、质量（mass）和容量（volume）等；其中摩尔分数、质量分数和浓度是以 SI 单位比率表示的量，这使得化学测量值溯源至 SI 单位成为可能。

　　② 均匀性。抗生素对照品在研制过程中被分装成独立的包装单元以方便使用者使用。因而要求同一批次中任一独立包装单元的对照品的特性值，其测定值均在可接受的不确定度范围内，从而保证采用不同包装单元对照品的测定结果具有可比性。

　　影响对照品均匀性的因素主要与原料的均匀性及分装环境的变异性有关。通常一个批次的对照品采用相同批次的原料制备；当对照品的需求量较大，一个批次的原料量无法满足使用需求时，通常推荐制备两个不同批次的对照品以满足使用的需要，而不采用混批原料制备对照品；如采用混批原料制备，其混合程序需经过严格的验证。

　　为保证对照品的均匀性，研制过程中应通过对最终独立包装的对照品单元进行均匀性评价，以评估其均匀性（详见 5.5.1 对照品的均匀性评估）。

　　③ 稳定性。抗生素对照品在贮存与使用过程中应具备良好的稳定性。水分是影响其稳定性的重要因素，其次光照、空气对少数抗生素的稳定性也有显著影响。故在对照品候选物

选择时，应选择结构稳定、不易受环境因素影响的抗生素成分制备对照品。如 HPLC 测定克拉维酸钾含量时需利用克拉维酸对照品，由于克拉维酸钾本身非常不稳定，因而选择克拉维酸锂制备克拉维酸对照品，以保证对照品贮存期间的稳定性。

对照品的稳定性评价是其研发过程中的一个重要组成部分，以保证在可接受的时间期限内，对照品在实际贮存、运输和使用条件下稳定。一般情况下，研发期间需通过加速稳定性试验，模拟光、湿度和热条件下对照品稳定性的变化，确定包装、贮存条件；通过长期稳定性试验如在 −20℃、4℃、室温（约 20℃）和 40℃时贮存样品，并分别在 0、1、3、6 和 12 个月后对它们进行分析，评估对照品贮存中的稳定性，确定贮存期的监测频率；当对照品投入使用后，需要定期对其进行稳定性监测，确定对照品的有效期（详见 5.5.2 对照品的稳定性监测）。

5.2　对抗生素对照品特性值（含量）的赋值

和抗生素标准品需要通过一条不间断的比较链溯源至首批（WHO）基准品或其定义值的要求不同，对化学药品对照品的标定，不管是首批对照品还是对照品换批，通常均应尽可能地采用质量平衡原理直接溯源至 SI 单位。

质量平衡原理，即一个化学对照品的主成分包括活性成分和成盐离子、水分、残留溶剂、无机杂质（灰分）、有机杂质（杂质）含量的总和应为 100%（图 5-1）；对化学对照品的含量进行赋值时，通常采用分离分析的方法定量其有机杂质的含量；分别采用适宜的方法定量其水分和残留溶剂的含量，或采用干燥失重的方法测定挥发性物质（水分和残留溶剂）总量；采用重金属法、炽灼残渣法测定，或采用原子吸收光谱法、电感耦合等离子体发射光谱法、X 射线荧光光谱法等测定其中无机杂质的含量。上述定值方法也称质量平衡法，其定值公式为：

$$含量 =（1-杂质百分含量）×（1-水分百分含量-残留溶剂百分含量-$$
$$灰分百分含量-成盐离子百分含量） \tag{5-1}$$

此外，对首批化学对照品，通常需要采用不同原理的方法对质量平衡法结果进行验证，如采用差示扫描量热法（DSC）、定量核磁共振（qNMR）等方法测定其纯度，用于支持和确认质量平衡法的结果（图 5-2）。对换批对照品，则通常采用量值传递法，利用现批对照品标定新批对照品，对质量平衡法结果进行验证。

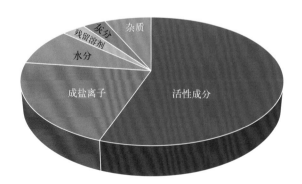

图 5-1　质量平衡原理赋值对照品含量示意

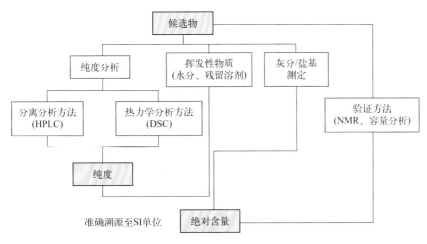

图 5-2　首批化学对照品的赋值策略

依据 ISO 导则 34《标准物质生产者能力的通用要求》，标准物质（RM）的定值方式可概括为：①单个实验室采用单个（基准）方法测量定值；②单个实验室采用一种或多种独立的标准方法测量定值；③由实验室网络采用一种或多种可证明其准确度的方法测量定值；④实验室网络采用特定方法测量定值，给出适用于该方法测量的特性值。标准物质的定值方式是影响对照品赋值准确性的关键因素。在选择定值方式时，最重要的关注点是其不确定度分量对对照品特性值不确定度的贡献。由首批化学对照品的赋值策略（图 5-2）可知，对首批抗生素对照品的标定，多采用单个实验室利用多种独立的标准方法进行测量定值，如首批头孢硫脒国家对照品的建立；而早期对于换批对照品的标定，则多利用实验室网络采用一种已证明其准确度的方法定值，早期多为量值传递法（头孢氨苄化学对照品 130408—200209 批的标定），目前则多采用质量平衡法，通过协作标定对新批对照品进行定值。

与普通的化学药品相比较，抗生素药品结构、组成更为复杂，因而抗生素对照品的赋值原则与传统的化学药品略有差异，其可概括为：

（1）对高纯度单组分抗生素对照品

赋值策略与普通化学药品对照品的赋值策略相同。首批对照品采用质量平衡法定值，采用其他已验证的方法（DSC、qNMR）对结果进行确证；对换批对照品的标定，通常也采用质量平衡法定值，但验证方法通常采用量值传递法（HPLC 外标法），利用现批对照品的量值对质量平衡法结果进行验证。

（2）对低纯度单组分抗生素的对照品

如麦迪霉素（纯度在 91% 左右）、交沙霉素（纯度在 88% 左右）等，在研制首批对照品时，需首先制备高纯度的样品，按高纯度单组分抗生素对照品的方法对其含量进行赋值；再利用量值传递法标定实际样品，得到可供实际应用的对照品。对换批对照品的标定，则以量值传递法，利用现批对照品的量值对新批对照品进行定值，采用质量平衡法对结果进行验证。

（3）对多组分抗生素

如乙酰螺旋霉素、庆大霉素等，在研制首批对照品时，需首先逐一制备单一组分的纯品，并按高纯度单组分抗生素对照品的方法对其进行赋值；或制备其中一个主要组分的纯品，对其赋值后，采用质量型检测器如蒸发光散射检测器（ELSD），依据结构相似的物质其响应值相同的特性，采用外标法标定其他组分的含量，对诸组分分别进行赋值，如吉他霉素 A_5 组分对照品的研制。该类对照品换批时，则通常采用量值传递法，利用现批对照品的量值标定新批对照品；一般采用不同来源的对照品或适宜的其他方法对结果进行验证。

实例　头孢硫脒国家对照品的研制

　　头孢硫脒（图 5-3）为国内研发上市的抗生素品种，国际上没有标准物质可供参考。2000 年，中检所开始研制首批头孢硫脒国家对照品。

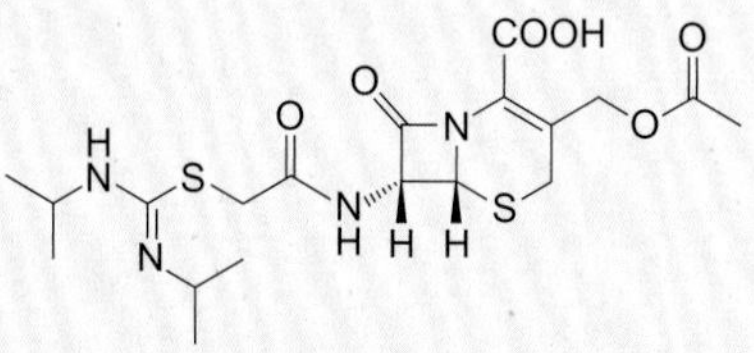

$$C_{19}H_{28}N_4O_6S_2 \quad 472.59$$

图 5-3　头孢硫脒

　　研制方案：由头孢硫脒的结构可知，其产品本身未成盐，故采用通过对普通产品进行精制，保证精制品的纯度大于 95%，再利用质量平衡法标定精制品为首批对照品的策略。

　　根据质量平衡原理，通过干燥失重，测定其挥发性物质总量；通过炽灼残渣法测定其无机杂质的总量；通过 HPLC 测定其有机杂质的总量。为避免杂质响应因子差异对定量的影响，先采用不同的 HPLC 系统确定精制品中杂质的数目，再利用蒸发光散射检测器（ELSD）测定可检出杂质的含量，并根据其检出限推测出未检出杂质的含量；利用式（5-1）得到对照品的含量（特性值）。分别采用含量已知的头孢氨苄对照品（批号：0408—9908）和头孢拉定对照品（批号：0427—9805），通过外标法利用 ELSD 对头孢硫脒对照品的含量进行验证。

　　① 原料来源。广州白云山化学制药厂提供的头孢硫脒精制品（批号：S010420），水分为 0.65%，HPLC 规一化含量为 99.2%。

　　② 分装。本品具有引湿性。在温度 28℃、相对湿度 21% 的条件下分装，熔封于安瓿瓶中，每支约 100mg。

　　③ 精制品组成分析。分别测定精制品中挥发性物质总量和无机杂质总量，进而评估其有机物的总量，判断精制品的纯度是否达到 95% 以上，并采用元素分析的方法进行验证。

　　挥发性物质：挥发性物质包括水分和残留溶剂。60℃真空干燥 3h，挥发性物质总量为 3.71%（$n=2$）；卡尔•费歇尔滴定法测定水分的含量为 1.6%（$n=10$）。

　　无机杂质：利用样品经炽灼灰化后的残渣表征其无机杂质的总量。采用 TGA 法测定（30℃→105℃，升温速率为 5℃/min，105℃平衡 1h；105℃→700℃，升温速率为 15℃/min，700℃平衡 0.5h）其残渣量为 0.12%；采用《中国药典》的常量分析方法，灰分为 0%；以 0.12% 表征精制品中无机杂质的总量。

　　采用元素分析法测定头孢硫脒原料中 C、H、N、S 元素的含量（表 5-1）：由于 S 元素的含量约为理论值的 100%，提示头孢硫脒精制品中可能存在含硫元素的小分子杂质；H 元素的含量为理论值的 96.0%，头孢硫脒精制品中的水分含量为 1.6%，精制品中头孢硫脒 H 元素占理论值的实际百分数含量应为：

$$含量 = \frac{5.7\% \times \left(1 - 1.6\% \times \dfrac{2}{18}\right)}{6.0\%} = 94.8\% \tag{5-2}$$

即精制品原料的含量应在 95% 左右；由 N、C 元素的测定结果估计头孢硫脒精制品原料的湿品含量也在 95% 左右；提示精制原料基本可满足对照品标定的基本要求。

表 5-1 头孢硫脒中 C、H、N、S 元素含量的测定结果

结果	C	H	N	S
理论值 /%	48.3	6.0	11.8	13.6
测定结果 /%	45.7	5.7	11.4	13.7
测定结果占理论值的百分数 /%	94.6	96.0	96.6	100.7

④ 精制品纯度分析。为保证纯度分析的准确性，首先，分别采用 RP-HPLC 色谱系统、反相离子对色谱系统和高效毛细管电泳（HPCE）系统分析精制品，确定样品中的杂质数目。

RP-HPLC 色谱系统 I：流动相为磷酸缓冲液（6.95g Na$_2$HPO$_4$·12H$_2$O 和 1.29g C$_6$H$_8$O$_7$·H$_2$O 用水溶解并稀释至 1000mL）- 乙腈 =80：20；检测波长为 254nm；流速为 1mL/min。精制品溶液可检测到 9 个杂质峰（图 5-4），自身对照法计算杂质总量为 1.3%。

RP-HPLC 色谱系统 II：在色谱系统 I 条件下，将流动相变为乙酸溶液（20mL 冰醋酸加水至 1000mL）- 乙腈 =80：20。流动相的改变导致方法的灵敏度降低，需采用高浓度样品溶液才可检测出 9 个色谱峰，自身对照法计算杂质总量为 0.52%。

反相离子对色谱系统：流动相为乙酸缓冲液（2.88g 己烷磺酸钠加水至 1000mL；先用冰醋酸调 pH 至 3.5，再用 45% 氢氧化钾溶液调 pH 至 4.0）- 乙腈 =93：7；检测波长为 254nm；柱温为 40℃；流速为 1mL/min。精制品溶液可检测到 8 个杂质峰，自身对照法计算杂质总量为 3.2%（离子对试剂与溶质相互作用导致溶质的 UV 响应发生了变化）。

HPCE 系统：仪器为 Beckman P/ACE 5510 系统，毛细管柱为 47cm×75μm；测定条件为 12kV、25℃，检测波长为 254nm；电泳缓冲液为 40mmoL/L 的 NaH$_2$PO$_4$ 溶液（pH 7.0）含 100mmol/L 的 SDS。HPCE 系统可检测到 7 个杂质峰。

综上所述，认为样品中的杂质数目应不少于 9 个，可采用 RP-HPLC 色谱系统测定 9 个杂质的总量。

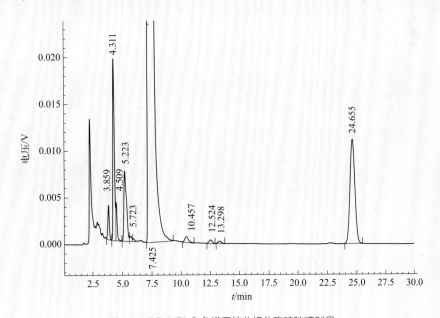

图 5-4 RP-HPLC 色谱系统分析头孢硫脒精制品
色谱条件为 Diamonsil TM C18 色谱柱（4.6mm×250mm，5μm）；样品浓度为 1.914mg/mL；进样量为 20μL

样品中杂质 UV 响应因子的差异，将影响按自身对照法定量杂质含量的准确性。在 RP-HPLC 色

谱系统Ⅱ中，利用 ELSD 替代 UV 检测器可忽略响应因子差异的影响。相同的头孢硫脒供试液（2mg/mL）采用 UV 检测可检出 9 个杂质峰，而采用 ELSD 检测仅可检出 3 个杂质峰，提示其中的 6 个杂质的含量低于 ELSD 的检出限。按自身对照法计算，样品中可检出的杂质总量为 0.51%（$n=6$）；ELSD 的最低检测限（按信噪比 3 计）为 0.55μg，即样品溶液中含量大于 0.002% 的杂质即可被检出，据此，推测未被检出的 6 种杂质总量约为 0.01%；头孢硫脒精制品的纯度为 99.48%（100%-0.51%-0.01%=99.48%）。

⑤ 对照品赋值。根据式（5-1），本批头孢硫脒对照品的含量按 $C_{19}H_{28}N_4O_6S_2$ 计算为：

$$含量 = 纯度 \times （1-挥发性物质总量-无机杂质）$$
$$=99.48\% \times （1-3.71\%-0.12\%）=95.7\% \tag{5-3}$$

即首批头孢硫脒对照品，按 $C_{19}H_{28}N_4O_6S_2$ 计，含量为 95.7%。

⑥ 验证分析。采用不同原理的方法对质量平衡法结果进行验证。鉴于头孢硫脒无法采用 DSC 或 qNMR 的方法进行定量分析，根据头孢硫脒的特性，利用 ELSD 对结构相近物质的响应因子基本一致的特性，分别采用含量已知的头孢氨苄对照品（批号：0408—9908）和头孢拉定对照品（批号：0427—9805），以外标法验证头孢硫脒对照品的含量（图 5-5），其测定均值为 96.8%，与头孢硫脒对照品质量平衡法的赋值含量（95.7%）相差 1.1%。因而，认为本批头孢硫脒对照品的含量赋值为 95.7% 是准确的。

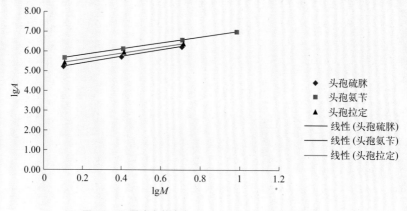

图 5-5 不同头孢菌素在 HPLC-ELSD 中的响应曲线

实例 吉他霉素 A₅ 组分对照品的研制

吉他霉素（kitasamycin）又称柱晶白霉素（leucomycin），基本结构由十六元环大环内酯、碳霉素和碳霉氨糖组成，其中含有 A_1、A_3、A_4、A_5、A_6、A_7、A_8、A_9、A_{13} 等 A 族组分及 U、V 等小组分（图 5-6）。《中国药典》（2005 年版）开始采用抗生素微生物检定法测定吉他霉素的效价（含量），并同时控制吉他霉素组分含量的质控策略。《中国药典》（2020 年版）规定，按外标法以吉他霉素 A_5 的峰面积计算，吉他霉素 A_5 应为 35%～70%，A_4 应为 5%～25%，A_1、A_{13} 均应为 3%～15%；吉他霉素主组分 A_9、A_8、A_7、A_6、A_5、A_4、A_3、A_1、A_{13} 之和不得少于 85%。中检所于 2003 年研制了吉他霉素 A_5 组分对照品。

研制方案：采用吉他霉素国家标准品作为吉他霉素 A_5 对照品候选物，对标准品中的 A_5 组分含量进行赋值，以实现吉他霉素标准品与吉他霉素 A_5 对照品的统一。

首先采用适宜的 HPLC 分离方法，实现对吉他霉素标准品中 A_1、A_3、A_4、A_5、A_6、A_7、A_8、A_9 及 A_{13} 组分的分离及定位；再利用蒸发光散射检测器（ELSD），以麦迪霉素 A_1 为对照品，标定吉他霉素标准品中 A_5 的含量。

① 吉他霉素组分的分离及定位。分别取吉他霉素标准品、麦白霉素标准品（主组分为吉他霉素 A_6 和麦迪霉素 A_1）、麦迪霉素标准品（主组分为麦迪霉素 A_1）、交沙霉素标准品（主组分为吉他霉素 A_3）、吉他霉素 A_1、吉他霉素 A_4 和吉他霉素 A_5 工作对照品，测定其 HPLC 色谱图。可见，在吉

他霉素 HPLC 色谱图中各组分的分离情况良好；且可初步定位吉他霉素标准品中 A₁、A₃、A₄、A₅、A₆ 组分的位置（图 5-7）。

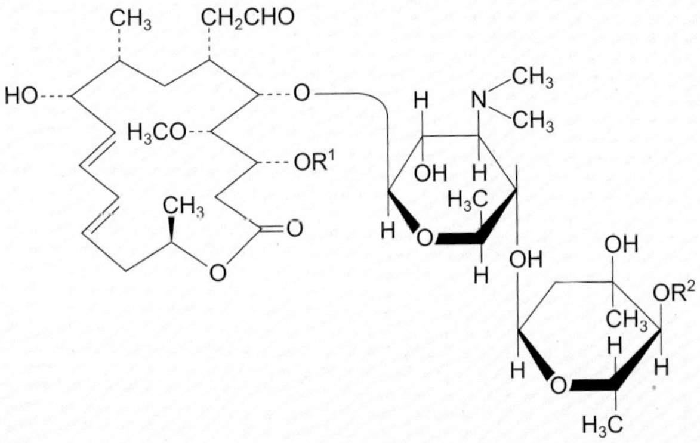

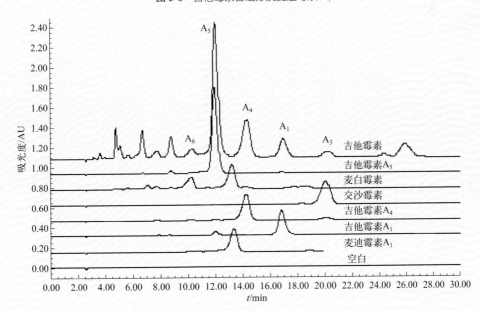

组分	R¹	R²	分子量
吉他霉素A₁	H	COCH₂CH(CH₃)₂	785
吉他霉素A₃	COCH₃	COCH₂CH(CH₃)₂	827
吉他霉素A₄	COCH₃	COCH₂CH₂CH₃	813
吉他霉素A₅	H	COCH₂CH₂CH₃	771
吉他霉素A₆	COCH₃	COCH₂CH₃	799
吉他霉素A₇	H	COCH₂CH₃	757
吉他霉素A₈	COCH₃	COCH₃	785
吉他霉素A₉	H	COCH₃	743
吉他霉素A₁₃	H	COCH₂CH₂CH₂CH₂CH₃	799
吉他霉素U	COCH₃	H	743
吉他霉素V	H	H	701
麦迪霉素A₁	COCH₂CH₃	COCH₂CH₃	813

图 5-6 吉他霉素各组分及麦迪霉素 A₁

图 5-7 吉他霉素主要组分在 HPLC 色谱图中的定位

色谱条件为 Dikma C18 色谱柱（250mm×4.6mm，5μm）；流动相为 0.2% 三氟乙酸-乙腈-甲醇（50：25：25）；流速为 0.8mL/min；柱温 60℃

② HPLC-ELSD 法测定吉他霉素 A_5 的含量。按标准曲线法，采用麦迪霉素 A_1 对照品（含量 95.9%），分别计算吉他霉素标准品中主要组分 A_5、A_4 的含量，按麦迪霉素 A_1 计，组分 A_5 的含量为 38.71%（RSD=0.97%，n=5），组分 A_4 的含量为 15.31%（RSD=0.83%，n=3）。将吉他霉素标准品中 A_5 的含量赋值为 38.7%。

③ 对吉他霉素 A_5 含量准确性的验证。麦迪霉素 A_1 与吉他霉素 9 个组分的 UV 光谱基本一致，最大吸收波长均为 231nm。鉴于麦迪霉素 A_1 与吉他霉素 A_5、A_4 结构的高度相似（图 5-6），认为麦迪霉素 A_1 与吉他霉素 A_5、A_4 组分的 UV 响应值应基本相同。在 231nm 波长下，采用麦迪霉素 A_1 为对照品，计算吉他霉素各组分的含量（表 5-2）。可见，组分 A_5 的平均含量为 39.55%，组分 A_4 的平均含量为 15.19%，与 ELSD 结果基本一致；进而验证了吉他霉素标准品 A_5 含量的准确性。

表 5-2　吉他霉素标准品各组分的含量（按麦迪霉素 A_1 计）

组分	测定 1 含量 /%	测定 2 含量 /%	测定 3 含量 /%	测定 4 含量 /%	测定 5 含量 /%	测定 6 含量 /%	平均含量 /%	RSD/%
吉他霉素 A_5	—	40.58	39.73	39.31	38.83	39.29	39.55	1.49
吉他霉素 A_4	16.06	15.52	15.02	14.92	14.85	14.77	15.19	3.32
吉他霉素 A_1	6.85	6.75	7.37	7.31	7.29	7.24	7.13	3.72
吉他霉素 A_{13}	7.25	6.86	6.78	6.70	6.64	6.61	6.81	3.45
吉他霉素 A_9	6.04	5.59	5.47	5.43	5.32	5.29	5.52	4.97
吉他霉素 A_7	5.15	4.74	4.62	4.56	4.48	4.46	4.67	5.54
吉他霉素 A_3	2.58	2.45	2.25	2.32	2.29	2.26	2.36	5.41
吉他霉素 A_6	2.06	1.95	1.91	1.85	1.82	1.80	1.90	5.13
吉他霉素 A_8	1.87	1.74	1.68	1.59	1.55	1.52	1.66	7.97

采用 4 批吉他霉素原料（其中 3 批与吉他霉素标准品原料的生产工艺一致，1 批与其不同），利用吉他霉素标准品中 A_5 的含量（38.7%）测定各原料中诸组分的含量（表 5-3），验证其对不同产品的区分能力。测定结果显示，其可以较好地区分出不同产品的差异。

表 5-3　HPLC 外标法测定吉他霉素原料中诸组分的含量

批号	吉他霉素组分含量 /%									组分含量合计
	A_9	A_8	A_7	A_6	A_5	A_4	A_1	A_3	A_{13}	
011007	7.9	1.4	7.3	1.3	42.6	8.7	8.5	1.9	7.5	87.1
20010511	6.5	1.5	6.1	1.4	42.8	8.5	10.1	2.4	6.3	85.6
0107003	7.9	1.7	8.6	1.6	43.6	8.1	8.4	2.1	7.1	89.1
991202	3.2	1.3	6.7	2.3	35.8	14.8	7.6	3.8	4.6	80.1

实例　头孢氨苄化学对照品 130408—200209 批的标定

头孢氨苄（cefalexin）为《中国药典》收载的品种，采用 HPLC 法测定含量，通过头孢氨苄对照品按外标法定量。

研制方案。采用中检院 -20℃保存的现批 0408—9908 批头孢氨苄化学对照品为参比物质，由 5 个药检所统一按《中国药典》（2000 年版）头孢氨苄原料含量测定方法进行测定，经合并计算对新批对照品进行赋值。

①原料来源。头孢氨苄原料（批号：2001200）约 5kg，由国内企业提供，附检验报告书。其中，水分为 5.28%，含量按无水物计为 99.51%。

②分装。原料在温度为 10 ～ 16℃、湿度为 28% ～ 31% 条件下分装至玻璃安瓿中，熔封，每支约 0.2g。

③理化分析。对分装后的产品按《中国药典》（2000 年版）各论进行理化分析。红外吸收光谱应符合规定；比旋度为 +153°（应为 +144° ～ +158°）；吸收系数为 228（应为 220 ～ 245）；酸度为 pH 为 4.8（pH 应为 3.5 ～ 5.5）；有关物质应符合规定。

水分：任意抽取已分装供试品 10 支，采用卡尔·费歇尔滴定法测定，水分均值为 6.0%（水分应为 4.0% ～ 8.0%）。各支间水分含量最大差值为 0.8%，提示不同支样品中的水分含量均一，即分装过程未导致样品水分变化。

④协作标定。4 个协作实验室 8 名实验人员的测定结果见表5-4，标定结果呈较好的正态分布（图5-8），各协作实验室的测定结果及可信限范围分布图见图5-9，加权均值为 94.19%。故 130408—200209 批头孢氨苄化学对照品含量以 94.2% 报告。

表5-4　头孢氨苄对照品协作标定实验室测定结果

协作标定单位	含量 /%	标准差（SD）	标定组数（N）
A	94.70	0.11	30
B	94.02	0.15	30
C	94.41	0.11	30
D	93.55	0.11	20
加权均值 /%	**94.19**	**0.06**	**110**

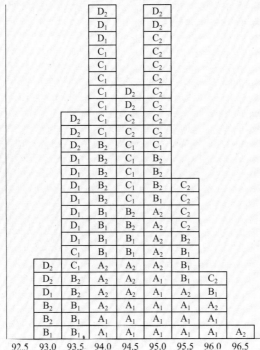

图 5-8　4 个协作实验室 8 名实验人员测定结果的分布图

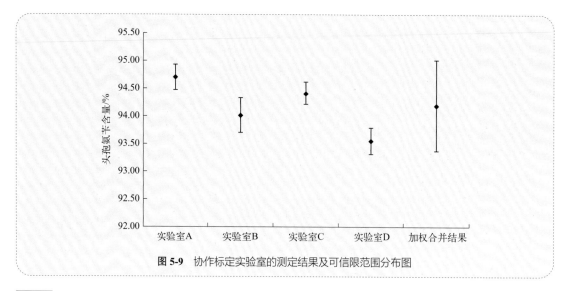

图 5-9 协作标定实验室的测定结果及可信限范围分布图

5.3 抗生素对照品特性值（含量）的不确定度

对照品特性值的标定过程，实质是一个探索其"真值"估计值的过程。"真值"作为一个变量自身所具有的特性值，是一个理想的概念，一般是无法获知的。因而，标定结果（估计值）只可能无限接近"真值"。测量不确定度作为表征对照品标定质量的指标，通过合理的评定赋予测定结果一个区间，特性值的"真值"在该区间内，可用于判断标定结果的可靠程度。

对照品标定通常有两种方式：①每一批对照品都按照质量平衡原则进行标定，直接溯源至 SI 单位；②采用协作标定的方法，利用上批标准物质的特征量值对下批的候选物进行标定，进而形成一条不间断的连续的比较链进行溯源。对两种标定结果不确定度的评定方法不同。

5.3.1 对质量平衡法标定结果的不确定度评定

利用质量平衡法标定对照品的含量，通常需采用适宜方法分别测定对照品候选物的有机杂质总量、挥发性物质总量、无机杂质总量及酸根/盐基含量，再参照式（5-1）计算对照品的含量；可根据式（5-4）计算对照品含量（C）的相对合成标准不确定度（u_{rel}）。

$$u_{rel}(C) = \frac{u_c(C)}{C} = \sqrt{\left[\frac{u_c(杂质)}{杂质}\right]^2 + \frac{u^2(水分) + u^2(残留溶剂) + u^2(灰分) + u^2(酸根/盐基)}{(水分 + 残留溶剂 + 灰分 + 酸根/盐基)^2}} \quad (5\text{-}4)$$

则，对照品含量的合成标准不确定度 $u_c(C)$ 为：

$$u_c(C) = u_{rel}(C) \times C \quad (5\text{-}5)$$

在 95% 的置信区间取 $k=2$，扩展合成不确定度（又称扩展不确定度）为：

$$U(C) = u_c(C) \times 2 \quad (5\text{-}6)$$

其中，① HPLC 主成分自身对照法测定杂质含量（%）的相对合成不确定度为：

$$\frac{u_c(杂质含量)}{杂质含量}=\sqrt{\left[\frac{u(A_1)}{A_1}\right]^2+\left[\frac{u(A_s)}{A_s}\right]^2+\left[\frac{u(V_1)}{V_1}\right]^2+\left[\frac{u(V_s)}{V_s}\right]^2} \tag{5-7}$$

式中，A_1 是样品溶液的杂质峰面积；A_s 稀释液中主成分的峰面积；V_1 是样品溶液体积；V_s 是稀释液的体积。

② 干燥失重法测定挥发性物质总量（%）的相对合成不确定度为：

$$\frac{u_c(失重百分比)}{失重百分比}=\sqrt{\left[\frac{u(w_1)}{w_1}\right]^2+\left[\frac{u(w_0)}{w_0}\right]^2} \tag{5-8}$$

式中，w_1 是恒重后样品重量；w_0 是样品重量。

③ 卡尔·费歇尔滴定法测定水分（%）的相对合成不确定度为：

$$\frac{u_c(水分含量)}{水分含量}=\sqrt{\left[\frac{u(m_水)}{m_水}\right]^2+\left[\frac{u(m_样)}{m_样}\right]^2+\left[\frac{u(w_{终点})}{w_{终点}}\right]^2+\left[\frac{u(f)}{f}\right]^2} \tag{5-9}$$

式中，$m_水$ 是纯水的重量；$m_样$ 是样品的重量；$w_{终点}$ 是终点的偏差；f 是温度 / 湿度的校正因子。

比较质量平衡法标定中各测定项目的相对合成标准不确定度（表 5-5），可见影响标定结果不确定度的最大分量来自水分测定。进一步分析表明，影响水分测定不确定度的分量主要是标化卡尔·费歇尔试剂时纯水的重量。由于通常仅称量约 10mg 的纯水，由天平引入的相对标准不确定度对结果的影响最大；此外，滴定的样品中水分的量越小，测定结果的偏差越大，提示卡尔·费歇尔滴定法不宜用于测定样品中的微量水分，被测样品中的含水量至少在 10mg，才能得到较可靠的结果[1]。

表 5-5　质量平衡法所涉及项目及方法的相对标准不确定度和对结果的影响[2]

项目	方法	相对标准不确定度（u_{rel}）	对结果的影响
杂质含量 /%	主成分自身对照法	0.00765	2
	峰面积归一化法	0.00707	2
水分含量 /%	卡尔·费歇尔滴定法	0.0140	1
干燥失重 /%	重量法	0.000131	4
炽灼残渣 /%	硫酸炽灼法	0.000131	4
酸根 / 盐含量 /%	电位滴定法	0.00738	3

注：对结果的影响等级由大到小为 4、3、2、1。

虽然质量平衡法中杂质含量的测定不是影响标定结果不确定度的主要因素，但其测定结果影响质量平衡法定量的准确性，是造成与量值传递标定结果差异的最大因素，因而在选择对照品原料时，应尽量选择杂质少、纯度高的原料。

5.3.2　对 HPLC 量值传递法标定结果的不确定度评定

采用 HPLC 量值传递法进行对照品标定时，参加协作标定的每一个实验室，均按相同的任务书进行测定。某实验室对某一品种进行标定时，假设得到 $x_1, x_2, \cdots, x_n$ 一组数据，通常认为该组数据为等精度数据，且服从正态分布。此时，算术均值（$\bar{x}$）为该实验室标定结果的最佳估计值。

$$\bar{x} = \frac{\sum_{i=1}^{n} x_i}{n} \tag{5-10}$$

其标准偏差（S）为：

$$S = \sqrt{\frac{\sum_{i=1}^{n}(x_i - \bar{x})^2}{n-1}} \tag{5-11}$$

则该实验室标定结果的标准不确定度为：

$$u(\bar{x}) = \pm t_\alpha^{(n-1)} \frac{S}{\sqrt{n}} \tag{5-12}$$

式中，$t_\alpha^{(n-1)}$ 为与显著性水平 α（$\alpha = 0.05$）及测量次数 n 有关的 t 分布的分位数。

假设有 m 个实验室参加协作标定，则每一个实验室的标定结果为 $\overline{x_1}, \overline{x_2}, \cdots, \overline{x_m}$，标准偏差为 $S_1, S_2, \cdots, S_m$；不同实验室的标定数据通常认为是不等精度数据，加权均值（$\bar{\bar{x}}$）为其最佳估计值，则

$$\bar{\bar{x}} = \frac{\sum_{i=1}^{m} W_i \bar{x}_i}{\sum_{i=1}^{m} W_i} \tag{5-13}$$

$$S_{\bar{\bar{x}}}^2 = \frac{\sum_{i=1}^{m} W_i (\bar{x}_i - \bar{\bar{x}})^2}{(m-1)\sum_{i=1}^{m} W_i} \tag{5-14}$$

式中，W_i 为第 i 个实验室标定结果的权重，为 $1/(S_i \sqrt{n_i})^2$（该实验室标定了 n 组数据，标准偏差为 S_i）。则加权均值的标准不确定度为：

$$u(\bar{\bar{x}}) = \pm t_\alpha^{(m-1)} S_{\bar{\bar{x}}}^2 \tag{5-15}$$

式中，$t_\alpha^{(m-1)}$ 是显著性水平为 α（$\alpha = 0.05$），自由度为 $m-1$ 的 t 分布分位数。

采用 HPLC 量值传递法进行协作标定，由于各实验室统一采用外标法进行标定，其称重、稀释、吸收峰面积测定等试验条件基本一致，故测定不同对照品候选物含量（C）的相对合成标准不确定度基本相似，

$$\frac{u_c(C)}{C} = \sqrt{\left[\frac{u_c(V_X)}{V_X}\right]^2 + \left[\frac{u_c(V_R)}{V_R}\right]^2 + \left[\frac{u_c(A_X)}{A_X}\right]^2 + \left[\frac{u_c(A_R)}{A_R}\right]^2 + \left[\frac{u_c(W_X)}{W_X}\right]^2 + \left[\frac{u_c(W_R)}{W_R}\right]^2 + \left[\frac{u_c(c_R)}{c_R}\right]^2}$$

$$= \sqrt{(0.00113)^2 + (0.00113)^2 + (0.005)^2 + (0.005)^2 + (0.00629)^2 + (0.00629)^2 + (0.005)^2} = 0.0125$$

$$（5-16）$$

式中，C 为供试品（对照品候选物）的含量，%；c_R 为参比基准物的含量，%；A_X 为供试品溶液的主峰面积；A_R 为参比基准物溶液的主峰面积；W_X 为供试品的称样量，mg；W_R 为参比基准物的称样量，mg；V_X 为供试品溶液的吸取和配制的体积，mL；V_R 为参比基准物溶液的吸取和配制的体积，mL。

则不同实验室通过协作标定方式得到的标定结果（含量）的相对合成标准不确定度为：

$$\frac{u_{\text{char}}(C)}{C} = \sqrt{\left[\frac{u(\bar{\bar{x}})}{\bar{\bar{x}}}\right]^2 + \left[\frac{u_c(C)}{C}\right]^2} = \sqrt{\left[\frac{u(\bar{\bar{x}})}{\bar{\bar{x}}}\right]^2 + 0.0125^2}$$

$$（5-17）$$

即其特性值（含量）的不确定度，由 HPLC 测定的不确定度与不同实验室测定的不确定度两部分构成。

5.3.3　两种标定方法不确定度的比较

为评估上述两种标定方法的差异，对 17 个 β-内酰胺类抗生素化学对照品之间协作标定的结果与单个实验室采用质量平衡法测定的结果及不确定度进行比较（表5-6），两种方法测得的含量经 t 检验没有显著性差异，采用协作标定方式和单个实验室质量平衡法标定的含量的不确定度均值分别为 1.18% 和 0.69%[2]。质量平衡法的不确定度略低且比较稳定，其最大的优势为每次测量均可溯源至国际单位，更易控制量值的准确性及不确定度，因而是首选的对照品标定方法。

利用协作标定方式采用 HPLC 外标法进行标定，可较好地实现现批对照品与新批对照品的量值传递；但其特性值的不确定度为一个累积的过程，量值随着传递链的延续而增大，经多次传递后不确定度会增加，且标定结果易受定值对照品准确性的影响，因而，通常仅作为换批对照品的理想验证方法；或作为不宜采用质量平衡法定值的低纯度、多组分抗生素对照品的换批标定方法。

表 5-6　β-内酰胺抗生素 HPLC 协作标定与质量平衡法的含量值及不确定度比较[2]

编号	对照品	协作标定含量/%	质量平衡法含量/%	差值/%	$u_{\text{rel}}(C)$（协作标定结果）	$u_{\text{rel}}(C)$（质量平衡法结果）
1	头孢哌酮	96.50	96.92	0.42	1.43	0.69
2	头孢唑肟	98.19	98.94	0.75	1.32	0.76
3	头孢氨苄	94.48	94.30	0.18	1.30	0.73
4	头孢硫脒	98.35	98.34	0.01	1.25	0.75
5	头孢羟氨苄	95.94	94.81	1.13	1.23	0.73
6	头孢克洛	93.19	94.63	1.44	1.22	0.73
7	头孢地尼	94.61	97.25	2.64	1.19	0.74
8	头孢拉定	91.82	89.73	2.09	1.18	0.70

续表

编号	对照品	协作标定含量/%	质量平衡法含量/%	差值/%	$u_{rel}(C)$（协作标定结果）	$u_{rel}(C)$（质量平衡法结果）
9	头孢他啶	84.77	85.87	1.10	1.16	0.66
10	美罗培南	87.21	87.20	0.01	1.15	0.69
11	阿莫西林	86.92	86.84	0.08	1.11	0.69
12	头孢呋辛酯	80.37	81.80	1.43	1.10	0.63
13	头孢泊肟酯	73.57	71.08	2.49	1.10	0.54
14	氨苄西林	85.73	85.65	0.08	1.09	0.68
15	头孢克肟	85.25	87.33	2.08	1.07	0.70
16	盐酸头孢吡肟	83.23	83.63	0.40	1.06	0.64
17	盐酸头孢替安	80.24	82.11	1.87	1.01	0.64
	均值			1.07	1.18	0.69
	SD			0.89	—	—

注：u_{rel} 为相对合成标准不确定度。

5.4 对照品特性值（含量）的准确性

采用质量平衡法对化学对照品的含量赋值，赋值的准确性主要由参与定值的相关检测方法的准确性决定（图 5-10），其中水分、残留溶剂、无机杂质通常推荐采用重量法定量，对样品中的有机杂质，主要通过 HPLC 主成分自身对照法/归一化法估测其含量。

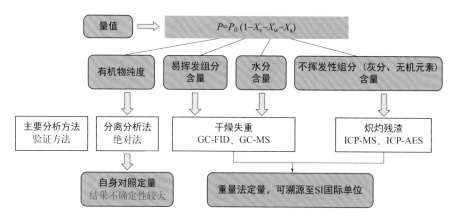

图 5-10 影响对照品特性值赋值准确性的关键因素
GC-FID—气相色谱-火焰离子化检测器；ICP-AES—电感耦合等离子体-原子发射光谱

5.4.1 检测方法对赋值准确性的影响

由于 HPLC-UV 分析为对照品标定中常用的有机杂质检测方法，而紫外检测器（UV）为非质量检测器，当样品中的杂质与主成分的响应因子不一致时，将使得测定结果出现偏离，进而影响质量平衡法赋值的准确性（实例 比阿培南国家对照品的研制）；而样品中的水分或残留溶剂与主成分有较强的相互作用，导致干燥失重法不能准确得到其挥发性物质的总量时，亦可影响质量平衡法赋值的准确性（实例 利福定国家对照品的研制）。

实例　比阿培南国家对照品的研制

　　比阿培南（biapenem）为碳青霉烯类抗生素，其不仅自身的稳定性较差，且降解杂质与主成分的 UV 响应因子相差也较大，标定中如何准确赋值对照品的含量是关键。中国首批比阿培南国家对照品由中检院于 2010 年基于质量平衡原理建立 [3]。

　　① 采用质量平衡法对比阿培南对照品候选物的含量进行赋值。采用 HPLC 分析得到候选物的杂质总量为 0.2% ［图 5-11（a）］；采用炽灼残渣测得候选物中无机杂质的总量为 0.01%（n=2）；采用 60℃减压干燥失重测得候选物中挥发性物质（水分和残留溶剂）的总量为 0.08%（n=2）；比阿培南候选物的含量＝纯度×（1－干燥失重百分比－炽灼残渣含量）＝（1-0.2%）×（1-0.08%-0.01%）＝99.7%（扩展不确定度 =0.11%，k=2）。

　　② 评估样品纯度分析的可能偏差。将样品密封置于 60℃恒温恒湿箱中进行加速稳定性试验，其含量逐渐降低且明显可见新杂质的出现 ［图 5-11（b）］；经 LC-MS 分析，杂质 1 为比阿培南开环物，杂质 1 的 UV 光谱与比阿培南明显不同 ［图 5-11（c,d）］。分别采用外标法和面积归一化法测定加速稳定性实验不同时间点的样品，发现两种方法计算得到的比阿培南的含量存在明显差异（表 5-7）。提示 HPLC 自身对照法测得的候选物杂质总量可能存在偏差。

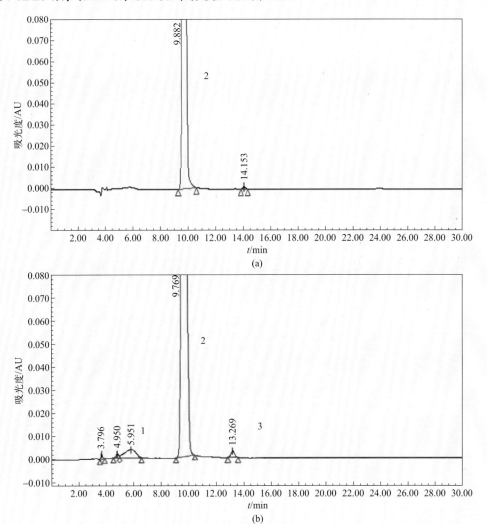

图 5-11

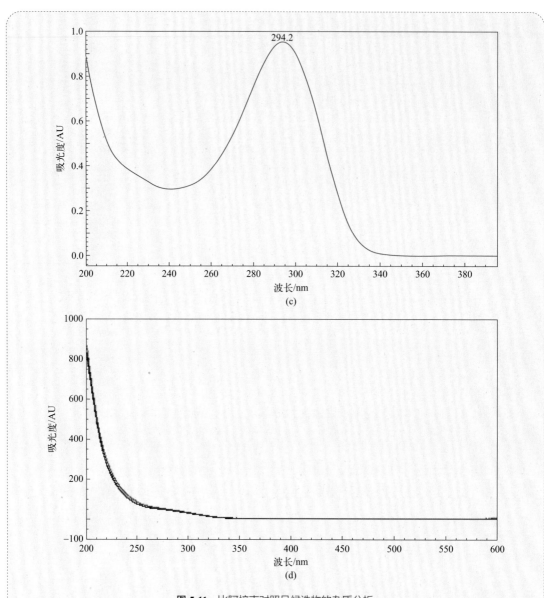

图 5-11　比阿培南对照品候选物的杂质分析
（a）候选物 HPLC 色谱图；（b）加速稳定性试验 15d 样品色谱图；（c）比阿培南（色谱峰 2）UV 光谱图；（d）比阿培
南开环物（色谱峰 1）UV 光谱图

表 5-7　比阿培南对照品候选物在加速稳定性试验中的变化

取样时间 /d	比阿培南含量 /%	
	面积归一化法	外标法
3	98.54	97.51
5	98.34	95.45
8	98.02	91.70
10	97.94	91.21
15	97.86	90.44

③ 采用 qNMR 测定比阿培南对照品候选物的含量，对质量平衡法结果进行验证。以重水为溶剂，对苯二酚作为内标，根据比阿培南的结构及 ^{1}H-NMR 图谱（图 5-12），分别选择 δ=4.20ppm（分子中 2 位和 4 位的质子峰）和 δ=8.90ppm（分子中 14 位和 15 位的质子峰）附近的共振峰作为定量峰，共得到 8 组数据，均值为 97.3%（表 5-8）。

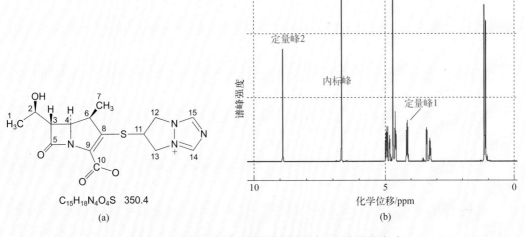

图 5-12　比阿培南（a）与其核磁共振谱（NMR）图谱（b）

表 5-8　采用 qNMR 测定比阿培南对照品候选物含量

样品编号	仪器 1（Bruker Avance II 400）		仪器 2（Bruker Avance DRX 500）		均值 /%	扩展不确定度（k=2） /%
	定量峰 1/%	定量峰 2/%	定量峰 1/%	定量峰 2/%		
1	98.80	96.96	97.79	97.03	97.3	1.96
2	98.33	95.83	96.95	96.12		

注：定量峰 1，δ=4.16ppm；定量峰 2，δ=8.89ppm。

④ 对特性值（含量）赋值。qNMR 定量结果与质量平衡法赋值结果约相差 2.5%，进一步确证 HPLC 自身对照法测得的候选物杂质总量可能存在偏差。为消除比阿培南主成分与杂质由响应因子的不同导致对比阿培南对照品特性值赋值的偏差，本批比阿培南对照品的特性值（含量）以质量平衡法和定量核磁共振法的均值赋值，即首批比阿培南对照品，按 $C_{15}H_{18}N_4O_4S$ 计，含量为 98.5%。

实例　利福定国家对照品的研制

利福定（rifandine）化学名称为 3-(4-异丁基-1-哌嗪基）利福霉素（图 5-13），是我国首先应用于临床并实现工业化生产的抗结核药。利福定结构中含有多个羟基和羰基，在不同结晶条件下，利福定可形成不同的溶剂化物，准确测定其挥发性物质的总量是标定工作中的关键。

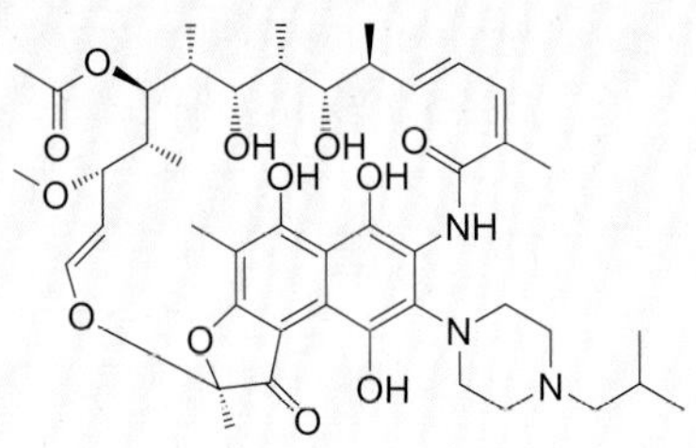

$C_{45}H_{63}N_3O_{12}$　838.0

图 5-13　利福定

① 挥发性物质总量的测定。在对利福定对照品候选物进行 NMR 结构鉴定时发现，候选物图谱中包含有丙酮的信息（δ_H: 2.16ppm；δ_{2c}: 207.1, 31.1ppm），提示样品中可能有丙酮的溶剂化物。

分别测定候选物中有关物质、炽灼残渣、干燥失重、水分和残留溶剂（丙酮）的含量，发现水分和残留溶剂之和大于干燥失重结果（表5-9），提示在所采用的干燥失重条件下，未能完全去除样品中的丙酮，因而，采用水分和残留丙酮的含量表征挥发性物质的总量更合理。

② 质量平衡法赋值。根据式（5-1），
利福定含量 =（1- 有关物质含量）×（1- 水分含量 - 残留溶剂含量 - 炽灼残渣含量）= 86.6%（5-18）

表5-9   利福定对照品候选物中诸杂质测定结果

结果	有关物质（$n=5$）	炽灼残渣（$n=2$）	干燥失重（$n=3$）	水分（$n=5$）	残留溶剂（$n=4$）
含量 /%	1.86	0.36	8.50	2.14	9.23

③ 采用 qNMR 验证利福定对照品赋值结果的准确性。以 ^{1}H-NMR 图谱中样品化学位移 $\delta=$ 8.12ppm 的信号峰为定量峰，对苯甲酸二甲酯为内标；弛豫延迟时间（D_1）为 10s；对样品与内标的称样质量浓度比（x）-样品与内标的面积比（y）进行线性回归，回归方程：$y = 0.0498x + 0.0005$，$R^2 = 0.9993$。标准曲线法测定的相对标准偏差（RSD）较内标法更小，采用标准曲线法计算利福定的含量为 86.02%（表5-10），验证了质量平衡法结果的准确性。

综上，本批利福定对照品的特性值（含量），按利福定（$C_{45}H_{63}N_3O_{12}$）计，含量为 86.6%。

表5-10 ^{1}H-NMR 法定量利福定的含量

序号	样品称样量 /mg	内标称样量 /mg	溶剂体积 /mL	内标法含量 /%	标准曲线法测定含量 /%
1	8.22	2.19	0.6	86.30	86.09
2	10.27	2.25	0.6	87.63	86.05
3	12.06	2.06	0.6	84.02	86.01
4	14.31	2.03	0.6	86.20	85.99
5	15.81	2.08	0.6	86.32	85.98
平均含量 /%				86.10	86.02
相对标准偏差 /%				1.51	0.05

5.4.2   候选物纯度对赋值准确性的影响

影响 HPLC 测定药物纯度的因素可概括为：①当样品中的杂质种类较多时，由于色谱法分离效果的局限性，可能部分杂质在色谱系统中不能被有效检出，影响了对杂质总量的准确测定；②采用主成分自身对照法定量杂质含量，杂质与主成分的相对响应因子（响应因子）的差异影响杂质定量的准确性，而影响的大小又与该杂质的含量有关（图5-14），杂质含量越大，影响越大。因此，在采用质量平衡法对化学对照品进行定值时，高纯度的原料是对照品定值准确性的基础。

为评估样品纯度、杂质响应因子对 HPLC-UV 测定对照品候选物中有机杂质含量的影响，分别选择葛根素对照品、环丙沙星对照品、硝苯地平对照品，向其中添加不同的杂质对照品，制备主成分含量不同的系列模拟样品。①葛根素模拟样品：与葛根素结构相似的异黄酮类以及黄酮类化合物，大豆苷元、大豆苷、染料木苷、芒柄花素、柚皮苷、甲基橙皮苷、杜鹃素、牡荆素鼠李糖苷、蔓荆子黄素、芹菜素对照品模拟样品中的杂质。②环丙沙星模拟样品：以环丙沙星杂质 A、杂质 B、杂质 C、杂质 E、杂质 I 和氧氟沙星对照品模拟样品中的杂质。③硝苯地平模拟样品：以硝苯地平杂质I和杂质II对照品模拟样品中的杂质。各模拟样品分别制备 10 组主成分含量分别约为 99% ～ 90%，杂质含量分别约为 1% ～ 10% 的系列混合溶液。

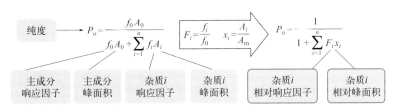

图 5-14　杂质含量和响应因子对 HPLC 主成分自身对照法测定样品纯度的影响

　　首先计算各组模拟样品中的诸杂质在检测波长下与主成分的响应因子；再采用 HPLC 归一化法测定各模拟样品在不同波长下的纯度，计算归一化结果与主成分实际含量的偏离值；采用析因设计方法，将主成分纯度与杂质校正因子（校正因子为响应因子的倒数）作为主要影响因素，分析各因素的主效应及交互效应，进而量化主成分纯度和杂质校正因子对定值准确性的影响。

　　以对葛根素模拟样品的分析为例[5]，葛根素模拟样品中的 10 个杂质，在 4 个波长（220nm、250nm、278nm、300nm）下检测，得到 40 个校正因子，范围为 0.056 ～ 2.200（表 5-11）；对葛根素模拟样品在 4 个波长下进行 HPLC 分析（图 5-15），主成分纯度不同（99% ～ 90%）的 10 组样品，每组可得到 40 个数据；以校正因子 1.00 为中心，按照 0.05 的区间进行划分，理论上可得到 50 组校正因子变量，实际得到 26 组变量。采用析因设计进行数据分析，发现：①杂质含量与校正因子间存在交互作用，两者对 HPLC 纯度分析结果的偏离均有显著性影响；②主成分纯度在 99.0% ～ 97.0% 范围，校正因子在 0.90 ～ 1.10 范围时，两者对测定结果无显著影响。

表 5-11　葛根素模拟样品中诸成分的校正因子

对照品	校正因子			
	220nm	250nm	278nm	300nm
葛根素	1	1	1	1
大豆苷元	1.384	1.268	1.459	1.53
大豆苷	1.058	0.867	1.025	0.882
染料木苷	1.011	0.923	1.137	0.561
芒柄花素	1.673	1.515	1.768	1.79
柚皮苷	1.265	0.060	0.945	0.556
甲基橙皮苷	1.116	0.056	0.939	0.535
杜鹃素	2.136	0.083	0.951	2.200
蔓荆子黄素	1.827	0.634	1.303	0.750
牡荆素鼠李糖苷	1.207	0.237	0.715	0.908
芹菜素	2.039	0.519	1.521	1.992

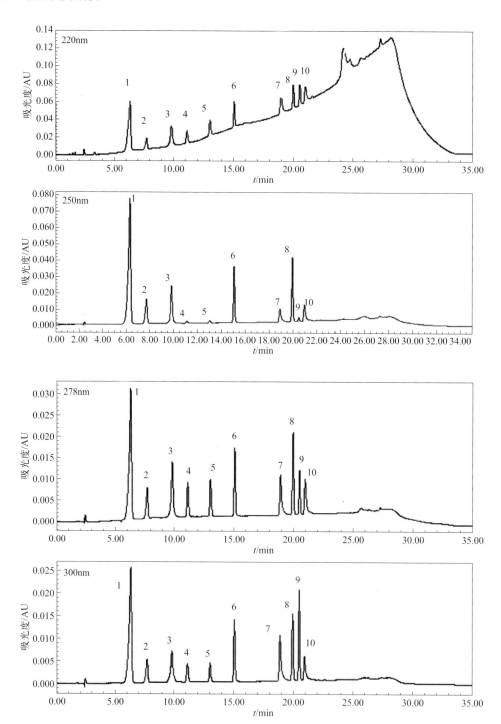

图 5-15　葛根素模拟样品分析的 HPLC 色谱图

1—葛根素；2—大豆苷；3—染料木苷和牡荆素鼠李糖苷的重叠峰；4—柚皮苷；5—甲基橙皮苷；6—大豆苷元；7—芹菜素；
8—芒柄花素；9—杜鹃素；10—蔓荆子黄素

按上述方法，环丙沙星模拟样品分别在 220nm、260nm、278nm、300nm 波长下进行 HPLC 分析，主成分的纯度设为 10 个水平；6 个杂质在 4 个波长下检测，得到 24 个校正因子，校正因子范围为 0.088～2.260。硝苯地平模拟样品分别在 235nm、260nm、278nm、300nm

波长下进行 HPLC 分析，主成分的纯度也设为 10 个水平；2 个杂质在 4 个波长下检测，得到 8 个校正因子，校正因子范围为 0.541 ～ 2.464。析因分析得到的结论与葛根素的结论相同，即杂质含量与杂质类型（校正因子）共同决定 HPLC 纯度分析结果的准确性。

对三组模拟样品得到的 720 组数据合并进行统计分析。如认为样品的 HPLC 测定结果与样品实际纯度的偏差小于 0.5% 时，是可以接受的标准，则可以得到对照品候选物纯度-杂质校正因子与测定准确性关系图（图 5-16），即：当杂质的校正因子在 0.90 ～ 1.10 范围时，对照品候选物主成分的纯度应≥ 96.0%；当杂质的校正因子在 0.80 ～ 1.20 范围时，对照品候选物主成分的纯度应≥ 97.0%；当杂质的校正因子在 0.20 ～ 1.80 范围时，对照品候选物主成分的纯度应≥ 99.0%。提示采用质量平衡法定值，当 HPLC 测定的样品纯度值在 99.0% ～ 99.5% 之间时，由于纯度分析的准确性与杂质的校正因子有关，因而应采用其他方法对结果予以辅佐证明。由于获得纯度≥ 99.5% 的原料相对比较困难，因而化学对照品标定时，候选物的纯度、主成分与杂质紫外校正因子的差异对于化学对照品定值的准确性影响较大。

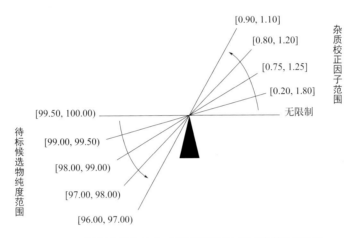

图 5-16 对照品候选物纯度-杂质校正因子与测定准确性的关系

5.4.3　首批对照品赋值的关键点

5.4.3.1　首批对照品赋值的准确性

在对首批化学对照品的标定过程中，按质量平衡原理获得候选物的含量值后，应采用互补的方法对其准确性进行认定。认定过程中通常可能出现以下情况：

① 相互验证，发现问题，采用适宜的方法定值。当两个不同原理的标定方法得到的结果差异较大时，说明其中至少一种测定方法是不适宜的，此时，两个结果不能简单地进行合并计算，而应当寻找出导致结果差异较大的原因，采用适宜的方法进行再测定。例如本章"实例　利福定国家对照品的研制"，如果采用干燥失重的结果作为候选物总挥发性物质的总量，采用质量平衡法计算利福定的含量，则：

利福定含量 = (1- 有关物质含量)×(1- 干燥失重含量－炽灼残渣含量)=89.44%（5-19）

上述结果与 qNMR 验证得到的候选物中利福定的含量（86.02%）差异较大，结合候选物水分和残留溶剂的测定结果，证明干燥失重未能完全去除样品中的丙酮，因而，采用水分和残留丙酮的含量和表征挥发性物质的总量更合理。

② 相互验证，合并计算定值。如果两个不同原理的标定结果的平均值落在两个标定方法不确定度的交集部分，标定结果的均值是其真值的最优估计值，如本章"实例　盐酸头孢唑兰国家对照品"的研制，采用质量平衡法与 qNMR 定量的均值对首批对照品的含量进行赋值。

③ 相互验证，采用高准确度结果赋值。如果作为验证的标定方法本身准确性较低或未进行系统的验证，则通常不对不同原理的结果进行合并计算，而采用高准确度的标定结果作为对照品的最终结果，低准确度方法的结果仅用于对赋值的验证。例如本章"实例　乳酸卡德沙星国家对照品的研制"，其中的非水滴定方法由于专属性较差，"实例　雷帕霉素国家对照品的研制"，其中的 qNMR 方法未经过系统的验证，故仅用于对赋值结果的验证。

5.4.3.2　案例分析

实例　盐酸头孢唑兰国家对照品的研制

　　盐酸头孢唑兰（cefozopran hydrochloride）是第四代头孢菌素（图 5-17），1995 年在日本上市。1997 年中检所开始研制首批盐酸头孢唑兰对照品。

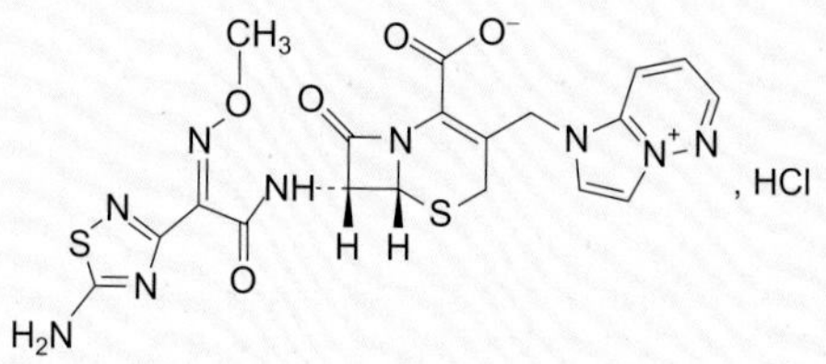

$$C_{19}H_{17}N_9O_5S_2 \cdot HCl \quad 551.99$$

图 5-17　盐酸头孢唑兰

　　研制方案：采用盐酸头孢唑兰精制品原料，在 25℃、相对湿度小于 30% 的条件下进行分装，得到对照品候选物（060605 批）；采用质量平衡法和定量核磁分析方法确定精制品的绝对纯度，建立首批盐酸头孢唑兰国家对照品。

　　① 质量平衡法确定候选物的含量。首先采用 HPLC 法测定盐酸头孢唑兰对照品候选物杂质含量：色谱系统Ⅰ（文献方法）共检出 10 个杂质峰 [图 5-18（a）]；色谱系统Ⅱ（《日本药局方》方法）仅能检测到 7 个杂质峰 [图 5-18（b）]；故采用文献方法测定候选物中杂质的含量，按主成分自身对照法定量，其杂质总量为 1.44%（$n=2$）。再采用卡尔·费歇尔滴定法测定候选物中的水分含量，GC 法测定候选物中的残留溶剂（乙醇、丙酮）含量，炽灼残渣法测定候选物中无机杂质的总量，硝酸银滴定法测定候选物中的盐酸的含量（表 5-12），按式（5-1）得到候选物中头孢唑兰的含量。

$$头孢唑兰含量 = (1-1.44\%) \times (1-4.29\%-0.37\%-0.035\%-6.50\%) = 87.5\% \quad (5-20)$$

$$合成不确定度 = 87.5\% \times \sqrt{(\frac{0.015\%}{1.44\%})^2 + \frac{(0.047\%)^2 + (0.015)^2 + (0.035)^2 + (0.024)^2}{(4.29 + 0.37 + 0.035 + 6.50)^2}} = 1.0\% \quad (5-21)$$

$$扩展不确定度 = 2 \times 1.0\% = 2.0\% \quad (5-22)$$

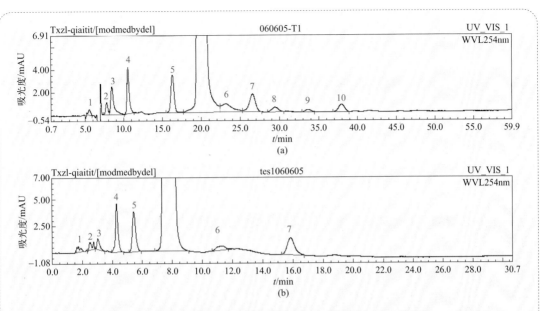

图 5-18　盐酸头孢唑兰对照品候选物（060605 批）的 HPLC 色谱图

（a）色谱柱为 Alltima C18 150mm×4.6mm，流动相为 0.0166mol/L 乙酸铵（乙酸调 pH 值至 3.0）：乙腈（85：15），流速为 0.3mL/min，紫外检测波长为 254nm，柱温为 25℃，进样量为 10μL；（b）色谱柱为 Alltima C18 150mm×4.6mm，流动相为 0.366g 二乙胺加水至 1000mL，加入 60mL 乙腈和 5mL 冰醋酸，紫外检测波长为 254nm，柱温为 25℃，进样量为 10μL

表 5-12　盐酸头孢唑兰对照品候选物中诸成分的测定结果

项目	含量 /%	合成不确定度 /%
杂质	1.44（$n=2$）	0.015
水分	4.29（$n=2$）	0.047
残留溶剂	0.37（$n=2$） （乙醇为 0.16%，丙酮为 0.21%）	0.015
灰分	0.035（$n=2$）	0.035
盐酸	6.50	0.024

②利用定量核磁法分析候选物的含量。以 ^{1}H-NMR 图谱（图 5-19）中头孢唑兰的甲基峰（$\delta=3.99$ppm）为定量峰，5-甲基间苯二酚（含量：97%）的甲基峰为内标。内标法计算头孢唑兰的含量为 87.1%（RSD=1.67，$n=3$），扩展不确定度为 1.4%（$k=2$）。

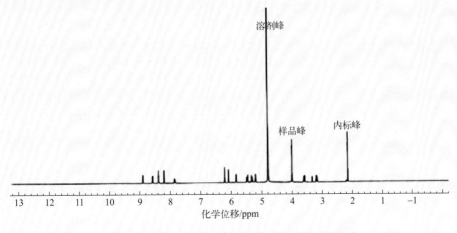

图 5-19　盐酸头孢唑兰的 ^{1}H-NMR 谱图（溶剂为重水）

③ 对首批盐酸头孢唑兰对照品含量的赋值。质量平衡法及定量核磁测定均表明，本批盐酸头孢唑兰对照品候选物（060605）中头孢唑兰（$C_{19}H_{17}N_9O_5S_2$）的含量在 87% 左右，二者相差在 0.5% 之内，且两种方法的扩展不确定度呈交集，定量核磁结果的扩展不确定度小于质量平衡法结果，因而将定量核磁结果与质量平衡法结果的平均值 [(87.1%+87.5%)/2=87.3%] 作为其最优估计值，即首批盐酸头孢唑兰对照品，按头孢唑兰 $C_{19}H_{17}N_9O_5S_2$ 计，含量为 87.4%；扩展不确定度为 1.8%（k=2）。

实例　乳酸卡德沙星国家对照品的研制

乳酸卡德沙星（caderofloxacin lactate）（图 5-20）是国内研制的一类新药，于 2002 年进行新药注册申报，为配合新药注册，中检所开展了首批国家对照品的研制。

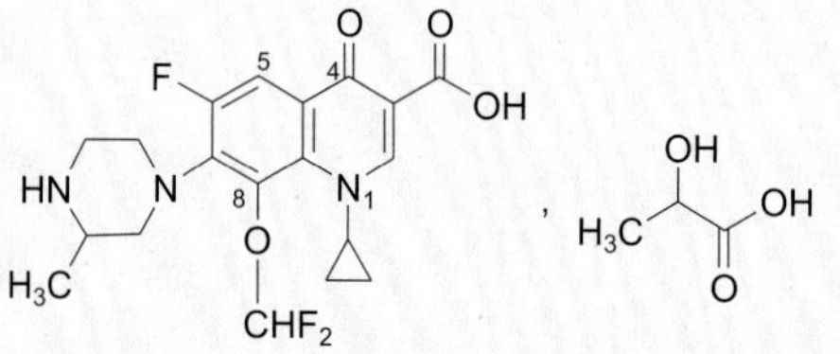

$$C_{19}H_{20}F_3N_3O_4 \cdot C_3H_6O_3 \quad 501.17$$

图 5-20　乳酸卡德沙星

研制方案：采用乳酸卡德沙星精制品原料，在 20℃、相对湿度小于 30% 的条件下分装于棕色安瓶，约 100mg/ 支，熔封，得到对照品候选物；候选物 4℃、避光保存；采用质量平衡法赋值，并采用容量分析法进行验证；建立首批卡德沙星国家对照品。

① 组成分析。采用元素分析法评估候选物的纯度；并分别测定精制品中挥发性物质总量、无机杂质总量和乳酸盐含量。

a. 元素分析。以 C、N、F 三元素含量计算候选物中乳酸卡德沙星（$C_{19}H_{20}F_3N_3O_4 \cdot C_3H_6O_3$）的纯度（表 5-13），平均结果为 100.37%；认为乳酸卡德沙星精制品的纯度达到 95% 以上。

表 5-13　乳酸卡德沙星对照品候选物元素分析结果 /%

	C_{22}	N_3	F_3	平均值
测定值 1	52.76	8.36	11.49	
测定值 2	52.75	8.33	11.56	
平均含量	52.76	8.35	11.53	
理论含量	52.69	8.38	11.37	
元素相对纯度	**100.11**	**99.59**	**101.40**	100.37

b. 挥发性物质总量。乳酸卡德沙星采用乙醇结晶精制，且产品具有引湿性，故对照品候选物中的挥发性物质主要包括水分和残留乙醇等。分别采用常规干燥失重法（105℃至恒重）、TG（约 120℃）分析、卡尔·费歇尔滴定法和残留溶剂（乙醇）测定法进行测定（表 5-14），结果显示，挥发性物质主要包括水分和残留乙醇；TG 的测定结果应为水分和残留溶剂（主要为残留乙醇）的总量，即乳酸卡德沙星对照品候选物的总挥发性物质含量为 0.33%。

表 5-14　乳酸卡德沙星对照品候选物挥发性物质的含量测定结果

测定次数	干燥失重法（105℃至恒重）/%	TG 分析（约 120℃）/%	卡尔·费歇尔滴定法 /%	残留乙醇 /%
1	0.17	0.33	0.21	0.02
2	0.23	0.33	0.20	0.02
平均值	0.20	**0.33**	0.20	0.02

c. 无机杂质总量。微波消化法测得乳酸卡德沙星对照品候选物的炽灼残渣含量为 0.02%（$n=2$）。

d. 乳酸含量。采用电位滴定法，以 0.1mol/L NaOH 滴定候选物中乳酸的含量，结果为 17.84%（RSD=0.18%, $n=4$）

② 纯度分析。卡德沙星中的主要已知杂质为去甲卡德沙星。采用 HPLC 法分析候选物（图 5-21），去甲卡德沙星与卡德沙星的紫外吸收光谱相似，二者均在 231nm、289nm 和 327nm 波长处有最大吸收。

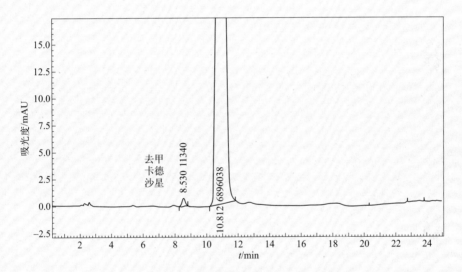

图 5-21　卡德沙星对照品候选物的 HPLC 色谱图

Alltech ODS 色谱柱（200mm×4.6mm，5μm），流动相为 0.01mol/L 柠檬酸溶液（用三乙胺调节 pH 值至 4.0）-乙腈-甲醇（80：20：5），UV 327nm 检测，流速 1.0mL/min，柱温 30℃

采用 HPLC 归一化法在不同波长下分别测定候选物的纯度，其均值为 99.70%（表 5-15）；在 327nm 波长下，采用主成分对照法，以 1% 乳酸卡德沙星溶液的主峰面积为对照，计算样品中各杂质相对含量（表 5-16），扣除杂质总量，得到的纯度为 99.72%；二者相互印证。综合上述结果，认为乳酸卡德沙星对照品候选物的纯度为 99.71%。

表 5-15　HPLC 归一化法在不同波长下测定乳酸卡德沙星对照品候选物的纯度

波长	测定值 1/%	测定值 2/%	测定值 3/%	测定值 4/%	平均值 /%	RSD/%
231nm	99.83	99.45	99.80	99.66	99.685	0.17
289nm	99.72	99.69	99.72	99.68	99.703	0.02
327nm	99.72	99.71	99.76	99.69	99.720	0.03
平均值					99.703	
RSD					0.02	

表 5-16　HPLC 自身对照法测定乳酸卡德沙星对照品候选物的杂质含量

测定次数	未知杂质 1（Rt=2.3）/%	未知杂质 2（Rt=2.6）/%	去甲卡德沙星（Rt=8.6）/%	未知杂质 3（Rt=12.8）/%	总杂质 /%
测定值 1	0.028	0.026	0.173	0.050	0.277
	0.028	0.027	0.171	0.056	0.282
测定值 2	0.025	—	0.190	0.021	0.236
	0.020	0.041	0.190	0.058	0.309
平均值					**0.276**
RSD					0.03

　　进一步利用 qNMR 分析候选物的纯度。以重水为溶剂，分别以卡德沙星 ^{1}H-NMR 图谱中的 C-2 甲基峰 [δ/ppm 为 8.8(s)] 和 C-5 甲基峰 [δ/ppm 为 7.4(d)] 为定量峰，对苯二酚的甲基质子峰为内标，内标法计算乳酸卡德沙星的纯度为 99.18%（RSD=0.52%，$n=4$），与 HPLC 纯度基本相同。

　　③ 对照品候选物赋值。根据质量平衡原理，按式（5-1）确定乳酸卡德沙星对照品候选物的含量。候选物的纯度以 HPLC 法和 NMR 法的均值 99.44% 表示，则

$$卡德沙星含量 = 纯度 \times （1-乳酸含量-干燥失重百分比-灰分含量）$$
$$= 99.44\% \times （100\%-17.84\%-0.33\%-0.02\%）= 81.35\% \qquad (5-23)$$

　　即首批乳酸卡德沙星对照品以卡德沙星（$C_{19}H_{20}F_3N_3O_4$）计，含量为 81.35%。

　　④ 对赋值结果的验证。采用非水滴定法对乳酸卡德沙星对照品候选物的含量进行分析，结果为 81.60%（RSD=0.11%，$n=8$），由于非水滴定的结果中包含去甲卡德沙星等杂质的含量，其值略高于对照品候选物的含量（81.35%）是合理的，进而验证了首批乳酸卡德沙星对照品赋值的准确性。

　　进一步采用 3 批与候选物具有相似工艺的乳酸卡德沙星原料，分别采用 HPLC 外标法（以乳酸卡德沙星对照品定量）和非水滴定法进行测定。HPLC 外标法结果均较非水滴定结果稍低（表 5-17），进一步验证了首批乳酸卡德沙星对照品含量的准确性。

表 5-17　乳酸卡德沙星原料 HPLC 含量测定结果与非水滴定结果的比较

批号	HPLC 外标法含量 /%	非水滴定含量 /%	偏差 /%
20020301	81.4	81.4	0
20020302	81.3	81.5	0.2
20020303	81.0	81.5	0.5

实例　雷帕霉素国家对照品的研制

　　雷帕霉素（rapamycin）又称西罗莫司（图 5-22），为新型免疫抑制剂，2000 年国内开始仿制，中检所于 2002 年开始研制首批雷帕霉素对照品。

　　研制方案：雷帕霉素由微生物发酵生产，其实际产品的纯度偏低，采用雷帕霉素精制品原料作为对照品候选物，在 25℃、相对湿度小于 30% 的条件下进行分装；再按质量平衡原理，采用多种分析方法确定精制品的含量，并利用 qNMR 分析法进行验证，得到首批国家雷帕霉素对照品。

　　① 组成分析。采用热重分析（TG）测定对照品候选物中的挥发性物质和灰分。方法：25℃→105℃，升温速率为 5℃/min，105℃ 平衡 2h；105℃→700℃，升温速率为 30℃/min，700℃ 平衡 2h。挥发性物质（水分、残留溶剂）的总量为 0.036%（$n=3$，RSD=27.6%）；灰分（代表对照品候选物中无机杂质的总量）为 0.18%（$n=3$，RSD=11.4%）。

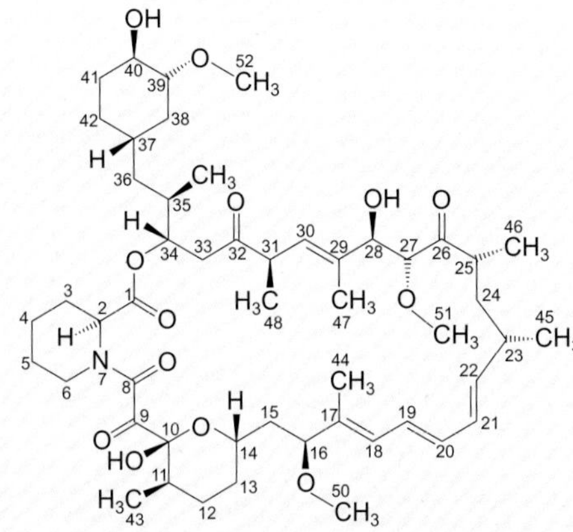

$C_{51}H_{79}NO_{13}$　914.2

图 5-22　雷帕霉素

采用薄层色谱法（TLC）估测精制品的纯度（表 5-18），主斑点可被检出的最低点样量为 0.2μg，三个杂质斑点可被检出的最低点样量均为 10μg；设 TLC 中杂质与雷帕霉素的检测灵敏度相同，则可认为对照品候选物中杂质的含量在 6%[(3×0.2μg /10μg)×100%=6%] 左右。

表 5-18　薄层色谱法估测雷帕霉素的纯度

溶液浓度 /（mg/mL）	点样量 /μL	主斑点数 / 个	次斑点数 / 个
10	10	1	3
10	5	1	3
10	2	1	3
1	**10**	**1**	**3**
1	5	1	0
1	2	1	0
0.1	10	1	0
0.1	5	1	0
0.1	2	1	0
0.1	**1**	**0**	**0**

注：称取雷帕霉素适量，加甲醇溶解并制成 10mg/mL、1mg/mL、0.1mg/mL 的溶液，分别点样 2μL、5μL、10μL。以硅胶 GF254 为固定相，展开剂为三氯甲烷-甲醇（19.5：0.5），展开约 15cm 后，取出于空气中凉干，在 254nm 紫外灯下检视。

② 纯度分析。采用 HPLC 分析雷帕霉素对照品候选物的纯度。雷帕霉素在溶液中具有互变异构现象，异构体色谱峰相对主峰的相对保留时间（RRT）约为 1.1（图 5-23）；取精制品乙腈溶液，按归一化方法计算，采用 UV 277nm 波长下检测，雷帕霉素与异构体之和为 92.54%（$n=5$），即对照品候选物中诸杂质的总和约为 7%；保持色谱条件不变，采用示差折光检测器（RID）进行检测，雷帕霉素与异构体之和为 95.81%（$n=5$）。

③ 对照品候选物的赋值。按质量平衡原理对候选物的含量进行赋值。取 HPLC-UV 结果（92.54%）与 HPLC-RID 结果（95.81%）的均值（94.2%）代表候选物的纯度，按式（5-1）计算，本批对照品候选物的含量为 94.2%×（100%-0.036%-0.18%）=94.0%。即首批雷帕霉素对照品，按 $C_{51}H_{79}NO_{13}$ 计算，含量为 94.0%。

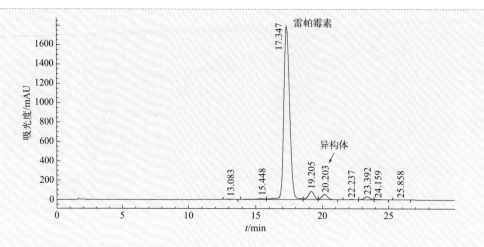

图 5-23　雷帕霉素精制品 HPLC 色谱图

色谱柱为 Zorbox SB-18 (4.6mm×25cm)，流动相为乙腈-水（65∶35），流速为 1mL/min，柱温为 62℃

④ 对赋值结果的验证。采用 qNMR 法对雷帕霉素对照品候选物的赋值结果进行验证。以氘代三氯甲烷溶解样品，对二硝基苯为内标，按雷帕霉素 2 位碳上的氢（δ=5.26ppm）计算，含量为94.95%；按雷帕霉素 34 位碳上的氢（δ=5.13ppm）计算，含量为 94.32%；平均值为 94.64%。进而认为首批雷帕霉素对照品的含量为 94.0% 是正确的。

虽然 qNMR 定量结果与质量平衡法结果相近，但由于没有对雷帕霉素 qNMR 方法进行系统的方法优化与验证，故在赋值过程中未将 qNMR 结果与质量平衡法结果进行合并计算。

5.5 对照品的均匀性与稳定性

5.5.1 对照品的均匀性评估

标准物质的三个最基本的特性是均匀性、稳定性和准确性。影响对照品均匀性的关键可概括为：①候选物原料本身不均匀；②样品在分装过程，不适宜的环境条件导致在分装过程中引湿或失水，进而使得不同包装单元的样品间存在差异。因而，在对照品的研制过程中应开展均匀性评估。

按照 ISO 导则 35 的要求，对照品的分装数量决定了该批对照品进行均匀性评估的样本数量：分装数量不超过 500 支时，应取不少于 10 支进行试验；分装数量超过 500 支时，应取不少于 15 支进行试验。中国抗生素国家对照品的标定，分装数目通常均较多，在分装过程中需按分装时间均匀在 15 个时间点（涵盖起始点和终点）抽取均匀性评估的样品，具体为：采用 HPLC 分析方法进行测定；利用单因素方差分析（ANOVA）方法进行统计分析，当 $P>0.05$ 时，认为样品均匀，否则，认为样品不均匀无法使用。

对抗生素对照品的均匀性评估试验通常可概括为：

① 抽样。在分装过程中匀速安排 15 个取样点，逐步抽取 15 组样本（$m=15$），并按照时间顺序编号、标记、记录。

② HPLC 分析。从每一支抽样样本中称取 4 份对照品（$n=4$），采用相同的条件制备 4份供试液，每份样品进样 1 针，以主峰面积 / 进样量（A/W）作为指标。为方便后续的统

计工作，测定中通常采用相同的量瓶制备供试液，进样体积也相同；按此设计，共可得到 15×4=60 个数据（$N=60$）进行统计分析。

为比较不同称样量对供试液 A/W 测定的影响，从每一支样本中分别称取 5mg、10mg、15mg、20mg 样品进行测定，其 A/W 的 RSD 分别为 1.8%、1.4%、0.8% 和 0.9%（$n=4$）。可见，随着称样量的增加，测量值的 RSD 明显下降；考虑到由天平引入的不确定度分量的影响，推荐最少称样量不小于 10mg，最好大于 15mg。

③ 对检测结果的评价。采用单因素方差分析法（15 组数据，每组样本数为 4），则组间平方和（组间方差和）：

$$Q_1 = \sum_{i=1}^{m} n_i (\overline{X}_i - \overline{\overline{X}})^2 \tag{5-24}$$

组间自由度 $v_1 = m - 1$；组内平方和为：

$$Q_1 = \sum_{i=1}^{m} \sum_{j=1}^{n_i} (\overline{X}_{ij} - \overline{X}_i)^2 \tag{5-25}$$

组内自由度 $v_2 = N - m$；则统计量 F：

$$F = \frac{\dfrac{Q_1}{v_1}}{\dfrac{Q_2}{v_2}} \tag{5-26}$$

根据组间、组内的自由度及给定的显著性水平 α，可由 F 表查出临界的 F_α 值。判断结果：若 $F \leqslant F_\alpha$，则认为组内与组间测定结果无明显差异，样品是均匀的；若 $F > F_\alpha$，则认为组间存在系统误差，其可能源于测定方法不理想，或样品本身均匀性不好；故应进行进一步的分析，即：

$$S_1 = \frac{Q_1}{v_1} \tag{5-27}$$

$$S_2 = \frac{Q_2}{v_2} \tag{5-28}$$

$$S_H = S_1 - S_2 \tag{5-29}$$

若 $S_H < S_2$，则认为样品是均匀的；若 $S_H \approx S_2$，则认为检验方法能够满足样品均匀性评估的要求，组间的系统误差源于样品本身不均匀；若 $S_H < S_2$，则认为样品自身的均匀性不好。

5.5.2 对照品的稳定性监测

ISO 导则 35 中对标准物质的稳定性有具体的要求，不仅应保证标准物质在整个使用周期内量值不发生明显改变，还针对标准物质在运输过程中的稳定性，新增了短期稳定性要求，通过探讨标准物质在不同温度下的稳定性，确定适宜的运输、贮存条件，进而有效地消除可能影响标准物质量值准确性的因素。

5.5.2.1 短期稳定性试验

按 ISO 导则 35 的要求取样：对均匀样品，当单元总体数大于 500 时，抽取单元数应不少于 15 个。根据对照品的常见贮存与运输环节，通常将分装好的对照品分别放置在 4℃、25℃、45℃ 和 70℃ 避光条件下，依次在 0 天、3 天、7 天、11 天、14 天、21 天和 30 天取样，采用 HPLC 分析，以样品的主峰面积（A）与进样量（W）的比值（A/W）作为评估参数，表征样品含量的变化；再采用趋势分析的方法，对温度-评估参数进行线性回归分析，采用 F 检验，对一元线性回归模型进行显著性检验，当 $P > 0.05$ 时（斜率 $b=0$，即接受回归斜率为 0 的原假设），认为样品稳定；当 $P < 0.05$ 时（斜率 $b \neq 0$，即拒绝回归斜率为 0 的原假设），认为样品不稳定。

实例 美洛西林对照品的短期稳定性试验[6]

美洛西林国家对照品（130519—200802）以美洛西林钠（mezlocillin sodium）为原料，采用安瓿瓶密封的方式分装。分装好的对照品按要求分别置于 4 个不同的温度下，依次在 0 天、3 天、7 天、11 天、14 天、21 天和 31 天取样；取样后样品置 −70℃ 冰箱中保存，统一测定。

检测方法：每瓶样品取 4 份，精密称量，分别置于 50mL 容量瓶中，加水溶解并稀释至刻度，进行 HPLC 分析；每份样品测定一次，计算评估参数（A/W）。

对抽取不同温度、不同时间点的样品进行 HPLC 分析 [图 5-24（a）]，可见，美洛西林对照品在 45℃ 和 70℃ 放置条件下显现出较为明显的降解作用 [图 5-24（b）]，不同温度下降解杂质的个数及总量均随放置时间的延长而明显增加。趋势分析显示（表 5-19），在 4℃ 和 25℃ 条件下贮存 31 天，样品未发现明显降解（$P > 0.05$）；而在 45℃ 和 70℃ 条件下贮存 31 天，样品均出现了较为明显的降解（$P < 0.05$）。故可认为本批美洛西林对照品在不超过 25℃ 条件下避光短期放置可保证其稳定性，即本批美洛西林对照品运输时，温度不应超过 25℃，时间不超过 31 天。

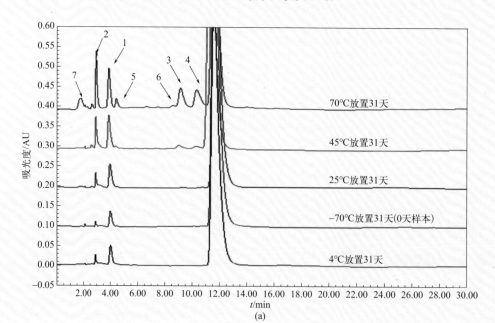

（a）

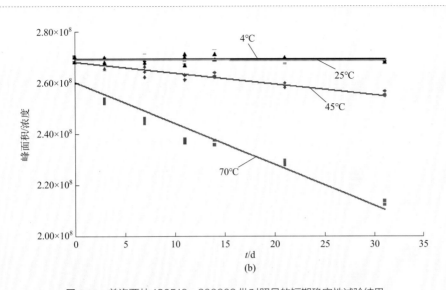

图 5-24　美洛西林 130519—200802 批对照品的短期稳定性试验结果

（a）HPLC 色谱图［色谱柱为 YWG C18，10μm，4.6mm×200mm；流动相为磷酸盐缓冲液（取磷酸二氢钾 4.9g 和磷酸氢二钾 0.45g，加水溶解并稀释至 1000mL）- 乙腈（78∶22）；流速为 1mL/min；检测波长为 210nm；进样量为 10μL］；（b）短期稳定性试验趋势分析

表 5-19　美洛西林 130519—200802 批对照品短期稳定性实验趋势分析结果

模型		平方和	自由度（df）	均方	F	显著性
4℃	回归	$2.496×10^9$	1	$2.496×10^9$	0.002	0.967
	残差	$2.737×10^{13}$	19	$1.441×10^{12}$		
	总计	$2.737×10^{13}$	20			
25℃	回归	$3.924×10^{11}$	1	$3.924×10^{11}$	0.109	0.745
	残差	$6.846×10^{13}$	19	$3.603×10^{12}$		
	总计	$6.885×10^{13}$	20			
45℃	回归	$3.741×10^{14}$	1	$3.741×10^{14}$	169.347	0.000
	残差	$4.197×10^{13}$	19	$2.209×10^{12}$		
	总计	$4.161×10^{14}$	20			
70℃	回归	$5.451×10^{15}$	1	$5.451×10^{15}$	224.821	0.000
	残差	$4.607×10^{14}$	19	$2.425×10^{13}$		
	总计	$5.912×10^{15}$	20			

5.5.2.2　贮存期的稳定性监测

　　国际 / 国家标准物质通常均不设定有效期，如果化学对照品的含量在货架期发生改变，将会影响检验结果的准确性，因此需在贮存期定期进行稳定性监测。当发现含量发生显著改变时，应立即终止该批次化学对照品的使用，并进行报废处理。

　　根据化学对照品的不同用途，对显著性改变有不同的判断标准，但应预先设定允许限度。对用于 HPLC 含量测定的化学对照品，允许含量降低的一般限度为 2.0%；对杂质对照品，其可接受的限度一般为 5.0%。负责化学对照品管理的实验室，应建立定期的再检测体系，对库存产品进行监测，并根据需要调整再检测的频率和周期。

　　由于对照品的含量通常按"湿品"计，使用时按其标示值直接称量即可稀释使用，因而对贮存期对照品的监测主要是确认其含量是否发生了改变。多数用于含量测定的抗生素对照品都熔封于安瓶中并在 5 ～ 8℃条件下保存，对未熔封于安瓶的对照品，由于吸收水分后样品易降解，此时，对照品是否明显地吸收了环境中的水分亦可作为稳定性监测的指标。

虽然采用 HPLC 法，以活性成分的含量变化评价对照品的稳定性是常用的方法，但由于 HPLC 法本身的测定误差就可以达到 2%，如果测得的对照品含量略有下降，有时很难分辨出是测量误差所致，还是对照品已经降解。因而，如果在短期稳定性实验中，通过考察放置过程中对照品含量的变化与其降解杂质的变化关系，找出对照品降解时最先出现或最先发生变化的杂质，将其定义为"指针性杂质"，并将指针性杂质的变化与主成分的含量变化相关联，则可及时、有效地发现对照品的含量变化。

实例　碳青霉烯类药物指针性杂质的确定与应用[7]

原理：根据对照品在放置过程中可能发生的降解反应，确定指针性杂质；通过高温加速试验，采用 HPLC 法测定指针性杂质含量与活性成分含量的变化，以两者比值的变化表征主成分的降解程度；计算活性成分含量降低至对照品标示值的 99% 时，指针性杂质与活性成分含量的比值，作为对照品降解的警戒限。

① 美罗培南（meropenem）。美罗培南对照品置于 60℃恒温恒湿箱中，主峰前明显产生杂质峰 1（图 5-25），将此杂质峰作为美罗培南的指针性杂质。

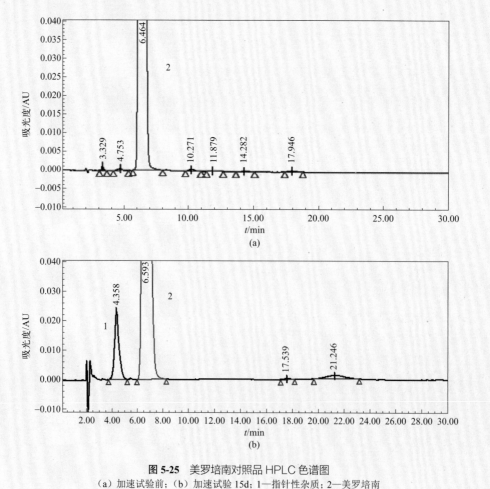

图 5-25　美罗培南对照品 HPLC 色谱图
(a) 加速试验前；(b) 加速试验 15d；1—指针性杂质；2—美罗培南

采用 LC-MS 分析指针性杂质的结构，推测其产生途径，认为指针性杂质是美罗培南开环后的脱羧产物（图5-26）。进一步分析美罗培南和指针性杂质含量变化的相关性，以指针性杂质的含量（x）为横坐标、美罗培南的含量（y）为纵坐标（图5-27），可见二者呈良好的线性关系，其回归方程为 $y=-0.0206x+1.001$，$R^2=0.9925$。由其线性方程可知，当主成分含量降低1.0%时，指针性杂质的含量增加了0.53%；其比值为99.0%/0.53%=187，置信区间为 $\bar{x} \pm t_{0.05,5}S/\sqrt{n}$ =143～268(n=6)。

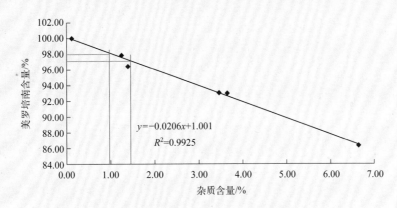

图 5-26　美罗培南指针性杂质的可能产生途径

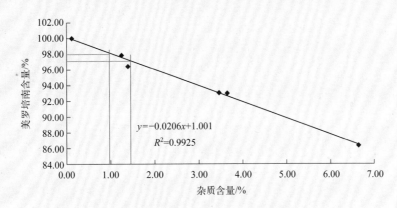

图 5-27　美罗培南指针性杂质与主成分含量的相关性

取不同的美罗培南样品，在不同的放置条件下，模拟样品贮存过程中的变化。将 0 时样品的含量作为100.0%，比较放置过程中样品含量与杂质含量的变化（表5-20），可见，不同美罗培南样品的稳定性差异较大；虽然伴随着美罗培南样品含量降低，指针性杂质的含量增加，但主成分与指针性杂质含量比值的变化更明显，利用该比值作为美罗培南含量降低1.0%时的警戒限，较单纯利用样品含量或杂质含量的变化更灵敏。

表 5-20　美罗培南含量与指针性杂质含量变化

样品	恒温恒湿箱放置时间	美罗培南含量 /%	指针性杂质含量 /%	主成分与指针性杂质的含量比值
注射用美罗培南（企业1）	40℃放置1天	99.74	0.17	587
	40℃放置2天	99.66	0.21	475
	60℃放置1天	99.09	0.49	202
	60℃放置2天	98.52	0.77	128

续表

样品	恒温恒湿箱放置时间	美罗培南含量 /%	指针性杂质含量 /%	主成分与指针性杂质的含量比值
注射用美罗培南 （企业 2）	40℃放置 1 天	99.69	0.20	498
	40℃放置 2 天	97.98	1.03	95
	60℃放置 1 天	97.28	1.37	71
	60℃放置 2 天	96.45	1.77	54
美罗培南对照品 （批号：130506— 200401）	40℃放置 1 天	99.92	0.09	1110
	40℃放置 2 天	99.89	0.10	999
	60℃放置 1 天	99.79	0.15	665
	60℃放置 2 天	99.59	0.25	398

② 比阿培南（biapenem）。通过加速稳定性试验考察比阿培南对照品的稳定性。将样品密封放置于 60℃恒温恒湿箱中，主峰前后均明显出现新增加的杂质 [图 5-11（a）、图 5-11（b）]，考察这两杂质作为指针性杂质的可能性。

采用 LC-MS 分析这两个杂质的可能结构，推测其产生途径，认为它们可能均为比阿培南的开环水解物（图 5-28）。进一步分析这两个杂质与比阿培南含量变化的相关性，二者均与比阿培南的含量变化呈良好的线性关系，但杂质 1 较杂质 2 更易产生（图 5-29），因而确定杂质 1 为指针性杂质。杂质 1 与比阿培南含量变化的线性关系为 $y_1=-0.1878x+1.2113$，$R^2=0.9967$。由其线性方程可知，当主成分含量降低 1.0% 时，指针性杂质的含量增加了 1.18%；其比值为 99.0%/1.18%=84，置信区间为 $\bar{x} \pm t_{0.05,5} S/\sqrt{n}$ =83 ～ 85(n=6)。该比值可作为比阿培南含量降低 1.0% 时的警戒限。

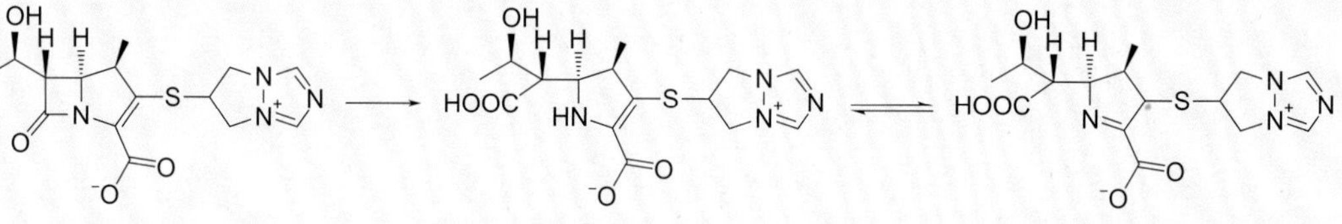

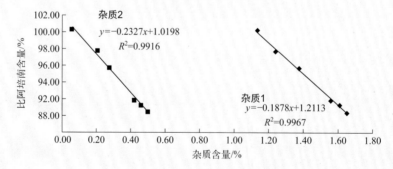

图 5-28　比阿培南指针性杂质降解途径

比阿培南 (分子量350)　　　杂质1 (分子量368)　　　杂质2 (分子量368)

图 5-29　比阿培南杂质与主成分含量的相关性

③ 亚胺培南（imipenem）。利用亚胺培南西司他丁样品替代亚胺培南对照品寻找指针性杂质。将亚胺培南西司他丁密封于 60℃恒温恒湿箱中，比较加速试验前后的色谱图，可见亚胺培南主峰前出现明显的杂质峰 1（图 5-30）；LC-MS 分析表明，杂质 1 为亚胺培南水解产生的亚胺培南开环物。进一步分析亚胺培南和杂质 1 含量变化的相关性，二者呈良好的线性关系（图 5-31），其回归方程为 $y=-1.0497x+1.3899$，$R^2=0.994$。因而确定杂质 1 为指针性杂质。由其线性方程可知，当主成分含量降低 1.0% 时，指针性杂质的含量增加了 0.38%；其比值为 99.0%/0.38%=261，置信区间为 $\bar{x} \pm t_{0.05,5}$

$S/\sqrt{n}$ =225 ～ 309(*n*=6)。该比值可作为亚胺培南含量降低 1.0% 时的警戒限。

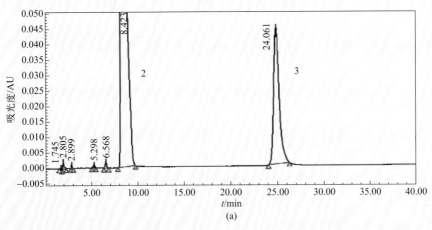

(a)

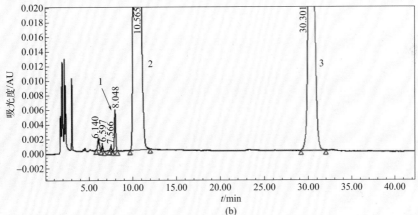

(b)

图 5-30 亚胺培南西司他丁样品色谱图

（a）加速试验前；（b）加速试验 15d；1—指针性杂质；2—亚胺培南；3—西司他丁

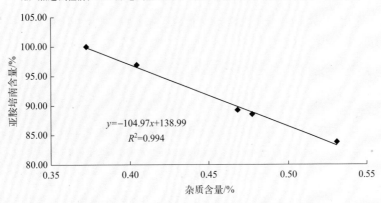

图 5-31 亚胺培南杂质与主成分含量的相关性

④ 结论。碳青霉烯类药物对照品在贮存中的主要降解产物均为 β-内酰胺环开环物，存在明显规律；据此，可作为选择指针性杂质的依据。通过加速稳定性试验可方便地确认指针性杂质，利用指针性杂质与主成分含量比值的变化表征对照品的降解程度，较单纯利用主成分含量或杂质含量的变化表征对照品的降解程度更敏感。

5.5.3　利用近红外分析技术快速检测对照品水分的变化

对标准物质水分的监控是其质量过程控制的重要环节。对极具引湿性的物质，分装过程中环境湿度的变化可导致同一批对照品的各个独立包装瓶之间水分含量不同，故通常用此为指标表征分装过程的变异性。此外，对照品在贮存过程中，包装瓶密闭程度的差异也会导致不同瓶间水分含量的变化，进而影响到对照品赋值的准确性。

对标准物质水分的监测方法通常为卡尔·费歇尔滴定法或干燥失重法。近红外（NIR）分析在不破坏样品包装的情况下，可直接对包装内的样品进行连续考察，避免了常规破坏性测定所带来的误差；加之近 NIR 分析速率快，可在数分钟内完成对一个样品的分析，这使得 NIR 分析用于标准物质水分的常规监测成为可能。

① 测定原理。相关系数法是一种简单易行的比较不同光谱间是否存在差异及差异程度的方法。它通过比较待测光谱与参考光谱的相关系数，表征特定光谱与参考光谱之间的差异程度。两张光谱 $y_1(k)$ 和 $y_2(k)$ 相关系数（r）的计算公式为：

$$r = \frac{Cov[y_1(k), y_2(k)]}{\sigma_{y_1}\sigma_{y_2}} \tag{5-30}$$

式中，$Cov[y_1(k), y_2(k)]$ 为两张光谱的协方差；σ_{y_1} 和 σ_{y_2} 分别为两张光谱的标准偏差。

寻找 NIR 光谱图中对水分变化敏感的谱段；随机抽取多瓶分装后的标准物质样本，测定其 NIR 光谱，计算样本光谱彼此间的相关系数；设定合适的相关系数阈值，控制不同样品瓶中水分变异。若所有样本光谱间的相关系数均大于阈值，则说明样本中的水分含量相同，即分装过程中样品没有因吸水呈不均一特性；反之，若部分样品光谱间的相关系数小于阈值，提示样品为不均一样品，即部分样品在分装过程中吸水。

将一定量分装后的待标定标准物质置高湿环境中，通过加速试验，比较每一瓶样本相关系数的变化，可以判断样本包装的密闭性；而通过定期监测对照品贮存期相关系数的变化，可以判断样品在存放过程中是否吸潮。

② 近红外光谱的采集及光谱预处理。使用积分球附件，不打开对照品的棕色玻璃瓶包装，隔着玻璃瓶底直接采集对照品光谱。光谱范围为 12000 ~ 4000cm^{-1}，每一个样品扫描次数 64 次，分辨率 8cm^{-1}，每个样品重复测定 3 次，计算平均光谱。

对平均光谱采用一阶导数（17 点平滑）处理，消除样品光谱的背景干扰，提高谱图的分辨率。

③ 水分变化敏感谱段的选择。水分在近红外区的主要吸收谱区包括：1400 ~ 1450nm（7143 ~ 6905cm^{-1}）的 —OH 二倍频吸收谱段和 1900 ~ 1940nm（5263 ~ 5160cm^{-1}）的 —OH 合频吸收谱段。虽然受各种物理和化学因素的影响，结合水和游离水的 NIR 光谱存在差异，温度也会影响吸收峰的位置，但理论上一个具体品种的水分敏感谱段应位于上述两个谱段附近。

以左卡尼汀和色甘酸钠为例，探讨选择水分敏感谱段的一般方法。取上述两种样品，打开瓶塞，放入湿度为 92%（含 KNO$_3$ 过饱和溶液的密闭干燥罐）的环境中；分别在 30min 和 3h 测定左卡尼汀的 NIR 光谱，在 1d 和 6d 测定色甘酸钠的 NIR 光谱（图 5-32），可见左卡尼汀吸湿后在 5300 ～ 4500cm^{-1} 谱段易发生变化，而色甘酸钠的变化则主要集中在 5500 ～ 4600cm^{-1}、7300 ～ 6300cm^{-1} 和 9000 ～ 8500cm^{-1} 谱段。因此，分别将这些谱段作为左卡尼汀和色甘酸钠的水分敏感谱段。

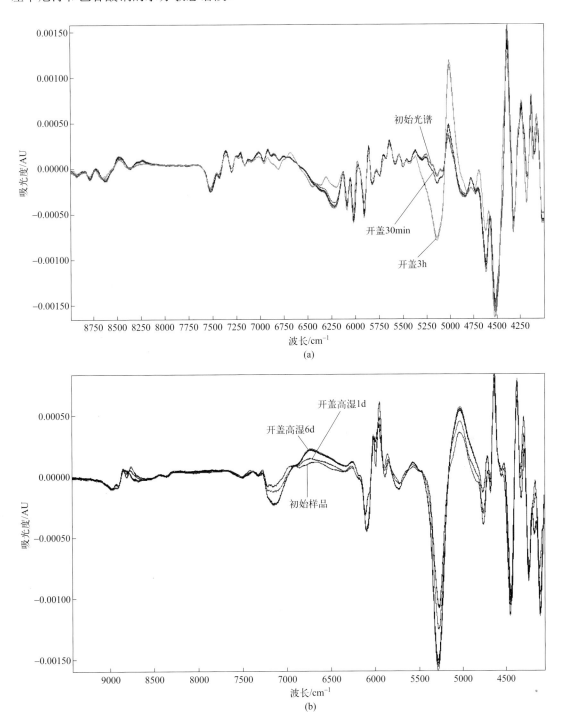

图 5-32　吸湿样品与正常样品的 NIR 光谱的比较（谱图经一阶导数和 17 点平滑处理）

BRUKER 公司 MPA 型近红外光谱仪，硫化铅（PbS）检测器，采用 OPUS 6.5 光谱分析软件进行光谱预处理

（a）左卡尼汀；（b）色甘酸钠

④ 阈值的确定。隔着玻璃瓶直接测定样品的 NIR 光谱，分析样品的均匀性或者水分的变化，确定阈值时应重点分析以下因素对测定的影响：首先，NIR 的测量误差，即测量的准确性，以色甘酸钠对照品为例，对同一瓶样品连续测定 10 次，在其水分敏感谱段计算 10 张光谱彼此间的相关系数（表 5-21），可见，10 张光谱间相关系数的最大差值为 0.01%，即两张样品光谱的相似程度约为 99.99%；采用同样的方法，测定阿莫西林对照品和美洛西林对照品，可得到相似的结果，因此可以认为 NIR 分析的测量误差可以忽略不计。其次，需要考虑玻璃瓶的影响，寻找对于水分相对稳定的阿莫西林对照品（130409—200810），随机抽取 6 瓶，采用卡尔·费歇尔滴定法测定其水分，均值为 12.9%，标准偏差为 0.1054%；随机抽取 10 瓶美洛西林对照品（130519—200802），采用卡尔·费歇尔滴定法测定其水分，均值为 3.5%，标准偏差为 0.1464%。利用 β-内酰胺抗生素水分敏感谱段（7500～4200cm^{-1}），测定多瓶样品彼此间 NIR 光谱的相关系数；分别计算了 70 瓶阿莫西林对照品和 32 瓶美洛西林对照品彼此间的相关系数，阿莫西林共得到 2415 个相关系数，美洛西林得到 496 个相关系数，所得到的相关系数均在 99.00%～99.99% 之间，大部分样品间的相关系数均在 99.80% 附近（图 5-33）。如果忽略样品均匀性和测量误差的影响，可以认为由样品瓶差异所致的两瓶样品间的最小相关系数为 99.00%。

表 5-21　同一瓶色甘酸钠对照品 10 次测定彼此间 NIR 光谱的相关系数　　单位：%

| | | 光谱编号 | | | | | | | |
		1	2	3	4	5	6	7	8	9
光谱编号	2	99.99								
	3	99.99	99.99							
	4	99.99	99.98	99.99						
	5	99.99	99.98	99.99	99.99					
	6	99.99	99.98	99.99	99.99	99.99				
	7	99.99	99.99	99.99	99.99	99.99	99.99			
	8	99.98	99.99	99.98	99.99	99.98	99.99	99.98		
	9	99.99	99.98	99.99	99.99	99.99	99.99	99.99	99.99	
	10	99.99	99.99	99.99	99.99	99.99	99.99	99.99	99.98	99.99

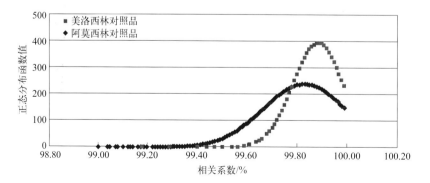

图 5-33　阿莫西林对照品和美洛西林对照品瓶间 NIR 光谱相关系数分布图

采用注射用粉针剂进一步验证上述结果。选择同一厂家相同品种水分含量相差 0.5% 的两瓶样品，测定 NIR 光谱，计算彼此间光谱的相关系数（表 5-22），五个注射用粉针剂（注射用普鲁卡因青霉素、头孢呋辛钠、头孢美唑钠、头孢唑林钠和头孢唑肟钠）的 17 组样品，在水分敏感谱段光谱的相关系数均值为 99.07%，说明相关系数大于 99.00% 的样品，其水分含量的变化通常小于 0.5%，即阈值初步设置为 99.00% 是合理的。综合上述实验结果，确定 99.00% 可作为相关系数的阈值表征样品水分发生了变化。

表 5-22　水分含量相差 0.5% 的注射用粉针剂样品光谱间的相关系数

注射用粉针剂	编号	水分含量 /%		相关系数 /%
		样品 1	样品 2	
普鲁卡因青霉素	1	3.2	2.7	98.32
头孢呋辛钠	2	4.1	3.6	98.51
	3	1.6	1.1	99.10
	4	1.6	1.1	98.96
	5	1.6	1.1	98.99
	6	1.6	1.1	98.81
头孢美唑钠	7	1.6	1.1	99.30
	8	1.6	1.1	99.34
	9	1.6	1.1	99.29
	10	1.6	1.1	99.19
	11	1.6	1.1	98.81
	12	1.6	1.1	98.60
头孢唑林钠	13	0.7	0.2	99.96
	14	1.2	0.7	98.73
头孢唑肟钠	15	6.4	5.9	99.40
	16	6.4	5.9	99.45
	17	7.8	7.3	99.39
相关系数均值 /%				99.07

⑤ 对方法的验证。随机抽取左卡尼汀对照品和色甘酸钠对照品各 3 瓶，测定其初始 NIR 光谱，以其平均光谱作为参照光谱。然后打开瓶塞将样品放入湿度为 92% 的密闭环境中，分别在 1h 和 3h 后取出左卡尼汀对照品，在 1d 和 6d 后取出色甘酸钠对照品测定其 NIR 光谱，计算它们与各自参照光谱的相关系数。左卡尼汀吸湿 1h 后与参照光谱的相关系数分别为 98.43%、98.38% 和 98.36%，吸湿 3h 后分别为 72.13%、72.53% 和 72.78%。色甘酸钠吸湿 1d 后与参照光谱的相关系数分别为 98.83%、98.75% 和 98.65%，吸湿 6d 后分别为 95.81%、95.74% 和 95.80%；吸湿后的样品与 99.00% 相差较远，说明所建立的方法可以对吸湿后的样品做出准确判断。

⑥ 方法应用。随机抽取刚分装于西林瓶待标定左卡尼汀和色甘酸钠对照品候选物若干瓶；以 10 瓶样品为例，测试每一瓶样品的初始 NIR 光谱，在水分的敏感谱段计算彼此间的

相关系数，均大于 99.00%，说明对照品在分装过程中水分未发生变化。

　　将左卡尼汀对照品和色甘酸钠对照品不拆除包装直接放入湿度为 92% 的密闭环境中 7d 后取出，再测定其 NIR 光谱，分别计算加速试验后样品间的相关系数（表 5-23）。可见，10 瓶色甘酸钠样品的相关系数均在 99.00% 以上，提示，色甘酸钠对照品包装密闭性良好。而左卡尼汀样品的相关系数发生了改变，其中 5 组样品的相关系数小于 99.00%。采用卡尔·费歇尔滴定法分别测定该 10 瓶左卡尼汀对照品的含水量，其含水量分别为 0.9933%、0.8549%、0.6946%、0.7907%、0.9767%、0.8144%、0.6533%、0.7725%、0.8674%、0.6566%，其中最大值与最小值的相对偏差为 0.42%，提示左卡尼汀对照品的包装密闭性可能存在问题。进一步计算高湿加速试验后样品的 NIR 光谱与其初始光谱之间的相关系数，10 瓶样品中有两瓶样品放置前后的相关系数小于 99.00%，说明左卡尼汀对照品的包装密闭性确实存在问题[8]。

表 5-23　对照品高湿加速试验后的瓶间相关系数 /%

		色甘酸钠对照品样品（编号）								
		1	2	3	4	5	6	7	8	9
样品编号	2	99.98								
	3	99.98	100							
	4	99.99	99.95	99.97						
	5	99.98	99.99	100	99.98					
	6	99.99	99.95	99.97	100	99.98				
	7	100	99.98	99.98	99.99	99.98	99.99			
	8	99.96	99.96	99.98	99.96	99.99	99.97	99.96		
	9	99.99	99.95	99.96	99.99	99.96	99.98	99.99	99.92	
	10	99.99	99.99	99.98	99.96	99.98	99.96	99.99	99.93	99.93
		左卡尼汀对照品样品（编号）								
		1	2	3	4	5	6	7	8	9
样品编号	2	99.92								
	3	99.71	99.35							
	4	99.45	99.07	99.80						
	5	99.77	99.95	99.00	**98.80**					
	6	99.64	99.26	99.95	99.95	**98.96**				
	7	99.59	99.20	99.94	99.95	**98.88**	100			
	8	99.78	99.48	99.96	99.90	99.20	99.98	99.97		
	9	99.79	99.96	99.06	**98.86**	100	99.03	**98.94**	99.25	
	10	99.92	99.70	99.93	99.66	99.44	99.85	99.82	99.93	99.49

5.6　总结：抗生素对照品标定的关键点

　　对抗生素对照品量值的赋值过程是标定中的关键，按质量平衡原理赋值可将其量值直接溯源至 SI 单位，是鼓励的赋值方法，其中对候选物的纯度分析是赋值可靠性的基础。抗生素对照品标定中的关键点可概括为：

① 选择合适的方法来评价对照品原料（候选物）的质量，根据原料的特性确定分装条件。

② 使用基于不同基本原理的两种或两种以上充分确认的分析方法，按质量平衡法对候选物进行定值，并相互验证。

③ 不确定度评定。通过详细说明测量过程中的不确定度来源，量化对照品的不确定度，通常用扩展不确定度（$k=2$）表征。

④ 确定对照品贮存期稳定性监测的方法及监测指标。

在对照品标定完成后，标定实验室应给出完整的标定报告，其中不仅应包括对照品候选物的来源及相关质量信息、原料生产者的信息、标定实验方案、特性值（含量）及不确定度、定值日期，且应明确对照品的用途、对照品的使用说明和注意事项包括运输和贮存条件等。

参考文献

[1] 王君, 胡昌勤, 胡育筑. 费休氏水分测定法的不确定度评定 [J]. 药物分析杂志, 2006, 26(5):674-677.

[2] 姚尚辰, 常艳, 胡昌勤. HPLC 用 β-内酰胺类抗生素化学对照品的不确定度分析 [J]. 药物分析杂志, 2010, 30(11):2104-2110.

[3] 冯艳春, 刘书妤, 胡昌勤. 比阿培南标准物质的研制 [J]. 中国抗生素杂志, 2010, 35(9):679-683.

[4] 田冶, 姚尚辰, 尹利辉, 等. 利福定标准物质的研制 [J]. 中国新药杂志, 2019, 28(13):1642-1646.

[5] 马玲云, 常艳, 戴忠, 等. 基于多元数据分析研究葛根素化学对照品定值准确性与其影响因素的相关性 [J]. 药物分析杂志, 2013, 33(12):2156-2165.

[6] 常艳, 马双成, 胡昌勤. 美洛西林标准物质短期稳定性研究 [J]. 药物分析杂质, 2013, 33(4): 684-688.

[7] 王楠, 胡昌勤, 刘茜. 表征碳青霉烯类药物稳定性的指针性杂质的确定及其应用 [J]. 药物分析杂志, 2011, 31(1):90-94.

[8] 冯艳春, 常艳, 姚尚辰, 等. 近红外法监测标准物质分装及贮存过程中水分的变化 [J]. 药物分析杂质, 2010, 30(10):1895-1899.

第6章

抗生素杂质对照品的研制

在药物杂质谱控制中，借助于杂质对照品，利用 HPLC 等分离分析方法对药物中的杂质进行定性/定量分析是常用的方法。由于药品中的杂质种类众多、来源复杂且不稳定，因而，制备杂质对照品需要耗费大量的人力、物力。杂质对照品的研制成为制约药品杂质谱控制的关键环节。为解决抗生素类药物杂质谱控制的难题，中国食品药品检定研究院（中检院）采取了以下措施推动杂质谱控制理念的实施：①对同系物药物开展系统化的系列杂质对照品的合成工作；②对不稳定药物，在对药品降解规律和途径充分认知的基础上，通过设计目标杂质及降解试验，研制混合降解杂质对照品；③采用相对保留时间（RRT）和 UV 光谱双指标在 HPLC 分析中对杂质进行定性，采用杂质与主成分的相对响应因子（relative response factor，RRF）作为校正因子对杂质进行定量；④开展数字化对照品的探索研究。

6.1 同系物药物系列杂质对照品的合成研究

对部分由化学合成生产、自身结构相对稳定且具有多个相似结构的药物，如磺胺类药物、喹诺酮类药物、康唑类药物等，将系列同系物药物作为一个整体考虑，通过对其合成工艺的分析，确定其可能引入的工艺杂质（起始物料、中间体、副产物）及合成过程中可能引入的降解产物（水解、氧化、开环、异构化等），将一类同系物作为一个整体考虑，研制系列杂质对照品，进而起到事半功倍的效果。

以临床常用的磺胺类药物为例。磺胺类药物为对位氨基苯磺酰胺（简称磺胺）结构的衍生物，磺酰氨基上的氢被不同的杂环取代，可形成不同种类的磺胺药（图 6-1）：磺胺二甲嘧啶（sulfamethazine，SM2）、磺胺异噁唑（sulfafurazole，SIZ）的半衰期较短；磺胺嘧啶（sulfadiazine，SD）、磺胺甲噁唑（sulfamethoxazole，SMZ）的半衰期中等；磺胺甲氧嘧啶（sulfamethoxydiazine，SMD）、磺胺二甲氧嘧啶（sulfadimethoxine，SDM）的半衰期较长；磺胺醋酰（sulfacetamide，SA）为外用磺胺药，主要用于眼科疾病；酞磺胺噻唑（phthalylsulfathiazole，PST）在肠道中难吸收，能在肠道保持较高的药物浓度；柳氮磺吡啶（sulfasalazine）口服不易吸收，在肠微生物作用下可分解成 5-氨基水杨酸和磺胺吡啶。中检院于 2014 年起开始研制磺胺类药物系列杂质对照品。经查阅《美国药典》（USP）、《欧洲药典》（EP）及相关文献，从磺胺嘧啶、磺胺甲噁唑、磺胺醋酰、柳氮磺吡啶及磺胺胍（sulfaguanidine）的有关物质结构中共筛选出 26 个化合物作为磺胺类药物系列杂质对照品（图 6-2），基本涵盖了不同磺胺类药物的各类起始物、中间体和各类副产物等。所研制的杂质对照品结构均经 NMR 和 MS 确认，纯度大于 95%。这些杂质对照品，不仅为磺胺类药物杂质谱分析方法的验证提供了物质基础，也为开展磺胺类药物定量结构-保留关系（QSRR）研究提供了物质保证。

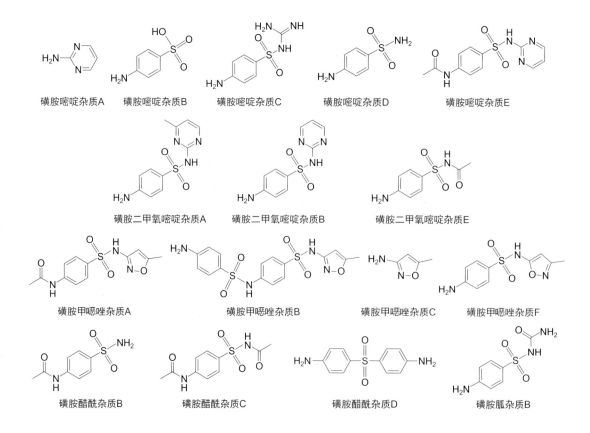

图 6-1　临床中常用磺胺类药物的化学结构

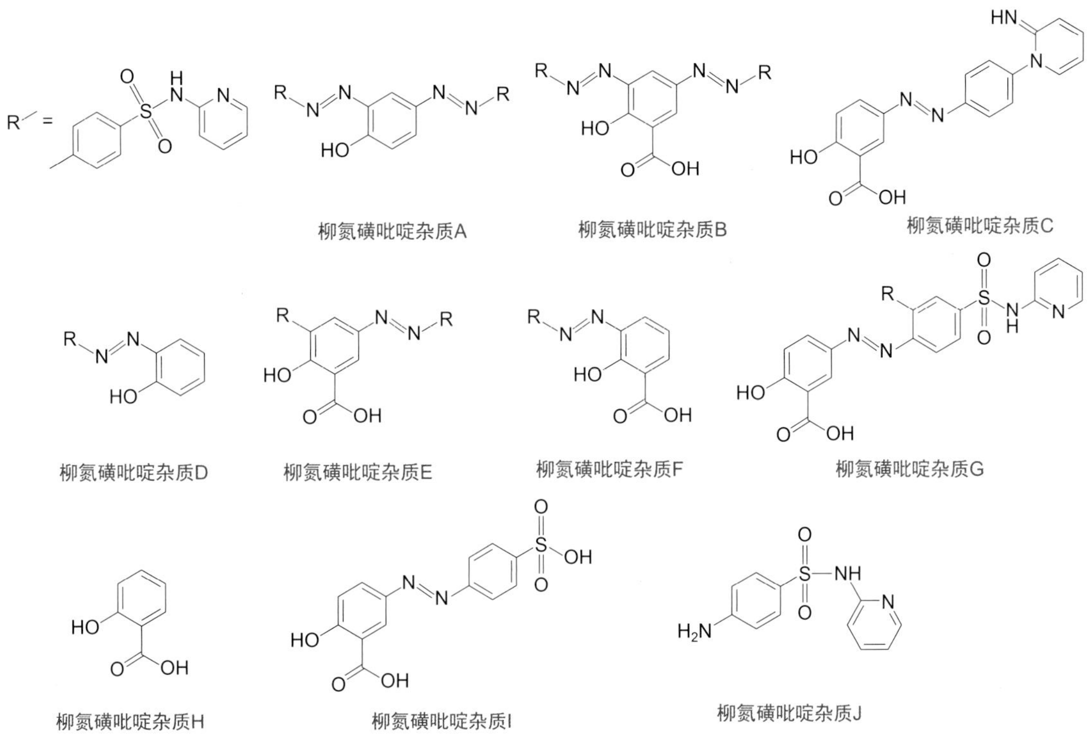

图 6-2　磺胺类药物系列杂质对照品结构（杂质命名与 EP 相同）

6.1.1　杂质对照品的合成

在系列杂质对照品的研制中，特别是对具有手性异构的杂质对照品，选择合理的合成路线是成败的关键。例如对《欧洲药典》（EP）所收录的 5 个酮康唑杂质的研制[1]。研制中，对杂质 A，先后设计了 3 种不同的合成路线，但由于中间体稳定性差或还原反应选择性不理想等问题，均未得到满意的成品，因此，杂质 A 的研制未获得成功。根据酮康唑诸杂质的结构（图 6-3），分别设计了酮康唑杂质 B、杂质 C、杂质 D 和杂质 E 的合成路线（图 6-4）：其中，杂质 B、杂质 D 和杂质 E 的构型主要由取代基 R 决定（图 6-3），取代基 R 在 1,3-二氧戊环结构上连接有三个基团，其中两个较大的取代基在二氧戊环面的同侧，定义为顺式结构；合成过程中确保诸杂质的构型为顺式结构是关键。根据文献方法，得到杂质 E 合成中的起始物 1（顺式化合物）［图 6-4（a）］；杂质 E 为杂质 B 合成中的中间体［图 6-4（b）］，进而使得杂质 B 和杂质 E 的最终结构均为顺式结构；对酮康唑杂质 C 的合成，先得到顺反两种异构体的混合物［图 6-4（c）］，再通过制备色谱分离出反式构型的杂质 C；杂质 D 由酮康唑原料经水解脱乙酰基后纯化得到［图 6-4（d）］，酮康唑原料为顺式结构，水解过程不会导致构型的改变，因而杂质 D 的结构为顺式结构。

在按选定的合成路线对特定杂质进行合成时，除应关注整个反应过程是否达到了预期的设计要求，以及关注产物的产率外，还应及时对主要副产物、中间体进行结构鉴别，对一些与特定杂质结构相近的副产物等，可作为新的杂质对照品，其可能是杂质谱控制中尚未引起关注的未知杂质，也可以丰富定量结构-保留关系研究中物质基础。如在合成环丙沙星杂质 C

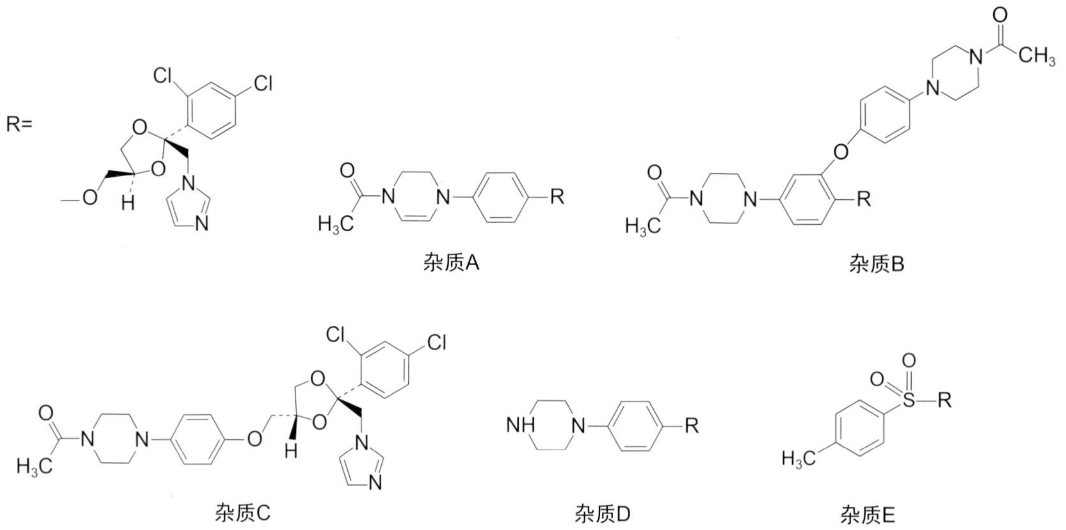

图 6-3　酮康唑系列杂质化学结构

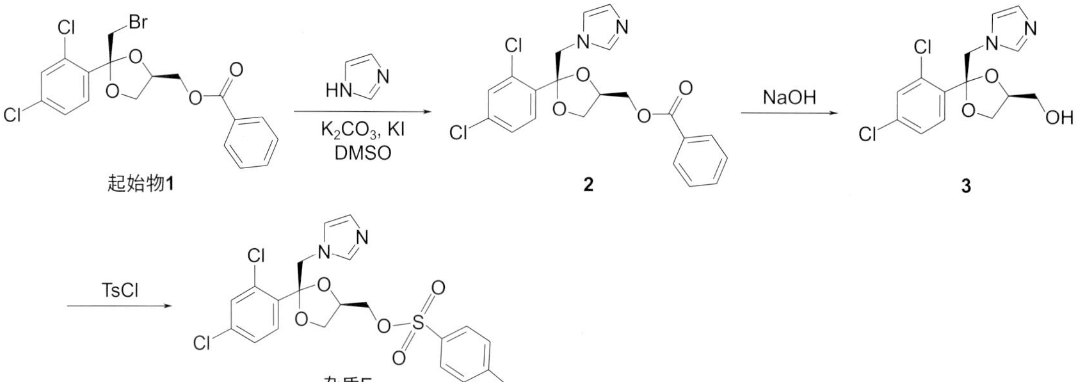

(a)

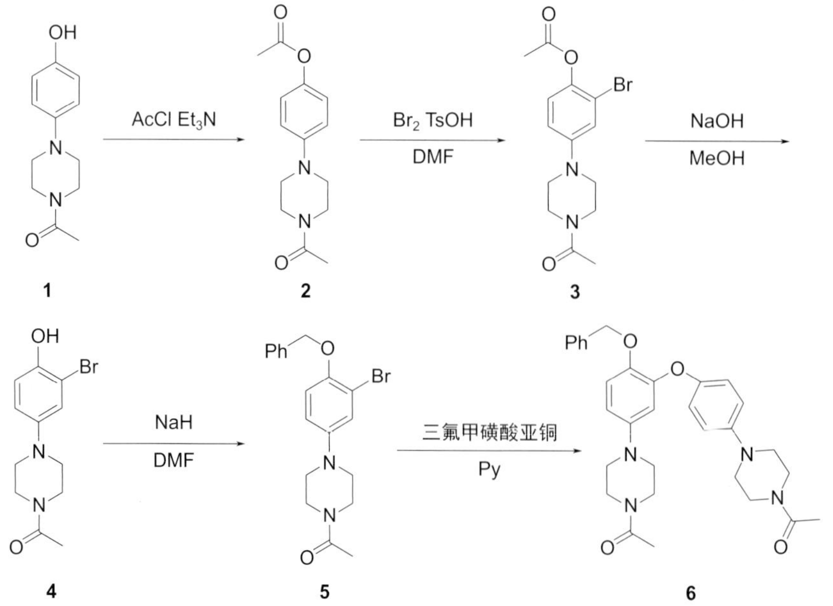

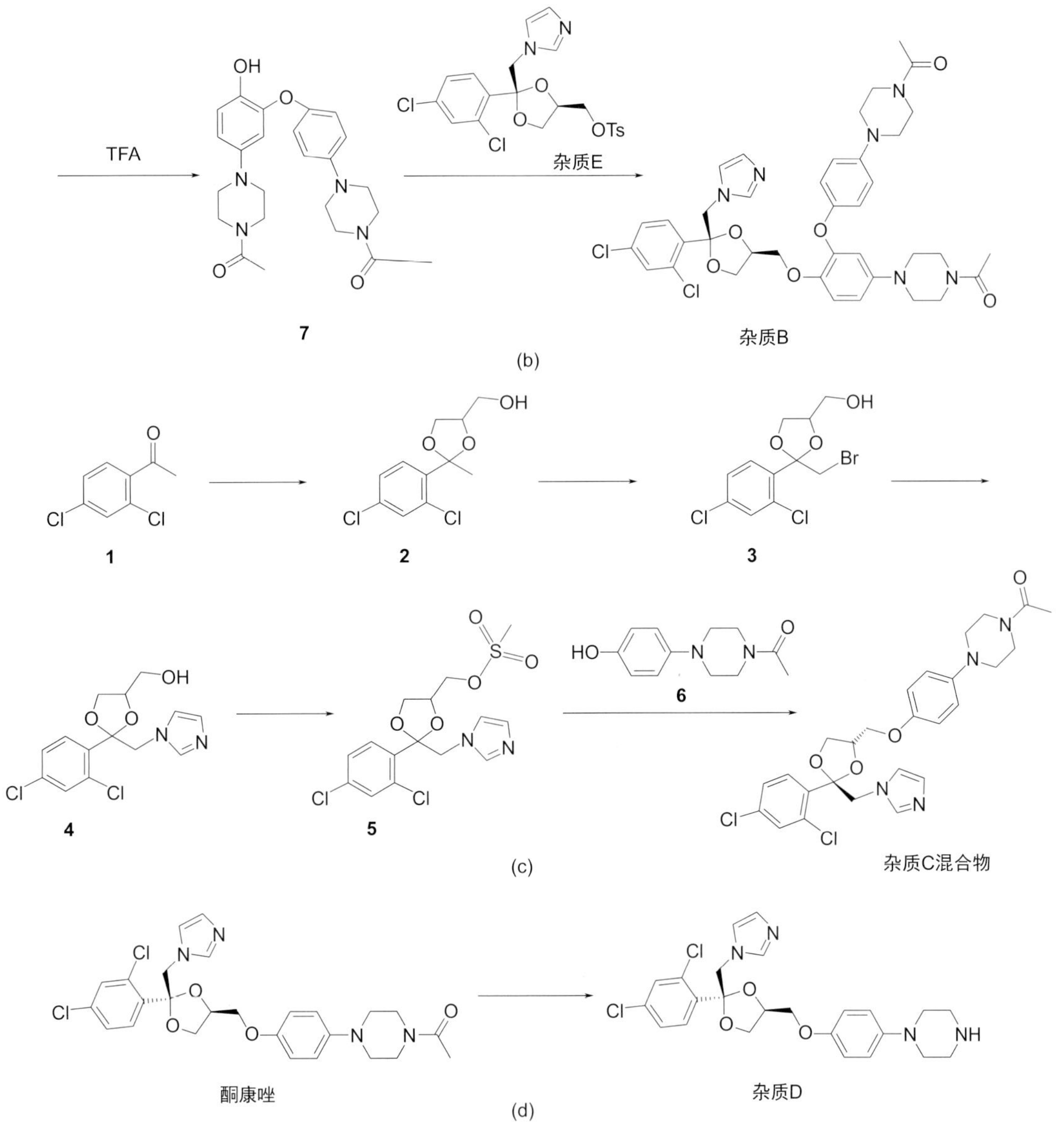

图 6-4　酮康唑系列杂质对照品的合成路线[1]
（a）杂质 E；（b）杂质 B；（c）杂质 C 混合物；（d）杂质 D

时，发现杂质C-1为主要产物，可能为反应过程中乙二胺优先与母核的6位反应有关（具体反应机制暂不明）；在合成环丙沙星杂质B时，需经过6步反应，其中中间体B-1的结构与环丙沙星杂质A结构相似（图6-5），上述两个新化合物被作为环丙沙星的新杂质对照品，丰富了其杂质数据库。

6.1.2　合成产物的结构鉴定

对合成产物进行系统的结构鉴定是杂质对照品研制中的关键环节。通常应对合成产物进行红外光谱（IR）、质谱（MS）和核磁共振谱（NMR）的测定，对首批杂质对照品，应对其进行系统的解析，该解析数据作为后续再合成该杂质对照品的基础数据；对换批杂质对照品，如果合成路线没有改变，可以采用与其首次合成时得到的 IR、MS 和 ¹H-NMR 谱图相比较的方法进行结构鉴定。

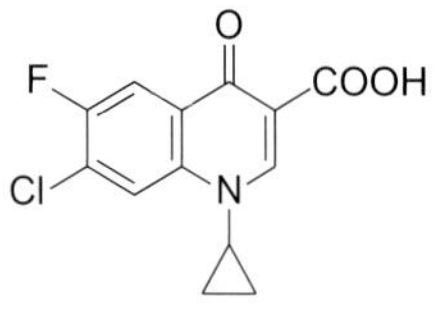

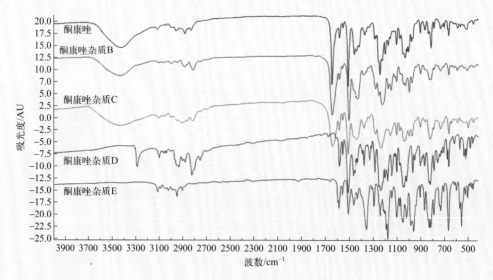

环丙沙星杂质A 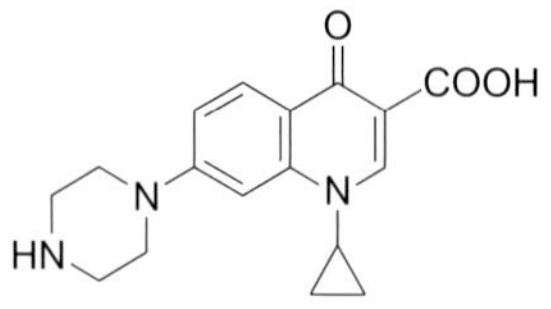　　环丙沙星杂质B 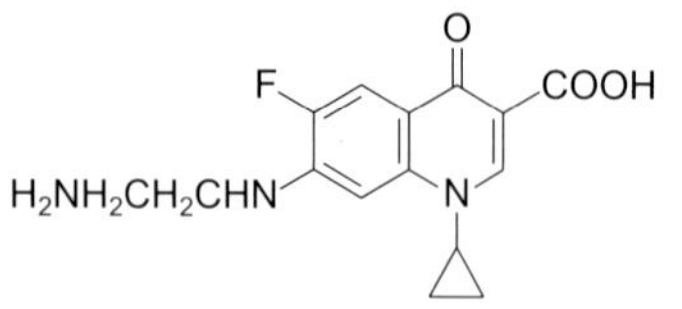　　环丙沙星杂质C

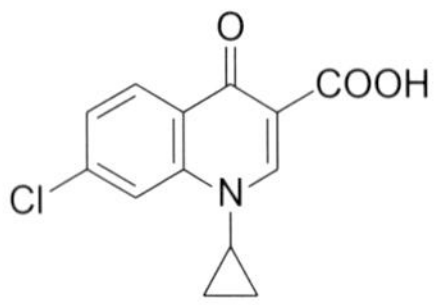

环丙沙星杂质B-1 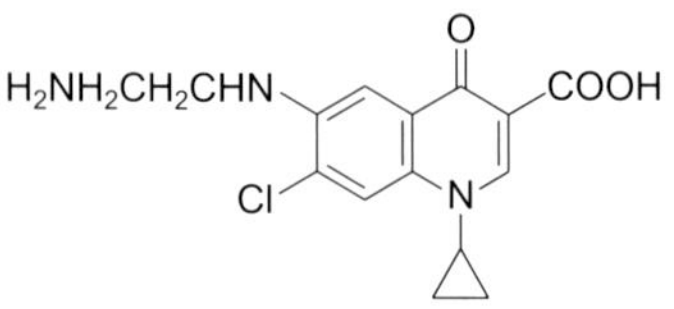　　环丙沙星杂质C-1

图 6-5　环丙沙星杂质结构

实例　酮康唑系列杂质对照品的结构解析 [1]

① 质谱分析确定诸杂质的分子量。电喷雾电离质谱（ESI-MS）显示，酮康唑杂质 B、杂质 C、杂质 D、杂质 E 分别可形成 $[M+H]^+$、$[M+Na]^+$、$[M+K]^+$ 准分子离子峰，它们的质荷比（m/z）分别为：749.4、771.4、787.3（杂质 B）；531.2、553.2、569.3（杂质 C）；489.3、511.2、527.2（杂质 D）和 483.14、505.2、521.0（杂质 E）。由此推测酮康唑杂质 B、杂质 C、杂质 D、杂质 E 的分子量分别为 748.4、530.2、488.2 和 482.1，与酮康唑杂质 B、杂质 C、杂质 D、杂质 E 的理论分子量 748.25、530.15、488.14 和 482.05 一致。

② 红外光谱解析诸杂质的主要官能团结构。比较酮康唑与诸杂质的红外光谱（图 6-6），可知，酮康唑诸杂质的特征吸收峰特性分别与其结构中的主要官能团相符合（表 6-1）。

图 6-6　酮康唑与诸杂质的红外吸收光谱图比较

表 6-1 对酮康唑诸杂质红外吸收光谱的解析

杂质	吸收峰 /cm^{-1}	振动类型	官能团	峰型
杂质 B	3435，1645，1253	泛频，$v_{C=O}$，v_{C-C}	$>$C$=$O	m，s，s
	2886，2815，1432，1385	v_{C-H}，δ_{CH}	$-$CH$_3$	w，w，m，w
	1585，1504，1432	$v_{C=C}$	Ar	m，s，s
	807，712	δ_{CH}，$\delta_{C=C}$	Ar 1,2,4 三取代	m，w
	828，735	δ_{CH}，$\delta_{C=C}$	Ar 对双取代	m，s
	1175	$v_{C-N(脂肪)}$	叔胺	m
杂质 C	3432，1643，1231	泛频，$v_{C=O}$，v_{C-C}	$>$C$=$O	m，s，m
	2902，2816，1376	v_{C-H}，δ_{CH}	$-$CH$_3$	m，m，m
	3109	v_{ArH}	ArH	m
	1643，1586，1511	$v_{C=C}$	Ar	s，m，s
	871，734	δ_{CH}，$\delta_{C=C}$	Ar 1,2,4 三取代	m，w
	823，696	δ_{CH}，$\delta_{C=C}$	Ar 对双取代	m，w
	1157	$v_{C-N(脂肪)}$	叔胺	m
杂质 D	3292	v_{N-H}	仲胺	
	3102	v_{ArH}	ArH	m
	1584，1556，1511	$v_{C=C}$	Ar	m，w，s
	1329，1178	$v_{C-N(芳香)}$，$v_{C-N(脂肪)}$	叔胺	m，s
	867，820，719	δ_{CH}，$\delta_{C=C}$	Ar 1,2,4 三取代	m，s，w
	854，691	δ_{CH}，$\delta_{C=C}$	Ar 对双取代	m，w
杂质 E	3024	v_{ArH}	ArH	w
	2952，1462	v_{C-H}，δ_{CH}	$-$CH$_3$	m，m
	1587，1558，1508	$v_{C=C}$	Ar	m，w，m
	1355	$v_{C-N(芳香)}$	叔胺	s
	868，829	δ_{CH}，$\delta_{C=C}$	Ar 1,2,4 三取代	m，s
	817，706	δ_{CH}，$\delta_{C=C}$	Ar 对双取代	s，w

③ 核磁共振谱确证诸杂质的结构式与其理论结构式一致。酮康唑诸杂质的氢谱、^{1}H-^{1}H COSY 谱、碳谱、DEPT(90°/135°)谱、HSQC 谱和 HMBC 谱的数据及谱图解析结果见表 6-2 和表 6-3，诸杂质的碳氢相关信息见图 6-7。由上述解析可知，杂质 B 为 4-[4-{[顺-2-(2,4-二氯苯基)-2-(咪唑基甲基)(1,3-二氧戊环-4-基)] 甲氧基 }-3-(4-乙酰基哌嗪基)苯氧基苯基]-1-乙酰基哌嗪，杂质 C 为 4-4-{[(2RS,4RS)-2-(2,4-二氯苯基)-2-(咪唑甲基)(1,3-二氧戊环-4-基)] 甲氧基-苯基}-哌嗪，杂质 D 为 1-(4-{[顺-2-(1H-咪唑-1-基) 甲基]-2-(3,5-二氯苯基)-1,3-二氧戊环-4-基) 甲氧基)哌嗪，杂质 E 为甲苯-4-磺酸-2-(2,4-二氯-苯基)-2-咪唑-1-基甲基-[1,3] 二氧戊环-4-基甲基酯；在 ^{1}H-NMR 谱和 ^{13}C-NMR 谱中各峰的化学位移值分别与杂质 B、杂质 C、杂质 D 和杂质 E 的化学结构式吻合，所有各峰均能在各结构式中找到明确合理的指认。

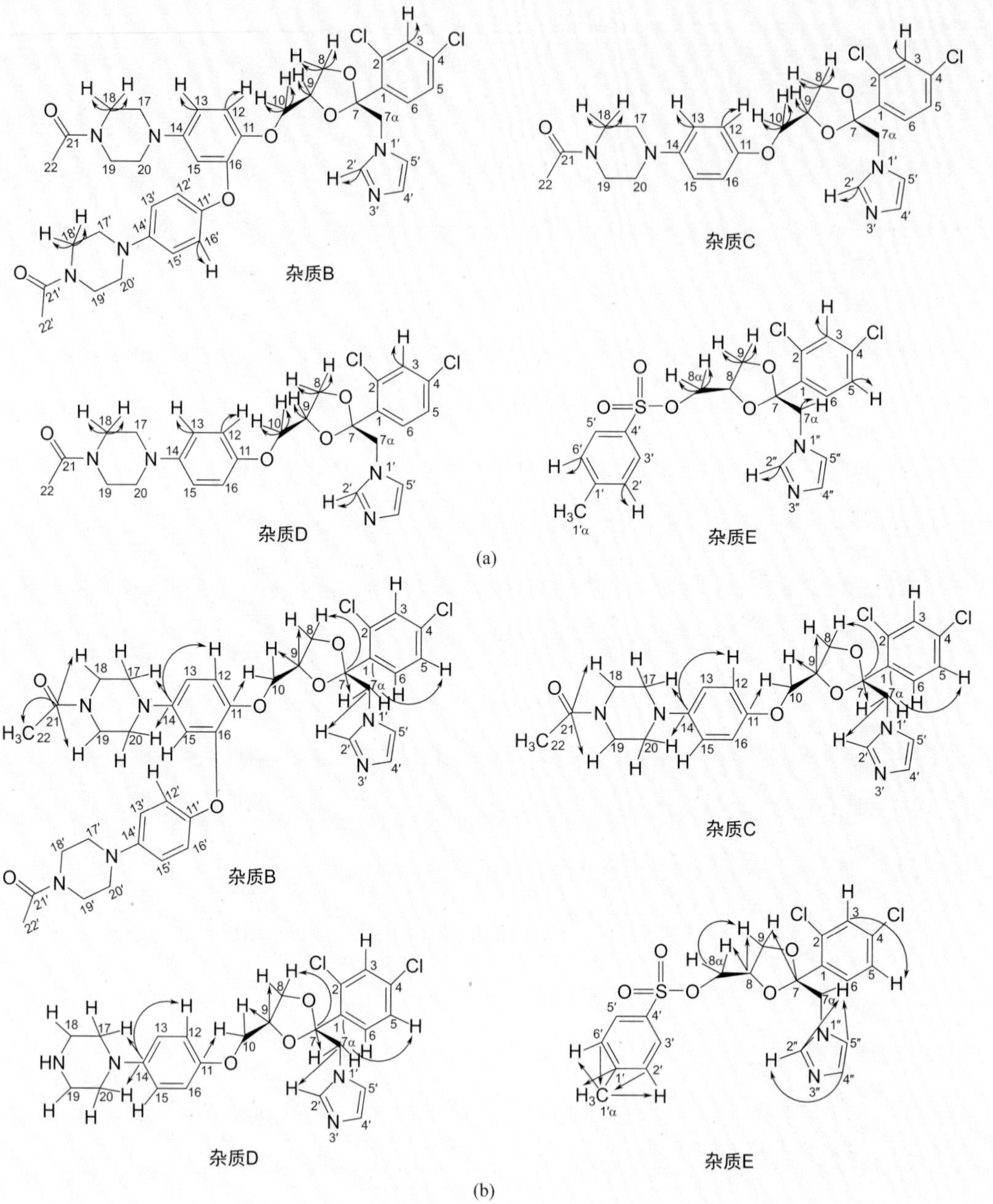

(a)

(b)

图 6-7   酮康唑诸杂质的碳氢相关信息
（a）HSQC 信息；（b）HMBC 信息

表 6-2   酮康唑诸杂质 ^{1}H-NMR（DMSO-d_6）数据的解析结果

杂质	化学位移（δ）/ppm	质子数 / 个	多重性	相关质子 ^{1}H-^{1}H COSY	质子归属
杂质 B	2.00	3	s	—	22-H
	2.03	3	s	—	22'-H
	2.87	2	t, $J = 4.4$Hz	18-H	17-H
	2.92	2	t, $J = 4.4$Hz	19-H	20-H

续表

杂质	化学位移（δ）/ppm	质子数/个	多重性	相关质子 ^{1}H-^{1}H COSY	质子归属
杂质 B	3.06～2.99	2	m	18'-H	17'-H
	3.12～3.06	2	m	19'-H	20'-H
	3.47～3.39	4	m	17-H,20-H	18-H,19-H
	3.49	1	dd, $J = 10.2, 5.0$Hz	10-H$_b$,9-H	10-H$_a$
	3.65～3.53	6	m	9-H, 10-H$_a$,8-H$_b$ 17'-H ,20'-H	8-H$_a$,10-H$_b$ 18'-H,19'-H
	3.82	1	dd, $J = 8.3, 6.8$Hz	8-H$_a$,9-H	8-H$_b$
	4.34～4.26	1	m	8-H,10-H	9-H
	4.49	2	d, $J = 14.8$Hz	—	7α-H
	6.34	1	d, $J = 2.7$Hz	13-H	15-H
	6.59	1	dd, $J = 8.8, 2.7$Hz	12-H,15-H	13-H
	6.74	1	s	—	5'-H
	6.91	2	d, $J = 9.0$Hz	13'-H,15'-H	12'-H,16'-H
	6.98	4	dd, $J = 8.0, 5.3$Hz	12'-H,16'-H,13-H	13'-H,15'-H, 12-H,4'-H
	7.50～7.40	2	m	6-H	2'-H,5-H
	7.55	1	d, $J = 8.5$Hz	5-H	6-H
	7.67	1	d, $J = 2.1$Hz	5-H	3-H
杂质 C	2.03	3	s	—	21-H
	2.96～2.90	2	m	18-H	17-H
	3.03～2.96	2	m	19-H	20-H
	3.59～3.51	4	m	17-H,20-H	18-H,19-H
	3.65	1	dd, $J = 8.3, 6.4$Hz	8-H$_b$,9-H	8-H$_a$
	3.76	1	dd, $J = 10.8, 3.8$Hz	9-H, 10-H$_b$	10- H$_a$
	3.87	1	dd, $J = 10.8, 3.8$Hz,	9-H, 10-H$_a$	10- H$_b$
	3.99	1	dd, $J = 8.3, 6.4$Hz	8-H$_a$,9-H	8-H$_b$
	4.22	1	qd, $J = 6.4, 3.8$Hz	8-H,10-H	9-H
	4.50	2	d, $J = 14.8$Hz	—	7α-H
	6.72～6.65	2	m	13-H,15-H	12-H,16-H
	6.89～6.81	3	m	12-H,16-H	13-H,15-H,4'-H
	7.03	1	s	—	5'-H
	7.37	1	dd, $J = 8.5, 2.1$Hz	6-H	5-H
	7.50	1	s	—	2'-H
	7.55	1	d, $J = 8.5$Hz	5-H	6-II
	7.63	1	d, $J = 2.1$Hz	—	3-H

续表

杂质	化学位移（δ）/ppm	质子数/个	多重性	相关质子 ^{1}H-^{1}H COSY	质子归属
杂质 D	2.85	4	m	18-H,19-H	18-H,20H
	3.00～2.89	4	m	17-H,20-H	17-H,21-H
	3.03	1	br s	—	19-H
	3.51	1	dd, J = 10.2, 5.2Hz	8-H$_b$,9-H	10- H$_a$
	3.71～3.60	2	m	9-H, 10-H$_b$, 8-H$_b$	8-H$_a$, 10-H$_b$
	3.87	1	dd, J = 8.4, 6.6Hz	8-H$_a$,9-H	8-H$_b$
	4.34	1	m	8-H,10-H	9-H
	4.53	2	d, J = 14.8Hz	—	7α-H
	6.78	2	dd, J = 9.7, 2.8Hz	13-H,15-H	12-H,16-H
	6.82	1	s	—	4′-H
	6.89～6.84	2	m	12-H,16-H	13-H,15-H
	7.02	1	s	—	5′-H
	7.46	1	dd, J = 8.5, 2.1Hz	6-H	5-H
	7.48	1	s	—	2′-H
	7.57	1	d, J = 8.5Hz	5-H	6-H
	7.69	1	d, J = 2.1Hz	—	3-H
杂质 E	3.67	1	dd, J = 10.6, 6.7Hz	8α-H$_b$	8α-H$_a$
	3.75	1	dd, J = 8.8, 6.9Hz	9-H$_a$, 8-H	9-H$_b$
	3.85	1	dd, J = 10.6, 4.1Hz	9-H$_b$, 8-H	8α-H$_b$
	4.28～4.19	1	m	9-H$_a$,9-H$_b$, 8α-H$_b$	8-H
	4.46	2	s	—	7α-H
	6.74	1	s	5″-H, 2″-H	4″-H
	6.86	1	s	4″-H, 2″-H	5″-H
	7.38	1	s	4″-H, 5″-H	2″-H
	7.45～7.39	2	m	2-H	5-H,6-H
	7.53	2	d, J = 8.0Hz	3′-H,5′-H, 1′α-H	2′-H,6′-H
	7.66	1	d, J = 1.8Hz	5-H,6-H	3-H
	7.82	2	d, J = 8.0Hz	2′-H,6′-H	3′-H,5′-H

表 6-3　酮康唑诸杂质 ^{13}C-NMR（DMSO-d_6）数据的解析结果

杂质	化学位移（δ）/ppm	碳归属	DEPT（90°/135°）	HSQC	HMBC
杂质 B	21.66	22,22′	CH$_3$	2.00,s;2.03,s	—
	41.19	18′	CH$_2$	3.65～3.53,m	17′-H,19′-H
	41.52	18	CH$_2$	3.47～3.39,m	17-H,19-H
	46.00	19′	CH$_2$	3.65～3.53,m	18′-H,20′-H
	46.43	19	CH$_2$	3.47～3.39,m	18-H,20-H

续表

杂质	化学位移（δ）/ppm	碳归属	DEPT（90°/135°）	HSQC	HMBC
杂质 B	49.63	17′	CH$_2$	3.06～2.99,m	18′-H,20′-H
	50.02	20′	CH$_2$	3.12～3.06,m	17′-H,19′-H
	50.92	7α,17	CH$_2$	2.87, d, J = 4.4Hz；4.49, d, J =14.8Hz	2′-H,5′-H, 18-H,20-H
	51.44	20	CH$_2$	2.92,d, J = 4.1Hz	17-H,19-H
	67.06	8	CH$_2$	3.82,dd, J = 8.3, 6.8Hz；3.65～3.53,m	9-H,10-H
	68.11	10	CH$_2$	3.49,dd, J = 10.2, 5.0Hz 3.65～3.53,m	8-H
	74.91	9	CH	4.34～4.26, m	8-H,10-H
	107.00	15	CH	6.34,d, J = 2.7Hz	13-H,12-H
	108.18	7	C	—	7α-H ,6-H,8-H,9-H
	108.94	13	CH	6.59, dd, J = 8.8, 2.7Hz	15-H
	118.05	12′,16′	CH	6.98, dd, J = 8.0, 5.3Hz	13′-H,15′-H
	119.41	13′,15′	CH	6.91, d, J = 9.0Hz	12′-H,16′-H
	120.77	12	CH	6.98,dd, J = 8.0, 5.3Hz	—
	121.55	5′	CH	6.98,dd, J = 8.0, 5.3Hz	7α-H,2′-H
	127.76	5	CH	7.50～7.40,m	3-H,5-H
	128.03	4′	CH	6.74,s	2′-H,5′-H
	130.50	6	CH	7.55,d, J = 8.5Hz	5-H
	131.09	3	CH	7.67,d, J = 2.1Hz	5-H
	132.84	2	C	—	3-H,6-H
	134.95	4	C	—	6-H
	135.64	1	C	—	5-H
	137.06	14	C	—	13-H,15-H,17-H,20-H
	139.02	2′	CH	7.50～7.40,m	4′-H,5′-H,7α-H
	147.61	14′	C	—	12′-H, 16′-H,17′-H,20′-H
	149.94	11′	C	—	12′-H, 13′-H,15′-H,16′-H
	151.18	16	C	—	12-H, 15-H
	154.73	11	C	—	10-H,12-H,13-H,15-H,
	168.63	21′	C	—	18′-H,19′-H,22′-H
	168.69	21	C	—	18-H,19-H ,22-H
杂质 C	21.67	22	CH$_3$	2.03,s	—
	41.24	18	CH$_2$	3.59～3.51,m	17-H,19-H
	46.08	19	CH$_2$	3.59·3.51,m	18-H,20 H,22 H
	50.11	17	CH$_2$	2.96～2.90,m	18-H,20-H

杂质	化学位移（δ）/ppm	碳归属	DEPT（90°/135°）	HSQC	HMBC
杂质 C	50.53	20	CH$_2$	3.03～2.96,m	17-H,19-H
	51.56	7α	CH$_2$	4.50,d,J=14.6Hz	2′-H,5′-H
	67.07	8	CH$_2$	3.65,3.99,dd,J=8.3,6.4Hz	9-H,10-H
	68.14	10	CH$_2$	3.76,3.87,dd,J=10.8,3.8Hz	8-H
	76.36	9	CH	4.22,qd,J=6.4,3.8Hz	8-H,10-H
	108.27	7	C	—	7α-H,6-H,8-H,9-H
	115.49	12,16	CH	6.72～6.65,m	13-H,15-H
	118.26	13,15	CH	6.89～6.81,m	12-H,16-H
	121.28	5′	CH	7.03,s	7α-H,2′-H,4′-H
	127.45	5	CH	7.37,dd,J=8.5,2.1Hz	3-H,6-H
	128.31	4′	CH	6.89～6.81,m	2′-H,5′-H
	130.39	6	CH	7.55,d,J=8.5Hz	5-H
	130.79	3	CH	7.63,d,J=2.1Hz	5-H
	132.69	2	C	—	3-H,6-H
	134.67	4	C	—	3-H,5-H,6-H
	136.49	1	C	—	3-H,5-H
	138.85	2′	CH	7.50,s	7α-H,4′-H,5′-H
	145.94	14	C	—	12-H,13-H,15-H,16-H,17-H,20-H
	152.53	11	C	—	10-H,12-H,13-H,15-H,16-H
	168.65	21	C	—	18-H,19-H,22-H
杂质 D	46.14	18,20	CH$_2$	2.85,m	17-H,21-H
	50.97	7α	CH$_2$	4.53,d,J=14.8Hz	5′-H,2′-H
	50.11	17,21	CH$_2$	3.00～2.89,m	18-H,20-H
	67.20	8	CH$_2$	3.87,dd,J=8.4,6.6Hz；3.71～3.60,m	9-H,10-H
	68.20	10	CH$_2$	3.51,dd,J=10.2,5.2Hz；3.71～3.60,m	8-H,9-H
	75.04	9	CH	4.34,m	8-H,10-H
	108.18	7	C	—	7α-H,6-H,8-H,9-H
	115.48	12,16	CH	6.78,dd,J=9.7,2.8Hz	13-H,15-H
	117.60	13,15	CH	6.89～6.84,m	12-H,16-H
	121.58	5′	CH	7.02,s	7α-H,2′-H,4′-H
	127.76	5	CH	7.46,dd,J=8.5,2.1Hz	3-H,6-H
	128.10	4′	CH	6.82,s	2′-H,5′-H
	130.52	6	CH	7.57,d,J=8.5Hz	5-H

续表

杂质	化学位移（δ）/ppm	碳归属	DEPT（90°/135°）	HSQC	HMBC
杂质 D	131.10	3	CH	7.69,d, J = 2.1Hz	5-H
	132.86	2	C	—	3-H,6-H
	134.96	4	C	—	6-H
	135.70	1	C	—	3-H,5-H
	139.02	2′	CH	7.48,s	7α-H,4′-H,5′-H
	146.94	14	C	—	12-H,13-H,15-H,16-H,17-H,21-H
	152.01	11	C	—	10-H, 12-H ,13-H,15-H,16-H
杂质 E	21.59	1′α	CH₃	2.45,s	2′-H,6′-H
	50.93	7α	CH₂	4.46,s	2″-H, 5″-H
	66.41	9	CH₂	3.52,3.74,dd	8α-H
	70.04	8α	CH₂	3.67,3.85,dd	9-H
	74.05	8	CH	4.28～4.19,m	8α-H, 9-H
	108.47	7	C	—	7α-H,9-H, 6-H
	121.21	5″	CH	6.86,s	2″ -H,7α-H,4″ -H
	127.71	6	CH	7.45～7.39,m	5-H
	128.16	4″	CH	6.74,s	5″ -H, 2″ -H
	128.20	3′;5′	CH	7.82,d	2′ -H, 6′ -H
	130.49	5	CH	7.45～7.39,m	6-H,
	130.72	2′;6′	CH	7.53,d	3′-H,5′-H,1′α-H
	131.08	3	CH	7.66,d	5-H
	132.52	4′	C	—	2′ -H, 6′ -H, 3′-H,5′-H
	132.75	2	C	—	3-H, 6-H
	135.03	4	C	—	3-H, 5-H,6-H
	135.07	1	C	—	7α-H,6-H,5-H
	138.79	2″	CH	7.38,s	7α-H, 5″ -H, 4″ -H
	145.66	1′	C	—	1′α-H, 3′ -H,5′ -H

6.1.3 合成产物的分析与赋值

按照质量平衡原理对合成产物进行赋值依然是对杂质对照品特性值（含量）赋值的基本方法。然而，在实践中，由于采用炽灼残渣法准确测定合成产物中无机杂质的总量通常需要较大的样品量，多数商业公司常忽略该检测项，仅以 HPLC 分析的纯度值作为杂质对照品的含量值。然而，不同合成路线引入的无机杂质总量可能差异较大，如上述酮康唑诸杂质，杂质 B 的炽灼残渣含量为 1.46%，而杂质 E 的含量仅为 0.01%（表 6-4）。

表 6-4　对酮康唑诸杂质的检测结果

项目	杂质 B	杂质 C	杂质 D	杂质 E
总杂质 /%	1.76	0.22	0.13	0.61
水分 /%	1.67	1.77	0.17	0.00
炽灼残渣 /%	1.46	0.07	0.02	0.01
含量 /%	95.17	97.94	99.68	99.38

　　杂质对照品在药品标准中常用于对有关物质的控制，包括：①按外标法对特定杂质进行定量；②测定特定杂质的响应因子（校正因子），对采用主成分自身对照外标法定量的杂质含量进行校正。对用于按外标法进行定量的杂质对照品，其赋值准确性通常应控制在 5% 以内。因为药典中多数杂质的限度均为小于 1.0%，当杂质限度为 1.0% 时，对照品的含量误差为 5% 时，按《中国药典》的数字修约规则（"四舍，六入，五留双"），外标法定量对测定结果的影响可以忽略。当杂质对照品被用于测定杂质的响应因子 / 校正因子时，药品标准中的响应因子 / 校正因子被认为是常数，此时，杂质对照品含量的偏差将直接影响到响应因子 / 校正因子的准确性，此时，对杂质对照品赋值准确性的要求与活性药物成分（API）对照品的要求相同。

　　杂质对照品和 API 对照品的另一差异是 API 的理化特性在新药研发过程中已经被进行过系统的研究，而对杂质对照品的理化特性，特别是对与稳定性相关的理化特性的了解并不深入，因而，在杂质对照品的研制过程中要特别关注其对测定结果的影响。

实例　氟康唑杂质 H 的纯度分析[2]

　　2012 年中检院在研制氟康唑系列杂质的过程中，对氟康唑杂质 H（杂质 H）分别采用《中国药典》（ChP）2010 年版和《欧洲药典》（EP）8.0 版中的氟康唑有关物质测定方法测定其纯度（图 6-8），发现在两种不同的 HPLC 色谱系统中，杂质 H 中的主要杂质（杂质 1）的含量差异非常显著；前者中杂质 1 的含量为 5.74%，后者中为 12.79%。EP 8.0 方法的流动相（0.63g/L 甲酸铵：乙腈 =86∶14；pH 6.3）呈弱酸性，ChP 2010 的流动相（pH 7.0 磷酸盐缓冲液：甲醇 =55∶45；pH 7.9）呈弱碱性。采

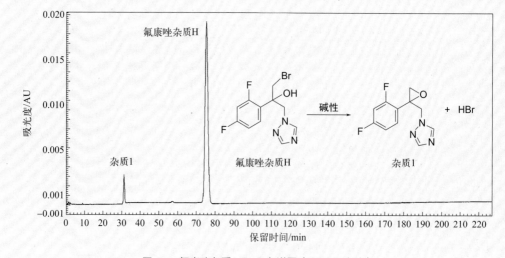

图 6-8　氟康唑杂质 HPLC 色谱图（EP 8.0 方法）

用 LC-MS 分析杂质 1（图 6-9），杂质 1 的分子量与氟康唑相差约 80，结合杂质 H 的结构，推测其为碱性环境中杂质 H 脱去一分子溴化氢形成的环氧结构（图 6-8）。采用不同的流动相溶解样品模拟杂质 H 在碱性流动相（0.05% 氨水-乙腈 =95：5；pH 约 9.0）和酸性流动相（0.05% 甲酸-乙腈 = 90：10；pH 约 3.0）中的变化，并进行 LC-MS 分析。在碱性流动相中杂质 H 的纯度降低至 45.5%，杂质 1 升高至 54.5%；而在酸性流动相中，杂质 H 的纯度为 96.2%，基本未观测到杂质 1 的变化；提示在流动相中，杂质 H 易降解形成杂质 1，且随碱性的增强而加快。

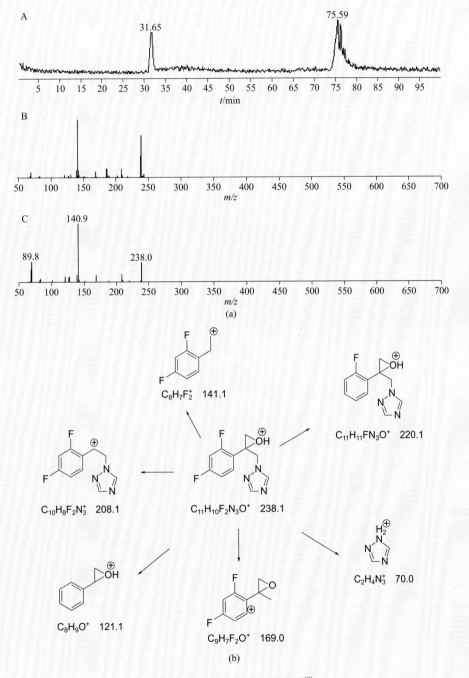

图 6-9　LC-MS 分析氟康唑杂质[2]

（a）LC-MS 分析结果（A—总离子图；B—一级质谱图；C—二级质谱图）；（b）杂质 1 的质谱裂解途径

上述结果说明，如果采用质量平衡法赋值，以 HPLC 测定杂质 H 的纯度，存在较大的不确定性。最终采用 ^{1}H-qNMR 法对杂质 H 的含量进行赋值（图 6-10），以样品化学位移 $\delta=7.4$ppm 的信号峰为定量峰、二甲基丙二酸为内标（$\delta=1.281$ppm），在对方法进行系统的验证后，按内标法计算，氟康唑杂质 H 的含量为 99.5%。

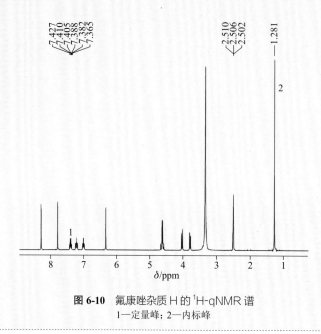

图 6-10　氟康唑杂质 H 的 ^{1}H-qNMR 谱
1—定量峰；2—内标峰

6.2　混合杂质对照品的研制

　　HPLC 对药品中杂质进行定性 / 定量分析的理想方法是与相应的杂质对照品进行比对。由于药品杂质的种类众多，制备单体杂质对照品需要耗费大量的人力、物力；而在对多种药物杂质同时进行分析时，还需制备多种杂质的混合溶液进行系统适用性试验，因而研制混合杂质对照品成为一种实用、方便的选择。

　　混合杂质对照品常用于以下目的：①对色谱系统中的特定杂质进行定位，并结合响应因子 / 校正因子对其进行定量；②制备系统适用性溶液，对已有色谱系统的有效性进行评价；③评价新色谱体系中各杂质的分离效能。

　　混合杂质对照品常见的研制途径包括：①通过向药物原料中添加特定的杂质对照品的方式获得；②对结构不稳定的药物，依据化合物降解反应机制，通过特定降解反应制备混合降解杂质对照品；③利用药品生产中的粗品，结合化学合成 / 降解扩充杂质类型，制备杂质对照品。

6.2.1　案例分析

6.2.1.1　《中国药典》阿奇霉素混合杂质对照品的研制

　　阿奇霉素（AZT）为半合成大环内酯类抗生素，常见有两条不同的合成路线（图 6-11）。各国药典均采用 HPLC-UV 检测器以 C18 色谱柱对阿奇霉素的有关物质进行检查，通过各杂质与阿奇霉素主峰的相对保留时间（RRT）进行定位，但控制的特定杂质种类不同（表 6-5）。

然而，阿奇霉素及其杂质的色谱保留行为受色谱柱类型和柱温的影响，且两因素之间存在交互作用，使得各杂质对阿奇霉素主峰的 RRT 在不同 C18 色谱柱中表现出较大的变动，因此很难利用 RRT 对各杂质峰进行准确定位（图 6-12）[3]。为此，《美国药典》（USP）和《欧洲药典》（EP）均通过提供适宜的阿奇霉素混合杂质对照品，以保证药品标准的顺利执行。EP 的阿奇霉素峰鉴别对照品（azithromycin for Peak Identification CRS）（Y0000637）含有 AZT 和杂质 A、杂质 B、杂质 C、杂质 E、杂质 F、杂质 G、杂质 I、杂质 J、杂质 L、杂质 M、杂质 N、杂质 O、杂质 P，阿奇霉素系统适用性对照品（azithromycin for System Suitability CRS）（Y0000641）含有阿奇霉素杂质 F、杂质 H、杂质 J。USP 的阿奇霉素杂质鉴别对照品（azithromycin qiIdentity RS）（1046067）含 AZT 和杂质 B、杂质 F（包括位置异构体 1 和 2）、杂质 G、杂质 M、杂质 N、杂质 O，并附有典型的色谱图 [图 6-13（a）]。为配合《中国药典》阿奇霉素有关物质检测方法的实施，中检院于 2012 年开始研制阿奇霉素混合杂质对照品。

　　阿奇霉素的杂质（图 6-14）按其来源可分为 4 类 [4]：①红霉素 A 副产物衍生物，红霉素 A 原料残留的不完全发酵副产物如红霉素 B、红霉素 C、红霉素 E、红霉素 F、红霉素 3′-N-氧化物、3′-N-去甲基红霉素、13-丙基红霉素等，在阿奇霉素的合成过程中，可生成相应的阿奇霉素 B（杂质 B）、阿奇霉素 C（杂质 C）、阿奇霉素 E（杂质 K）、阿奇霉素 F（杂质 D）、阿奇霉素 3′-N-氧化物（杂质 L）、3′-N-去甲基阿奇霉素（杂质 I）、13-丙基阿奇霉素（杂质 O）等。②阿奇霉素合成中的残留中间体，包括红霉素 A 肟（杂质 S）、红霉素 A 6,9-亚胺醚（杂质 Q）、红霉素 A 9,11-亚胺醚（杂质 R）和氮红霉素 A（杂质 A）等。③反应降解产物和副产物，如 3-O-去克拉定糖阿奇霉素（杂质 J）是在合成过程中的主要酸降解产物，它也可能在产品的贮存过程中产生；此外，合成过程中还可产生杂质 E、杂质 G、杂质 F 和杂质 M 等降解产物 / 副产物。④来源不清楚的杂质，如杂质 H、杂质 P。《中国药典》所采用的色谱系统与 USP/EP 的色谱系统不同，所控制的特定杂质与 EP/USP 相比相差也较大（表 6-5）。《中国药典》控制的 9 种特定杂质是国产阿奇霉素原料中常见的主要杂质，杂质 S（红霉素 A 肟）、杂质 Q（红霉素 A 6,9-亚胺醚）、杂质 A（氮红霉素 A）是主流合成阿奇霉素工艺的中间体 [图 6-11（a）]；杂质 R（红霉素 A 9,11-亚胺醚）是贝克曼重排过程中红霉素 A 6,9-亚胺醚在碱性条件异构化形成的产物，通过对杂质 R 和杂质 J 的控制，揭示合成过程中反应液的酸碱度是否出现失控；杂质 L 和杂质 I 是氧化法生产阿奇霉素工艺 [图 6-11（b）] 中的代表性降解杂质和副产物；杂质 B（阿奇霉素 B）和杂质 H（杂质 GX）是国内产品中常见的杂质，前者与红霉素原料的来源有关，后者为未知来源的工艺杂质 [5]。对上述特定杂质的控制，可较好地实现对国产阿奇霉素原料的控制。

　　在《中国药典》色谱条件下，上述 9 个杂质中杂质 Q 与杂质 R、杂质 I 与杂质 J 是两对较难分离的物质对；杂质 H 的保留行为受色谱柱 / 柱温的影响最大，杂质 B 的保留值受影响相对较小；因而，通过向阿奇霉素原料中添加 6 种杂质得到《中国药典》阿奇霉素混合杂质对照品。应用时通过观测杂质 Q 与杂质 R、杂质 I 与杂质 J 这两对难分离色谱峰的分离度，可以评价色谱系统的有效性；利用杂质 H 的保留值，可以在色谱系统中对样品中的杂质 H 进行准确定位；利用杂质 B 的保留值，可以帮助判断色谱过程的结束时间（阿奇霉素诸杂质中仅杂质 G 的保留值大于杂质 B，但国内阿奇霉素原料基本不含杂质 G）。通过提供混合杂质对照品的标准色谱图，并注明分离色谱柱［图6-13（b）］，可以保证《中国药典》方法的顺利实施。

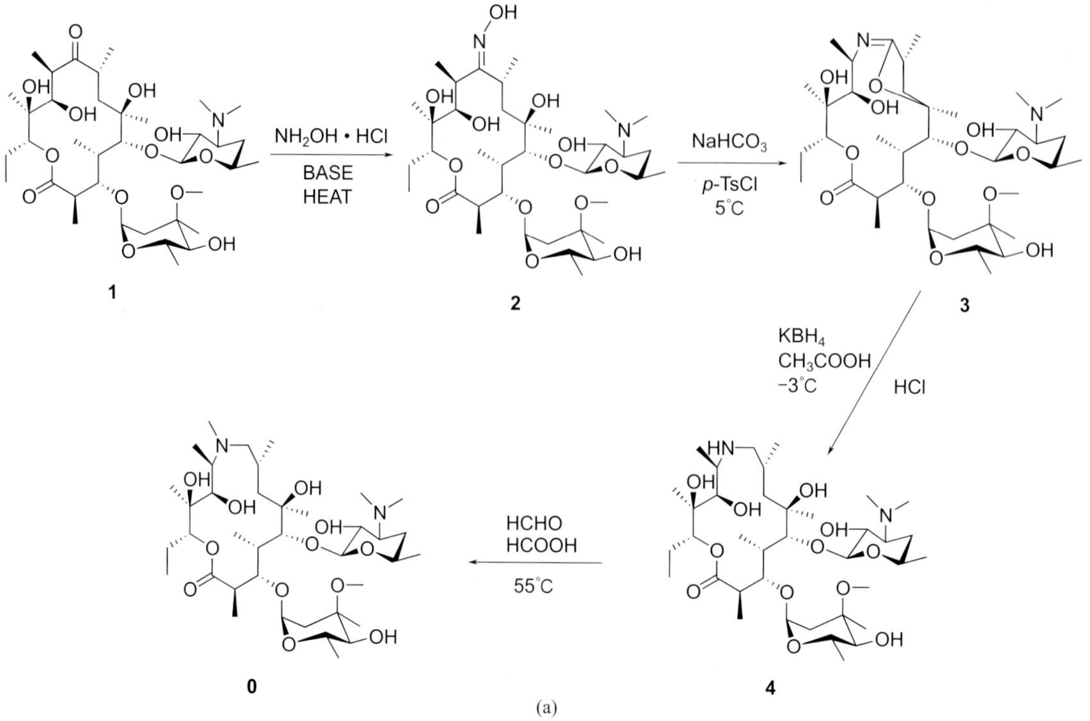

图 6-11　阿奇霉素的合成工艺路线[5]

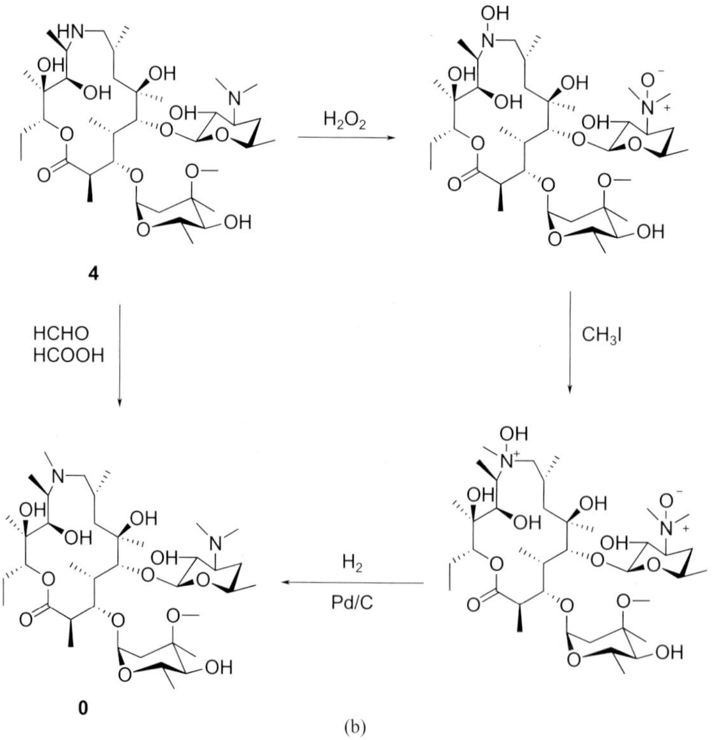

（a）肟化、重排、还原和甲基化四步法生产阿奇霉素的主流路线；（b）氧化法生产阿奇霉素的工艺路线

0—阿奇霉素；1—红霉素 A；2—红霉素 A 肟；3—红霉素 A 6,9-亚胺醚；4—氮红霉素 A

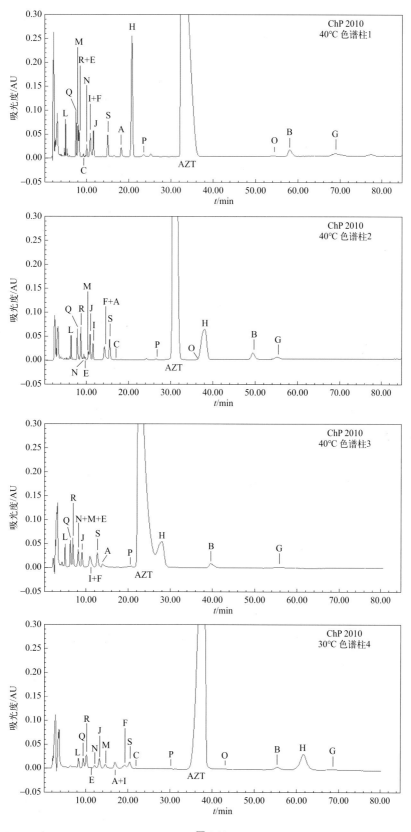

图 6-12

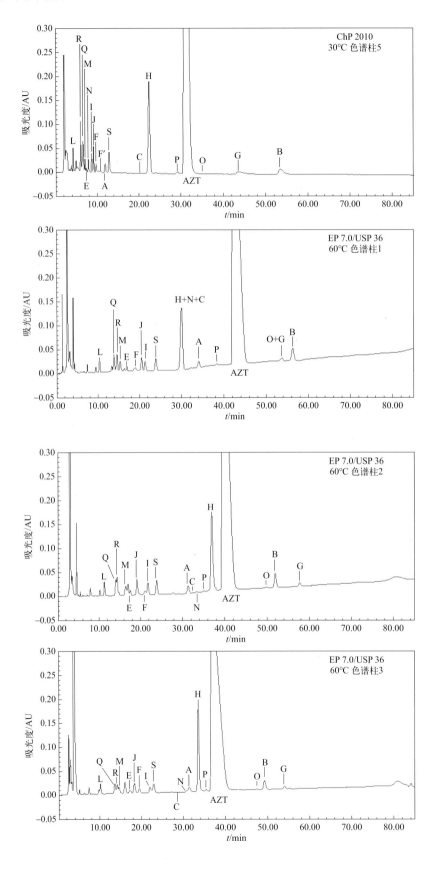

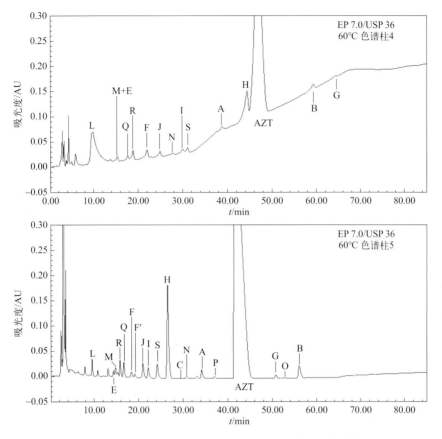

图 6-12 阿奇霉素杂质在不同色谱条件下的典型色谱图[3]

AZT 为阿奇霉素，A、B ⋯⋯R、S 分别代表杂质 A、杂质 B⋯⋯杂质 R 和杂质 S。色谱柱：色谱柱 1—CAPCELL PAK C18 MGⅡ，4.6mm×250mm，5μm（SHISEIDO）；色谱柱 2—XBridge shield RP18，4.6mm×250mm，5μm（Waters）；色谱柱 3—Asahipak ODP-50 4E，4.6mm×250mm，5μm(Shodex)；色谱柱 4—Ultimate Polar-RP，4.6mm×250mm，5μm(Welch)；色谱柱 5—XUnion C18，4.6mm×250mm，5μm（ACCHRM）

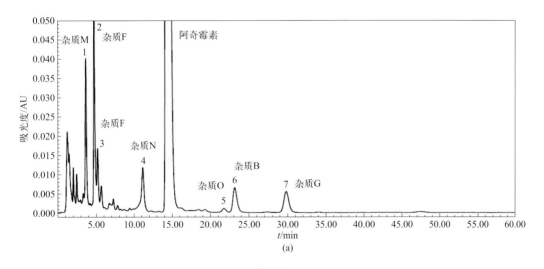

(a)

图 6-13

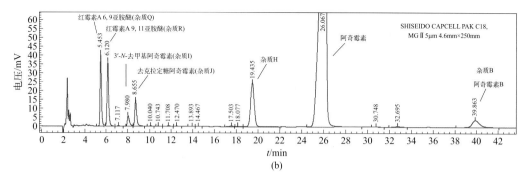

图 6-13 阿奇霉素混合杂质对照品典型色谱图

（a）USP 阿奇霉素杂质鉴别对照品；（b）《中国药典》阿奇霉素混合杂质对照品

表 6-5　各国药典中阿奇霉素特定杂质的相对保留时间

代号	名称	相对保留时间（RRT）		
		EP 7.0	USP 36	ChP 2010
A	氮红霉素 A	0.83	0.83	0.47
B	阿奇霉素 B	1.31	1.31	1.65
C	阿奇霉素 C	0.73	0.73	—
D	阿奇霉素 F	0.54	0.54	—
E	3'-(N,N-二去甲基) 阿奇霉素	0.43	0.43	—
F	3'-N-去甲基-3'-N-甲酰基阿奇霉素	0.51	0.51	—
G	3'-N-去甲基 3'-N-对甲苯磺酰基阿奇霉素	1.26	1.26	—
H	3'-N-去甲基-N-对乙酰氨基苯磺酰基阿奇霉素（阿奇霉素 GX）	0.79	—	0.68
I	3'-N-去甲基阿奇霉素	0.61	0.61	0.32
J	3-O-去克拉定糖阿奇霉素	0.54	—	0.33
K	阿奇霉素 E	—	—	—
L	阿奇霉素 3'-N-氧化物	0.29	0.29	0.15
M	3'-(N,N-二去甲基)-3'-N-甲酰基阿奇霉素	0.37	0.37	—
N	3'-N,N-去 (二甲基氨基)-3'-氧代阿奇霉素	0.76	0.76	—
O	13-丙基阿奇霉素（2-去乙基-2-丙基阿奇霉素）	1.23	1.23	—
P	未知杂质	0.92	0.92	—
Q	红霉素 A 6,9-亚胺醚	—	—	0.20
R	红霉素 A 9,11-亚胺醚	—	—	0.23
S	红霉素 A E-肟	—	—	0.44
AZT	阿奇霉素	1.00	1.00	1.00

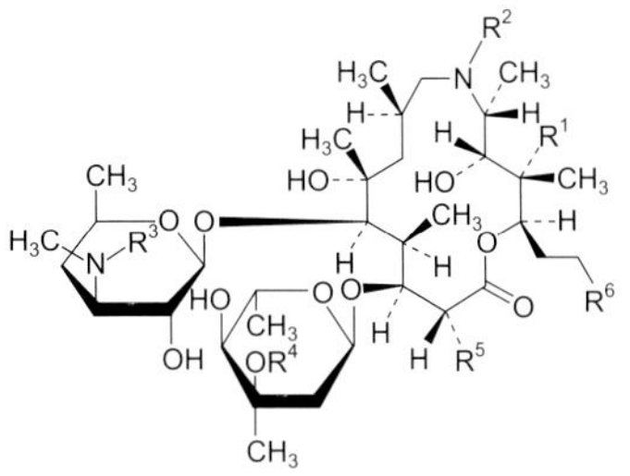

代号	R¹	R²	R³	R⁴	R⁵	R⁶
ZAT	OH	CH₃	CH₃	CH₃	CH₃	H
A	OH	H	CH₃	CH₃	CH₃	H
B	H	CH₃	CH₃	CH₃	CH₃	H
C	OH	CH₃	CH₃	H	CH₃	H
D	OH	CH₃	CH₃	CH₃	CH₂OH	H
F	OH	CH₃	CHO	CH₃	CH₃	H
I	OH	CH₃	H	CH₃	CH₃	H
O	OH	CH₃	CH₃	CH₃	CH₃	CH₃

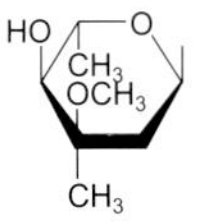

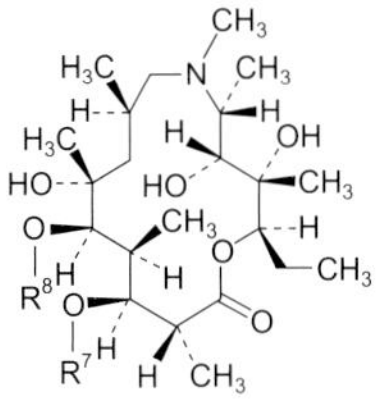

代号	R⁷	R⁸
E	克拉定糖	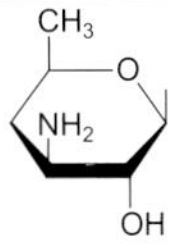
G	克拉定糖	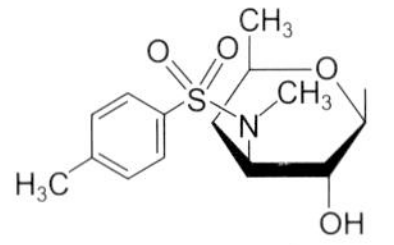
H	克拉定糖	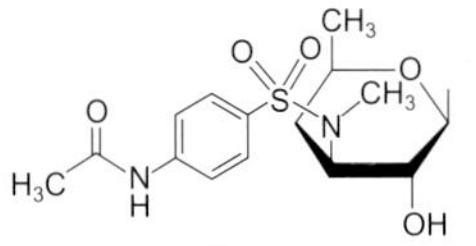
J	H	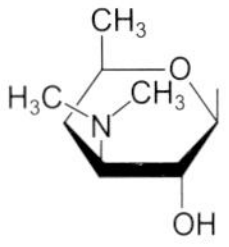
L	克拉定糖	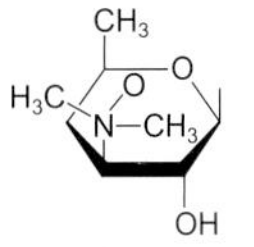
M	克拉定糖	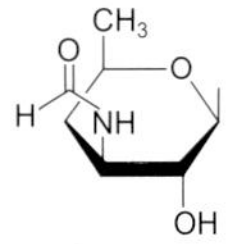
N	克拉定糖	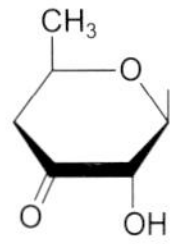

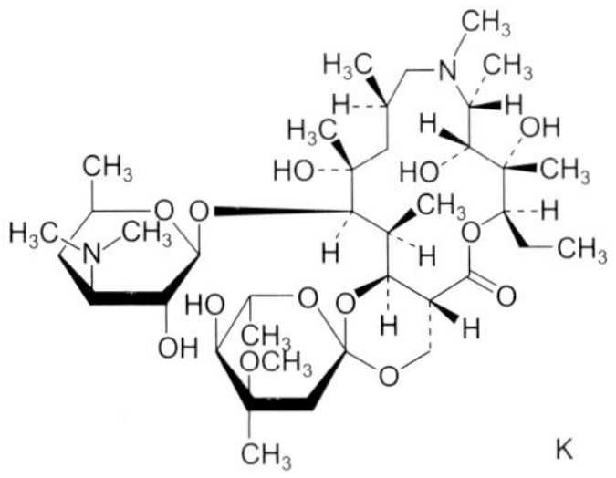

克拉定糖

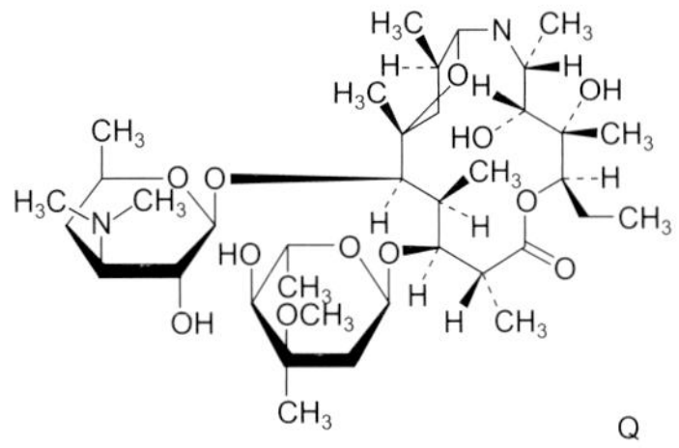

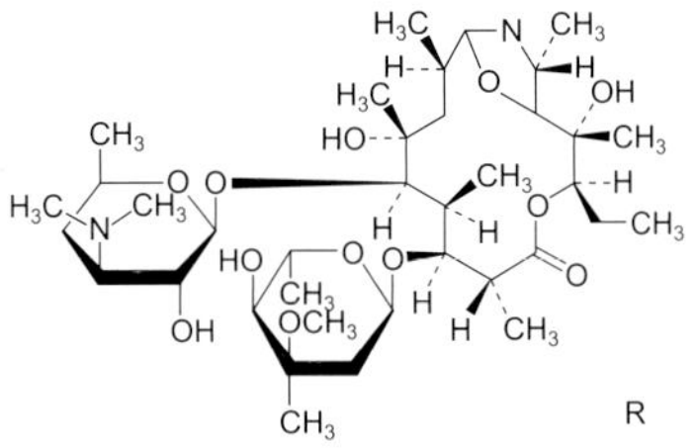

图 6-14　阿奇霉素诸杂质结构

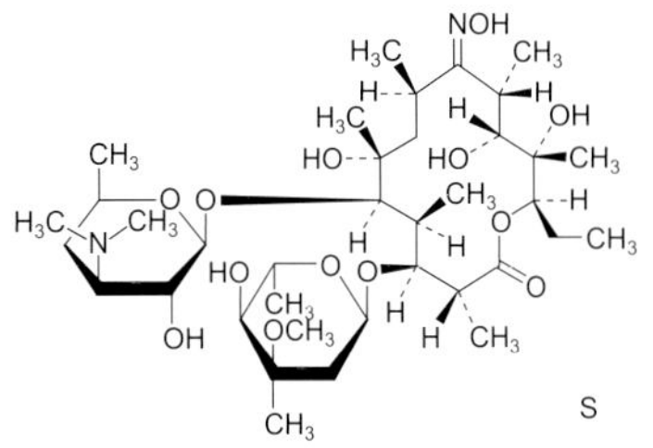

6.2.1.2　盐酸表柔比星混合杂质对照品的研制

盐酸表柔比星为广谱抗肿瘤抗生素。各国药典在对其杂质进行控制时，通常采用相对保留时间（RRT）归属各特定杂质，但分析过程中各色谱峰的保留时间不断变化，各峰间分离度亦逐渐下降，常常无法对杂质峰进行准确归属。通过建立盐酸表柔比星混合杂质对照品，可以实现对杂质峰的准确归属[6]。

① 目标杂质的确定。盐酸表柔比星中的已知杂质有多柔比星、双氢柔红霉素、多柔比星酮、柔红霉素（起始原料）、4'-表柔红霉素（中间体）、柔红霉素酮和三氟乙酰柔红霉素（中间体）等。由于合成工艺等的差异，不同产品中的杂质种类可能不同。国内不同企业的盐酸表柔比星半合成工艺路线基本一致，但纯化工艺不同。通过对不同企业原料的分析（图6-15），发现杂质1、杂质2（多柔比星）、杂质3、杂质4（多柔比星酮）和杂质6是原料中含量较高的共同杂质，杂质5(4'-表柔红霉素)仅存在于部分产品中。因此将杂质1～6作为制备混合杂质对照品的目标杂质。

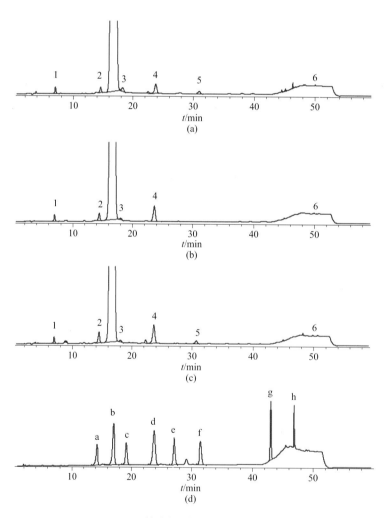

图 6-15　盐酸表柔比星的 HPLC 色谱图
（a）企业 A；（b）企业 B；（c）企业 C；（d）表柔比星已知杂质对照品混合溶液
a—多柔比星；b—表柔比星；c—双氢柔红霉素；d—多柔比星酮；e—柔红霉素（起始原料）；f—4'-表柔红霉素（中间体）；g—柔红霉素酮；h—三氟乙酰柔红霉素（中间体）

② 确定制备工艺。取盐酸表柔比星原料及其水溶液、0.1mol/L 盐酸溶液分别置室温、光照、水浴（40 ～ 80℃）等环境下进行强制降解试验，观测目标杂质的变化。80℃水浴加热，水溶液中杂质 1 完全消失，杂质 3、杂质 4 和杂质 6 迅速变大；0.1mol/L 盐酸溶液中杂质 4 含量可增大至 50%，其他各杂质峰消失。40℃水浴加热，0.1mol/L 盐酸溶液中杂质 1 减小，杂质 4 增大，其余杂质无变化；室温放置 7 天，水溶液杂质 6 略有增加，其余杂质无明显变化。原料固体 105℃加热 6h，杂质 1 减少至消失，杂质 3、杂质 4 和杂质 6 略有增加；在 40℃、相对湿度 75% 的条件下放置 1 个月，杂质 1、杂质 3、杂质 4 和杂质 6 峰均有增加。在 5000lx 光照强度下光照 1 ～ 3 天，原料及各溶液中的杂质基本无变化。上述结果提示，温度和水分是导致样品降解的关键因素；样品在固体状态下加速降解较液体状态更易获得目标杂质。综上，确定将原料在温度 40℃、相对湿度 75% 条件下放置 1 个月，使其产生降解杂质 1、杂质 3、杂质 4 和杂质 6，再向样品中加入合成中间体（4'-盐酸表柔红霉素）来制备混合杂质对照品。

盐酸表柔比星原料毒性大，粉末较轻，易吸湿，不宜与 4'-盐酸表柔红霉素混合均匀直接分装。故采用溶解冻干工艺，将表柔比星加速降解产物和合成中间体（4'-盐酸表柔红霉素）按一定比例溶解，以甘露醇作为赋形剂，制成冻干块状物后作为混合对照品。

甘露醇与盐酸表柔比星分别按 1∶1 和 2∶1 制成两种混合杂质对照品，考察室温和低温贮存条件下的稳定性。12 个月稳定性试验结果表明，以 1∶1 用量制备的对照品在低温贮存条件下更稳定。

综上，确定盐酸表柔比星混合杂质对照品的制备工艺：取 4'-盐酸表柔红霉素（合成中间体）适量，加水溶解并稀释制成 10μg/mL 的溶液作为溶液Ⅰ；取在温度 40℃、相对湿度 75% 条件下放置 1 个月的盐酸表柔比星原料适量，用溶液Ⅰ溶解并稀释制成 1mg/mL 的溶液，加入与盐酸表柔比星原料相同量的甘露醇，溶解后，取 1mL 分装于小瓶中冻干，制得混合杂质对照品。

③ 未知杂质的鉴定。利用已知杂质对照品，采用加入法鉴定杂质 2、杂质 4 和杂质 5 分别为多柔比星、多柔比星酮和 4'-表柔红霉素。采用 LC-QTOF MS 结合文献 [7,8] 推测降解杂质 1、杂质 3 和杂质 6 的结构。

杂质 1 $[M+H]^+$ 的质荷比为 1087.3513，其分子量为 1086，与表柔比星二聚物的分子量相同，推断其分子式为 $C_{54}H_{58}N_2O_{22}$；在其质谱图中，m/z 950 附近的一组峰和 m/z 775 附近的一组峰分别为二聚体脱去一分子氨基糖、两分子氨基糖和一分子水形成的碎片离子，m/z 570 以下的碎片峰与表柔比星基本一致 [图 6-16（a）]，推测其为表柔比星二聚物，但仅凭质谱数据无法确定具体结构。

杂质 3 $[M+H]^+$ 的质荷比为 530.1659，其分子量为 529，推断其分子式为 $C_{26}H_{27}NO_{11}$；其在 m/z 321 ～ 383 之间的一组峰分别为脱糖、脱羧、脱水后形成的碎片离子，m/z 150 以下的碎片峰为氨基糖的碎片离子 [图 6-16（b）]；与文献 [7] 结果基本一致，进而认为杂质 3 为盐酸表柔比星脱亚甲基产物 [图 6-17（a）]。

杂质 6 $[M+H]^+$ 的质荷比为 337.0711，其分子量为 336，推断其分子式为 $C_{19}H_{12}O_6$；其主要碎片离子有 m/z 322.0、305.0 和 294.1，各碎片离子的可能结构见图 6-16（c），推测杂质 6 的结构为盐酸表柔比星脱糖、脱羧基产物 [图 6-17（b）]。

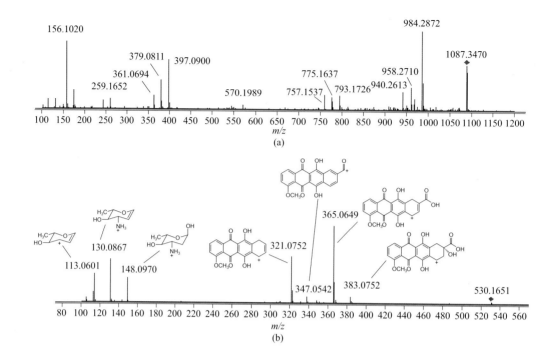

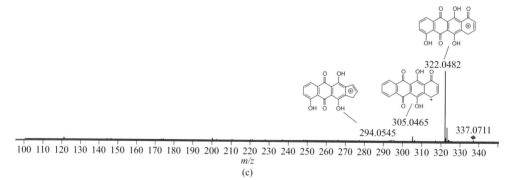

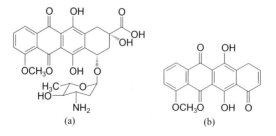

图 6-16　表柔比星混合杂质对照品中未知杂质的二级质谱分析结果[6]
（a）杂质 1 的质谱图；（b）杂质 3 的质谱图及可能碎片结构；（c）杂质 6 的质谱图及可能碎片结构

图 6-17　表柔比星未知杂质的可能结构
（a）杂质 3；（b）杂质 6

④ 混合杂质对照品应用　采用盐酸表柔比星有关物质检查方法分析混合杂质对照品（图 6-18），可见，混合杂质对照品中不仅包含有全部目标杂质（杂质 1～6），还含有 4 个其他降解杂质（杂质 7、杂质 8、杂质 9、杂质 11）；其目标杂质的含量与实际样品中杂质的含量相近，

分别约 0.4%、0.3%、0.2%、0.8%、1.0% 和 0.1%。其中，杂质 3 与表柔比星是色谱系统中的最难分离物质对，可用于评价色谱系统的有效性；杂质 6 为所有杂质中保留值最大的组分，是含量最低的组分，据此可帮助判断方法的灵敏度，且可以帮助判断色谱分析的结束时间；此外，混合杂质对照品中的其他降解杂质有助于对盐酸表柔比星中潜在降解杂质的控制判断。

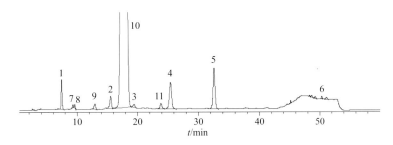

图 6-18　混合杂质对照品溶液的色谱图

1—表柔比星二聚体；2—多柔比星；3—表柔比星脱亚甲基产物；4—多柔比星酮；5—4′-盐酸表柔红霉素；6—表柔比星脱糖、脱羧基产物；10—表柔比星；7、8、9、11—未知降解杂质

色谱条件：色谱柱为 Inertsil ODS-3，4.6mm×250mm，5μm；流动相 A 为 0.1% 三氟乙酸，流动相 B 为乙腈-甲醇-三氟乙酸（80∶20∶0.1）。梯度洗脱：0～40min，70%A → 60%A；40～45min，60%A → 20%A；45～50min，20%A；50～51min，20%A → 70%A；51～60min，70%A；流速为 1mL/min；柱温为 40℃；检测波长为 254nm；进样体积为 20μL

6.2.1.3　阿莫西林、氨苄西林混合降解杂质对照品的研制

阿莫西林和氨苄西林均为 β-内酰胺类抗生素，各国药典标准中均采用 HPLC 法，利用原位（*in situ*）降解技术 [10] 结合相对保留时间多个特定杂质进行控制。然而，由于原位降解过程烦琐、产生杂质有限且重现性较差，不同实验室试验条件的差异可造成色谱峰相对保留时间的改变等，使得应用中常遇到无法准确对特定杂质峰进行归属等问题。2008 年，中检所依据阿莫西林和氨苄西林的降解反应途径，设计强制降解条件，着手研制阿莫西林和氨苄西林混合降解杂质对照品，作为《中国药典》（2010 年版）阿莫西林和氨苄西林项下的"系统适用性对照品"，用于对原料、制剂中的多个主要特定杂质实现快速定位，并用于评价色谱系统对诸杂质的分离效能。

① 研制方案。制备混合降解杂质对照品的流程图如图 6-19 所示。首先确定需要控制的目标杂质；通过分析产生目标杂质的可能降解途径，确定特定的降解反应条件；优化对照品制备工艺，制备混合降解杂质对照品；再对制备的对照品的成分进行结构确证，确定杂质对照品的组成。

由阿莫西林和氨苄西林的分子结构可见，它们在结构上仅为 6 位侧链 R¹ 基团不同，因此两种药物的降解反应途径相似，所产生的降解杂质结构也类似。药物分子受亲电和亲核试剂的进攻时，易发生内酰胺环开环、分子重排、聚合等反应：β-内酰胺环易开环形成相应的噻唑酸；β-内酰胺环开环后与 5 位侧链上的氨基缩合形成相应的二酮哌嗪产物；母体间相互作用形成二聚体和三聚体等聚合物。上述杂质也是药品标准中需要控制的特定杂质，因而作为混合杂质对照品的目标杂质。

采用《中国药典》（2010 年版）方法分析阿莫西林和氨苄西林降解反应溶液。预实验中采用多种不同浓度的酸、碱溶液和不同的降解温度，寻找稳定可控的降解反应条件，以获得目标杂质。在中性和弱酸性溶液中二者基本不发生降解反应或只产生少量噻唑酸类杂质；阿莫西林在盐酸溶液和氢氧化钠溶液中产生的杂质种类基本一致，主要包括噻唑酸、二酮哌嗪产物、二聚体和三聚体；采用 0.01mol/L 的氢氧化钠溶解阿莫西林钠原料（0.15g/mL），60℃水浴降解 30min，可获得稳定的、比例适当的阿莫西林混合杂质溶液 [图 6-20（a）]。

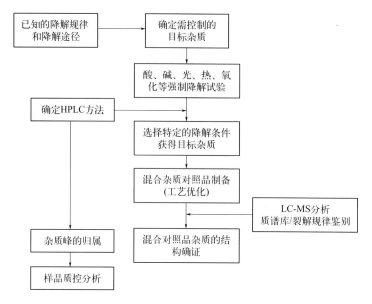

图 6-19 制备混合降解杂质对照品的流程

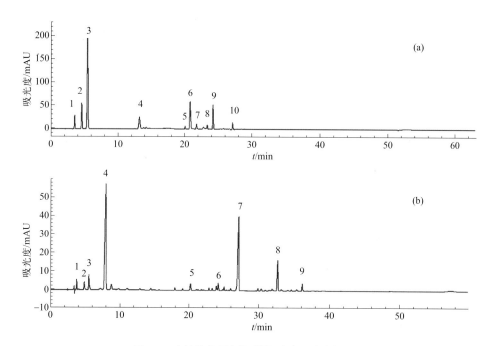

图 6-20 加速降解反应得到的混合杂质溶液色谱图

采用 Agilent HC C18 (250mm × 4.6mm, 5μm) 色谱柱；UV 254nm 检测；流速为 1mL/min。(a) 阿莫西林混合降解杂质；流动相 A 为 0.05mol/L 磷酸缓冲液（pH 5.0）- 乙腈（99：1），流动相 B 为 0.05mol/L 磷酸缓冲液（pH 5.0）- 乙腈（80：20）；先以流动相 A：流动相 B（92：8）等度洗脱，待阿莫西林峰洗脱完毕后，立即进行梯度洗脱：0 ~ 25min，92% A → 0% A；25 ~ 40min，0% A；40 ~ 41min，92% A；41 ~ 55min，92% A。色谱峰 3 为阿莫西林，色谱峰 2 为阿莫西林噻唑酸，色谱峰 5 和色谱峰 6 分别为 2′,5′- 二酮哌嗪 -2（R）阿莫西林和 2′,5′- 二酮哌嗪 -2（S）阿莫西林，色谱峰 9 为阿莫西林闭环二聚体，色谱峰 10 为阿莫西林闭环三聚体，其他色谱峰为未知杂质。(b) 氨苄西林混合降解杂质：流动相 A 为 12% 乙酸溶液 -0.2mol/L 磷酸二氢钾溶液 - 乙腈 - 水（0.5：50：50：900），流动相 B 为 12% 乙酸溶液 -0.2mol/L 磷酸二氢钾溶液 - 乙腈 - 水（0.5：50：400：550），等度洗脱。待氨苄西林峰洗脱完毕后，立即进行梯度洗脱：0 ~ 30min，85% A → 0% A；30 ~ 45min，0% A；45 ~ 50min，0% A → 85% A；50 ~ 60min，85% A。色谱峰 4 为氨苄西林，色谱峰 2 和色谱峰 3 为氨苄西林噻唑酸（色谱峰 3 与杂质对照品保留时间一致，色谱峰 2 与色谱峰 3 的质谱裂解碎片相同），色谱峰 5 为 2′,5′- 二酮哌嗪 -2（R）氨苄西林，色谱峰 6 为氨苄西林开环二聚体，色谱峰 7 为氨苄西林闭环二聚体，色谱峰 8 为氨苄西林开环三聚体，其他色谱峰为未知杂质但在上述降解条件下氨苄西林产生的开环三聚体含量较低，开环三聚体峰可在 0.1mol/L 的盐酸溶液中稳定产生；在 1mol/L 的盐酸溶液中，氨苄西林溶液还可产生一个新的未知杂质 [图 6-20（b）中色谱峰 1]，故最终用 1mol/L 的盐酸和 0.1mol/L 的盐酸分别溶解氨苄西林原料（浓度 0.15g/mL），分别于 20℃放置 16h 和 14h，得到氨苄西林降解溶液 1 和 2；过滤后按 25:1 的比例混合，作为氨苄西林混合杂质溶液 [图 6-20（b）]。

② 混合杂质对照品的制备工艺。拟采用冷冻干燥法制备混合杂质对照品。当降解混合溶液未加支撑剂时冻干时，冻干的混合杂质样品性状不均一，部分呈结晶，部分为较软黏的块状物；尝试分别加入微晶纤维素和甘露醇作为冻干支撑剂，按药物-支撑剂比例 1:0.2、1:0.5、1:1、1:1.5 的量，加入后再冻干，结果表明，甘露醇作为支撑剂的效果更好；当药物-甘露醇比例达到 1:1 时，样品呈疏松块状物，且溶解性较好。

最终确定两种混合杂质对照品的制备工艺为：取阿莫西林钠原料 120g，用 0.01mol/L 氢氧化钠溶液 800mL 溶解，60℃水浴 30min，加入 120g 甘露醇溶解，冻干。取氨苄西林原料 160g，用 0.1mol/L 盐酸溶液 1000mL 溶解，20℃放置 16h，过滤，作为溶液Ⅰ；取氨苄西林原料 6g，用 1mol/L 盐酸溶液 40mL 溶解，20℃放置 14h 作为溶液Ⅱ；混合溶液Ⅰ和溶液Ⅱ，加入 100g 甘露醇，溶解后冻干。研细，30℃条件下减压干燥后分装。

此外，针对临床中广泛应用的阿莫西林、氨苄西林与 β-内酰胺酶抑制剂（舒巴坦、克拉维酸钾）的复方制剂，将阿莫西林/氨苄西林混合降解杂质对照品与酶抑制剂混合，可制得系统适用性试验对照品，用于帮助判断复方制剂 HPLC 色谱系统的有效性。但在制备过程中应重点考察酶抑制剂的稳定性。如在制备阿莫西林克拉维酸钾系统适用性对照品时，曾尝试首先制备阿莫西林混合降解溶液，再向其中加入克拉维酸，使之溶解后再冻干的工艺，以充分保证样品的均匀性。但克拉维酸在溶液中太不稳定，实际制备过程中迅速降解，使得冻干产物中基本无克拉维酸峰。因而采用首先冻干阿莫西林混合降解杂质溶液，再与克拉维酸钾原料等比例逐步混匀制成混合杂质对照品。

阿莫西林克拉维酸钾系统适用性对照品的制备方法为：取阿莫西林钠原料 30g，用 0.01mol/L 氢氧化钠溶液 600mL 溶解，60℃水浴 30min，加入 30g 甘露醇溶解，立即置 -60℃预冻 2h，取出再冻干 48h，制成品大约 60g；再加入克拉维酸钾原料 6g，按等比混合法分步研磨混匀，减压干燥，制成品约 66g。

阿莫西林舒巴坦系统适用性对照品的制备方法为：取阿莫西林钠原料 90g，用 0.01mol/L 氢氧化钠溶液 600mL 溶解，60℃水浴 30min，加入 90g 甘露醇溶解，立即置 -60℃预冻 2h，取出再冻干 48h，制成品大约 180g；再加入舒巴坦钠原料 70g，按等比混合法分步研磨混匀，减压干燥。

③ 混合杂质对照品分析。采用已知杂质对照品，依据 HPLC 的保留时间对混合降解杂质对照品中的诸杂质峰进行鉴定。阿莫西林/氨苄西林混合降解杂质对照品中均可定位出 5 种杂质（图 6-20）；采用 LC-MS 与已知杂质对照品的质谱数据分别进行比较，诸杂质峰的碎片离子均与相应杂质对照品的碎片离子一致（表 6-6）。碎片离子显示了阿莫西林/氨苄西林母核结构的 β-内酰胺环开环反应，6 位侧链上去 R 基团反应，酰胺键裂及脱氨基等一系列反应，与已报道的青霉素类抗生素裂解规律[11]一致。说明制出的混合杂质对照品中已包含了所需的目标杂质。

制备的两种混合杂质对照品，采用 HPLC 测定其归一化含量，重复进样比较各杂质峰的峰面积变化，样品溶液在 4h 内稳定。

表 6-6　混合降解杂质对照品中主要成分的质谱碎片离子

组分	Rt	含量 /%	主要碎片离子（ m/z ）
阿莫西林	1.00	46.8	366, 349, 321, 207, 208, 160, 122
阿莫西林噻唑酸	0.84	9.9	384, 310, 292, 211, 177, 160, 144
2′,5′-二酮哌嗪-2（R）阿莫西林	3.66	2.1	366, 207, 160, 113
2′,5′-二酮哌嗪-2（S）阿莫西林	3.78	13.4	366, 207, 160, 113
阿莫西林闭环二聚体	4.40	9.9	731, 572, 366, 349, 321, 311, 208, 160
阿莫西林闭环三聚体	4.95	1.2	1096, 731, 349, 311, 160
氨苄西林	1.00	44.6	350, 333, 305, 192, 191, 160, 106
氨苄西林噻唑酸	0.70	4.2	368, 324, 307, 279, 191, 174, 160, 112
2′,5′-二酮哌嗪-2（R）氨苄西林	2.51	1.8	350, 191, 160, 114
氨苄西林开环二聚体	3.00	1.7	717, 673, 643, 599, 558, 394, 368, 294, 160
氨苄西林闭环二聚体	3.37	30.1	699, 540, 350, 333, 192, 160, 118, 106
氨苄西林开环三聚体	4.05	7.9	1066, 717, 368

在阿莫西林舒巴坦钠系统适用性对照品中，也包括有阿莫西林的主要降解杂质，供在注射用阿莫西林钠舒巴坦钠有关物质检查中进行系统适用性试验及杂质定位用（图 6-21）。

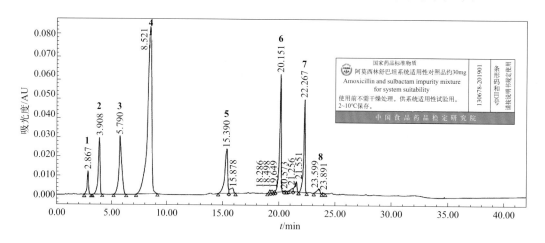

图 6-21　阿莫西林舒巴坦钠有关物质测定的系统适用性试验色谱图

色谱条件：Agilent HC C18 (250mm×4.6mm, 5μm) 色谱柱；UV 230nm 检测；流速为 1mL/min；流动相 A 为 0.01mol/L 磷酸二氢钾（pH 6.0），流动相 B 为 0.01mol/L 磷酸二氢钾（pH 6.0）-乙腈（20：80）。梯度洗脱：0～10min, 98% A；10～30min, 98% A → 70% A；30～32min, 70% A → 98% A；32～42min, 98% A（如阿莫西林峰保留时间大于 10min，应在阿莫西林峰流出后再运行后面的梯度）；色谱峰 1 和色谱峰 2 为阿莫西林噻唑酸，色谱峰 3 为舒巴坦，色谱峰 4 为阿莫西林，色谱峰 5 为未知杂质，色谱峰 6 为 2′,5′-二酮哌嗪-2(R) 阿莫西林，色谱峰 7 为阿莫西林闭环二聚体，色谱峰 8 为阿莫西林闭环三聚体

④ 混合杂质对照品的应用。在阿莫西林 / 氨苄西林有关物质分析中，诸杂质的保留行为受色谱系统的影响较大，特别是当采用不同的色谱柱时，不仅诸杂质的相对保留时间差异很大，杂质分离能力、峰型等的差异也很大。如在图 6-21 中，虽然诸阿莫西林杂质的分离度较理想，但阿莫西林色谱峰等呈明显前拖尾，提示该色谱柱并不太适用于该品种的分析。然

而在药典等药品标准中，对色谱柱的要求一般均较简单，使得在实际工作中选择色谱柱具有一定盲目性。《中国药典》自 2010 年版起，在阿莫西林和氨苄西林等各论中，有关物质检查项均规定：取系统适用性对照品适量，加流动相 A 溶解……，取 20μL 注入液相色谱仪，记录的色谱图应与对照图谱一致。利用混合杂质对照品色谱图与对照图谱的比较，不仅可以保证实际实验中各峰的分离度，也可以方便地对样品杂质进行归属，这使得《中国药典》两个品种的系统适用性方法具有明显优势。

在实际样品分析时，首先进样混合降解杂质对照品，将获得的色谱图与对照图谱进行比较；如果因色谱柱等因素，使得测定的混合降解杂质对照品的色谱图（图 6-22）与对照图谱（图 6-20）不一致，则提示该色谱系统不适用于测定；如果其与对照图谱一致，不仅可说明色谱系统可以满足检测的要求，且可以直观地判断出各特定杂质的出峰位置，从而对样品色谱图中的杂质进行定位。以混合降解杂质对照品色谱图作为对照图谱。

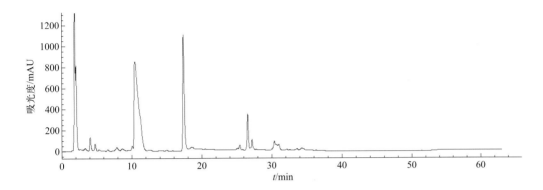

图 6-22　阿莫西林混合降解杂质对照品在不佳的色谱系统中的色谱图

色谱条件：流动相 A 为 0.05mol/L 磷酸缓冲液（pH 5.0）-乙腈（99∶1），流动相 B 为 0.05mol/L 磷酸缓冲液（pH 5.0）-乙腈（80∶20）；先以流动相 A∶流动相 B（92∶8）等度洗脱。待阿莫西林峰洗脱完毕后，立即进行梯度洗脱：
0～25min，92% A → 0% A；25～40min，0% A；40～41min，0% A → 92% A；41～55min，92% A

《中国药典》自 2015 年版起，在阿莫西林克拉维酸钾质量标准中，对含量（系统 A）和有关物质（系统 B）的测定也均要求采用系统适用性对照品，与对照图谱（图 6-23）进行比较确定色谱系统的有效性。

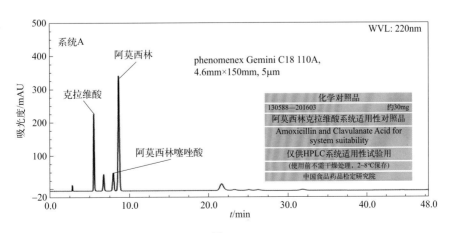

图 6-23

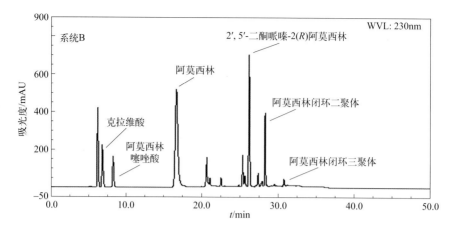

图 6-23　阿莫西林克拉维酸钾制剂含量（系统 A）和有关物质（系统 B）测定的系统适用性试验对照图谱

色谱条件：系统 A 以 0.05mol/L 磷酸缓冲液（pH 4.4）-甲醇（95：5）为流动相，流速为 1mL/min；系统 B 流动相 A 为 0.01mol/L 磷酸二氢钾（pH 6.0），流动相 B 为 0.01mol/L 磷酸二氢钾（pH 6.0）-乙腈（20：80）。先以流动相 A-流动相 B（98：2）等度洗脱，待阿莫西林峰洗脱完毕后，立即梯度洗脱：0～20min, 98% A → 70% A；20～22min, 70% A → 98% A；22～32min, 98% A

　　利用混合降解杂质对照品，通过比较阿莫西林克拉维酸钾复方制剂样品的色谱图与阿莫西林混合降解杂质对照品的色谱图，还可以方便地确认源于阿莫西林的降解杂质，进而可以使得复方制剂中阿莫西林的质量与其原料的质量相关联。如注射用阿莫西林钠克拉维酸钾，其色谱图［图 6-24（a）］中峰Ⅱ为克拉维酸，峰Ⅳ为阿莫西林主峰，峰Ⅲ、Ⅵ、Ⅶ与阿莫西林混合杂质对照品色谱图［图 6-24（b）］中的色谱峰相对应，为阿莫西林降解产生的杂质，进而确定峰Ⅰ和Ⅴ为来自克拉维酸的杂质。

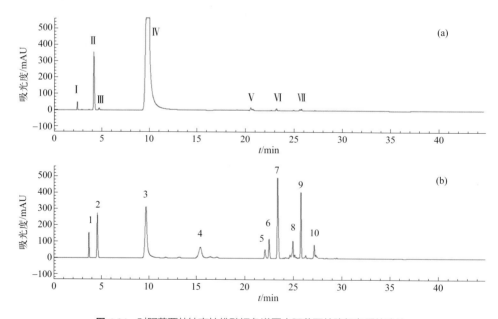

图 6-24　对阿莫西林钠克拉维酸钾色谱图中阿莫西林降解杂质的确认

色谱条件：Diamonsil C18(2) (150mm × 4.6mm, 5μm) 色谱柱；UV 230nm 检测；流速为 1mL/min。流动相 A 为 0.01mol/L 磷酸二氢钾（pH 6.0），流动相 B 为 0.01mol/L 磷酸二氢钾（pH 6.0）-乙腈（20：80）。先以流动相 A-流动相 B（98：2）等度洗脱，待阿莫西林峰洗脱完毕后，立即梯度洗脱：0～20min, 98% A → 70% A；20～22min, 70% A → 98% A；22～32min, 98% A。

（a）阿莫西林克拉维酸钾色谱图；（b）阿莫西林混合杂质对照品色谱图，其中色谱峰 3 为阿莫西林，色谱峰 2 为阿莫西林噻唑酸，色谱峰 7 为 2′,5′-二酮哌嗪-2（R）阿莫西林，色谱峰 9 为阿莫西林闭环二聚体，色谱峰 10 为阿莫西林闭环三聚体，其他色谱峰为未知杂质对药物制剂中降解杂质的控制是杂质谱控制的主要目的之一。口服固体制剂（胶囊、片剂或干混悬剂）处方中通常有多种辅料，在采用 HPLC 分析杂质时，如何方便有效地排除辅料峰的干扰一直实验中亟待解决的问题。利用混合降解杂质对照品可以方便地确认口服制剂中的降解杂质，从而快速排除辅料峰的干扰。如将阿莫西林干混悬剂色谱图（图 6-25）与阿莫西林混合降解杂质对照品色谱图进行比较，可快速判断出其中的峰Ⅰ和Ⅲ不是阿莫西林降解杂质，而是辅料色谱峰。

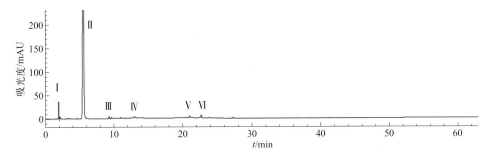

图 6-25　对阿莫西林干混悬剂色谱图中降解杂质的确认
Ⅱ—阿莫西林；Ⅳ、Ⅴ、Ⅵ—阿莫西林降解杂质；Ⅰ、Ⅲ—辅料峰

6.2.2　混合杂质对照品研制的一般流程

对上述 3 个具体案例进行总结，混合杂质对照品研制的一般流程可概括为：

① 明确混合杂质对照品的应用目的。通常混合杂质对照品被作为系统适用性试验对照品，用于确认药品标准中的 HPLC 方法的有效性；当证明色谱系统满足要求后，混合杂质对照品中已知杂质峰的位置可对色谱系统中的特定杂质进行定位。

当按上述目标研制混合杂质对照品时，首先应明确具体药物中的杂质数量，如阿奇霉素杂质包括 4 类 24 种（杂质 A 至杂质 S），表柔比星结合加速试验得知其含有 7 种已知杂质及 3 种未知降解杂质（图 6-15）；在此基础上明确需要控制的杂质种类及这些杂质在特定色谱方法（药品标准方法）中的保留情况，确定哪些杂质对是最难分离物质对，什么杂质的保留时间最长，哪一个色谱峰最易发生拖尾等；进而明确混合杂质对照品中应包括的目标杂质，确定混合杂质对照品的基本组成。如上述对阿奇霉素中杂质的控制，由于中国和国外阿奇霉素原料合成工艺等的差异，产品中需要控制的主要杂质不同（表 6-5），因而《中国药典》与 EP/USP 采用了不同的 HPLC 色谱系统，诸杂质在不同色谱系统中的保留行为不同（图 6-12），使得《中国药典》与 USP 的系统适用性对照品中杂质的组成不相同（图 6-13）。

② 确定混合杂质对照品的制备工艺。当明确了混合杂质对照品的基本组成后，需要根据诸杂质获得的难易情况确定混合杂质对照品中目标杂质的获得方式。例如阿奇霉素 B，其是红霉素原料中的红霉素 B 在阿奇霉素合成过程中产生的副产物，难以通过化学合成的方法得到纯品，因而，选择红霉素 B 相对含量较高的红霉素原料，通过合成得到富含阿奇霉素 B 的阿奇霉素原料，再向其中添加其他的阿奇霉素杂质，得到阿奇霉素混合杂质对照品。

当目标杂质为降解杂质时，应通过对产生目标杂质的可能降解途径分析，对原药进行酸、碱、光、热等强制降解预试验，筛选出适用的降解条件。如强制降解试验证明样品在固体状态下加速降解较液体状态更易获得目标杂质，温度和水分是导致样品降解的关键因素，因而确定将原料在温度 40℃、相对湿度 75% 条件下放置 1 个月，使其产生降解杂质 1、杂质 3、杂质 4 和杂质 6，再向样品中加入合成中间体（4′-盐酸表柔红霉素）来制备混合杂质对照品。氨苄西林分别在 1mol/L 的盐酸和 0.1mol/L 的盐酸溶解中，于 20℃放置 16h 和 14h，得到降解溶液 1 和溶液 2；再按 25∶1 的比例混合，制备氨苄西林混合杂质对照品。

为保证混合杂质对照品的均匀性，通常采用冷冻干燥的方法制备混合杂质对照品。应以稳定性和易溶性为指标，确定药物-支撑剂的比例。制成的混合杂质对照品应为疏松块状物，且溶解性较好。

③ 对混合杂质对照品组分的分析。对制备出的混合杂质对照品，应对其中的各成分进行结构确证，确定混合杂质对照品的组成达到预期的需求。对有纯杂质对照物质的组分，通常通过对特定组分的 HPLC 保留值和 LC-MS 的质谱图比较，即可确证混合杂质对照品中特定组分的结构。如对阿莫西林 / 氨苄西林混合杂质对照品中 5 种降解杂质的确认，即利用已知的杂质对照品纯品逐一进行结构确认。当没有纯杂质对照物质时，应当采用 LC-MS 分析对杂质的结构进行推测。如对表柔比星降解杂质 1、杂质 3 和杂质 6 的结构推测。所得到的 MS 谱图，应妥善保存，作为再次制备该混合杂质对照品时的对照谱图。

当确定混合杂质对照品的组成可以满足应用目的时，应当采用药品标准中规定的色谱系统，建立混合杂质对照图谱如图 6-13 等。对照图谱中，应明确所使用的色谱柱型号，并对图谱中的各个杂质峰进行标注，明确杂质对照品的组成，以便于在样品质控分析时进行对照。

6.3 杂质相对响应因子 / 校正因子的测定

利用混合杂质对照品定位，采用主成分自身对照法定量，利用相对响应因子 / 校正因子对杂质与主成分响应因子不同可能引入的测定误差进行校准，是药物杂质谱分析中的常用方法。其可以解决杂质对照品不易获得以及同时使用多个杂质对照品检测成本过高等问题。因而，在研制杂质对照品的同时，将杂质对照品的赋值信息转化为常数，便于后期的应用，已成为杂质对照品研究工作的一部分。如中检院在酮康唑杂质对照品的研制过程中，即采用《中国药典》色谱条件，采用标准曲线斜率比法，对各杂质与酮康唑在 220nm 波长下的相对校正因子进行了测定（表 6-7）。

表 6-7 220nm 波长下对酮康唑与各杂质相对校正因子的测定[1]

项目	杂质 B	杂质 C	杂质 D	杂质 E	酮康唑
回归方程			$y=bx$		
范围 /（mg/mL）	0.2 ～ 960	0.2 ～ 984	0.2 ～ 1007	0.2 ～ 1018	0.1 ～ 1004
斜率（b）	18211428.9268	17287522.3212	15150077.5863	16280773.4963	16049308.0510
相关系数	0.9962	0.9969	0.9973	0.9880	0.9936
相对校正因子	1.1347	1.0772	0.9440	1.0144	—

6.3.1 相对响应因子 / 校正因子定义

在 HPLC 法定量测定中，当采用紫外检测器检测时，不同物质对同一检测波长的响应值可能不同，即相同质量的不同物质产生的峰面积（或峰高）可能不相等。将物质的检测量 W 与色谱响应值（峰面积等）之间的比值称为绝对校正因子，它代表单位响应值（峰面积等）所对应的被测物质的量（浓度或质量）；某物质 i 与所选定的参照物质 s 的绝对校正因子之比为相对校正因子，简称校正因子（f）。《中国药典》（2020 年版）通则 0512 高相液相色谱法中在"加校正因子的主成分自身对照法"中给出了校正因子的计算式（6-1），

$$f_{校正因子} = \frac{c_{待测物} / A_{待测物}}{c_{参比物质} / A_{参比物质}} \tag{6-1}$$

式中，c 代表浓度；A 代表峰面积或峰高。

校正因子在不同药典中的表述方式不尽相同。《中国药典》与《欧洲药典》（EP）基本一致，使用校正因子（correction factor）之概念，而《美国药典》（USP）在通则 <1225> "药典规程的验证（validation of compendial procedure）"中则采用相对响应因子（relative response factor），简称响应因子。

$$f_{响应因子} = \frac{c_{参比物质} / A_{参比物质}}{c_{待测物} / A_{待测物}} \tag{6-2}$$

响应因子与校正因子的关系互为倒数，在使用时需要注意将待测峰面积与校正因子相乘或与响应因子相除以校正峰面积。

应用过程中，当已知杂质对主成分的相对响应因子 / 校正因子在 0.9 ～ 1.1 范围内时，通常建议采用主成分自身对照法计算杂质的含量，超出这个范围时可采用加校正因子的主成分自身对照法计算杂质的含量；然而在 EP 10.0 中，推荐响应因子 / 校正因子在 0.8 ～ 1.2 范围仍使用主成分对照法计算杂质含量。此外，当响应因子 / 校正因子超出 0.2 ～ 5.0 范围之外时，表明杂质与主成分的 UV 吸收差异过大，此时采用响应因子 / 校正因子计算杂质的含量可能带来较大的误差。当杂质与主成分的 UV 吸收差异过大时，通常推荐采用杂质对照品按外标法定量；如杂质对照品不易获得，则可通过改变检测波长，使响应因子 / 校正因子处于理想范围，或使用该杂质 UV 吸收相近的另一参比物质，确立响应因子 / 校正因子进行校正。

6.3.2　测定方法

根据响应因子 / 校正因子之定义，相对响应因子 / 校正因子表示浓度相同的两种物质在特定波长下 UV 吸收值的比值。因此，利用紫外-可见分光光度计，分别测定两种纯物质在该波长下的吸收系数如 $E_{1cm}^{1\%}$，计算二者的比值，即可求得响应因子 / 校正因子。

$$F_{校正因子} = E_{待测物} / E_{参比物} \tag{6-3}$$

测定时，以流动相为溶剂，按吸收系数测定的相关技术要求操作，如应配制高、中、低三浓度的对照品溶液，吸收度介于 0.3 ～ 0.8 之间；平行制备 2 份供试液测定，同台仪器 2 份供试液的平行测定结果不超过 ±0.5%；采用多台紫外-可见分光光度计测定等。但实际工作中，这种方法较少使用，更多的是在具体的色谱系统中利用 HPLC-UV/PDA 测定。

6.3.2.1　HPLC-UV/PDA 测定法

由式（6-1）可知，理论上可以采用一个适当浓度的杂质对照品溶液和 API 对照品溶液，即可计算出校正因子——单点法，但这种方法很难避免实验误差的影响。或采用多点法——利用多个（通常为 3 个）适当浓度的杂质对照品溶液和 API 对照品溶液，根据式（6-1）分别计算校正因子，取其平均值作为校正因子的最终结果。多点法较单点法虽然可部分消除由实验操作引入的误差，但仍不是最优结果。目前最成熟的校正因子测定法为标准曲线法。

标准曲线法也称标准曲线斜率比法，具体操作可概括为：精密称取杂质对照品和 API 参比物对照品各适量，分别配制成不同浓度的系列溶液（通常不少于 5 点，低浓度为方法的定量限，中心浓度为杂质的质控限度浓度），分别注入液相色谱仪进样测定，以浓度 c 为横坐标（x）、峰面积 A 为纵坐标（y），分别绘制参比物和待测杂质的标准曲线，求其线性回归方程 y=kx+a，当 a=0 时，两者的相对校正因子为二者斜率 k 之比：

$$f_{校正因子} = k_{参比物} / k_{待测物} \tag{6-4}$$

标准曲线法测定校正因子需要利用对照品的标示值计算其浓度值，因而要求对照品的含量必须准确，否则可使得线性回归方程的斜率出现偏差，进而影响校正因子的准确性。此外，采用不同的 HPLC-UV/PDA 色谱系统测定，可以消除色谱系统的系统误差。

6.3.2.2　紫外检测器与其他通用型质量检测器联用法

当缺乏用于标准曲线法测定的含量对照品时，根据通用质量检测器的峰面积仅与进入检测器的分析物的量成正比，与分析物结构无关的特性，将通用质量检测器与 UV/PAD 检测器串联，用通用质量检测器的峰响应值（峰面积）表征待测物与参比物的相对含量，再结合 UV/PDA 检测器得到的峰面积，即可得出待测物相对于参比物的校正因子。

根据校正因子的定义［式（6-1）］，可推导出采用质量检测器的峰面积表示待测物与参比物的相对含量，测定校正因子的公式。

$$f_{校正因子} = \frac{A_{待测物UV峰面积} \,/\, A_{待测物质量型检测器峰面积}}{A_{参比物UV峰面积} \,/\, A_{参比物质量型检测器峰面积}} \tag{6-5}$$

目前文献中与紫外检测器串联测定校正因子的通用质量检测器有蒸发光散射检测器（ELSD）[12]、电雾式检测器（CAD）[13]、氮化学发光检测器（NCD）[14] 等。其中 ELSD、CAD 的峰面积与分析物的质量成正比，NCD 的峰面积与分析物中含氮的物质的量成正比。

实例　HPLC-PDA-ELSD 测定头孢硫脒杂质校正因子[15]

式（6-5）假设 UV 检测器和质量型检测器的响应均应为线性关系，但 ELSD 检测器仅在较窄的范围呈线性响应，其在应用范围通常需经对数-对数变换才能得到线性关系（式 6-6）。用对数函数代替式（6-5）中的峰面积，得到式（6-7）[12]，进一步可得到式（6-8）：

$$\lg A = b\lg x + a \tag{6-6}$$

$$f_{校正因子} = \frac{A_{待测物UV峰面积} \,/\, \lg A_{待测物ELSD峰面积}}{A_{参比物UV峰面积} \,/\, \lg A_{参比物ELSD峰面积}} \tag{6-7}$$

$$f_{校正因子} = \frac{k_{参比物-UV} / k_{参比物-ELSD}}{k_{待测物-UV} / k_{待测物-ELSD}} \qquad (6-8)$$

式中，$k_{参比物-UV}$ 和 $k_{待测物-UV}$ 分别为参比物和待测物在 UV 检测器中的质量浓度-峰面积关系方程的斜率；$k_{参比物-ELSD}$ 和 $k_{待测物-ELSD}$ 分别为参比物和待测物在 ELSD 检测器中的质量浓度-峰面积对数关系方程的斜率。

测定头孢硫脒中杂质去乙酰头孢硫脒（杂质 A）和杂质 I(3-甲基头孢硫脒)（图 6-26）的校正因子。采用 PDA 检测器串联 ELSD 检测器的方法，同时收集样品的 UV 峰面积和 ELSD 峰面积[图 6-27（a），图 6-27（b）]，绘制标准曲线。

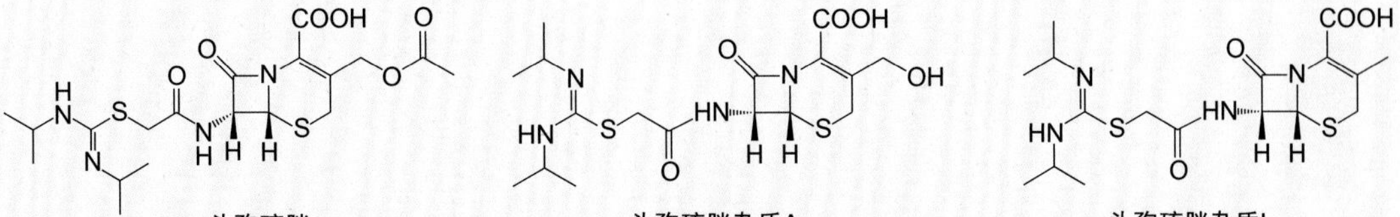

图 6-26　头孢硫脒及杂质的结构

由于用于 HPLC-UV-ELSD 分析的流动相与药品标准中头孢硫脒杂质分析的 HPLC-UV 方法的流动相不同，前者流动相呈酸性，后者为中性，流动相 pH 的不同可能造成溶质 UV 峰面积响应值的差异[图 6-27（c）]，故需要对流动相 pH 不同引起的 UV 峰面积的差异进行校正。采用等量样品，分别在两个 HPLC 色谱条件下采集相同溶质在不同色谱系统中的峰面积，其峰面积比为常数（表 6-9），即：

$$a = \frac{A_{UV-中性}}{A_{UV-酸性}} \qquad (6-9)$$

酸性流动相的 UV 峰面积乘以常数 a，即可得到中性流动相中的 UV 峰面积。用校正后的峰面积与浓度做标准曲线，即可消除流动相 pH 不同的影响。

由 HPLC-PDA-ELSD 分析结果结合校正常数（a）可分别得到 ELSD 质量浓度-峰面积对数关系方程和校正为质量标准方法的 UV_{254} 质量浓度-峰面积关系方程（表 6-8）；根据式（6-8）分别得到杂质 A（乙酰头孢硫脒）的校正因子为 1.09，杂质 I（3-甲基头孢硫脒）的校正因子为 0.95。与 NMR 法（图 6-28）得到的校正因子相比较（具体方法见 6.3.2.3 紫外检测器与定量核磁共振联用法），前者为1.06，后者为 0.97；两种方法的结果互相验证。

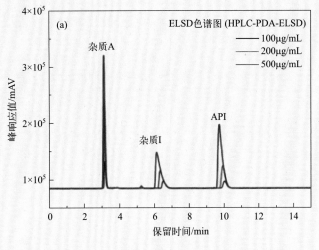

图 6-27

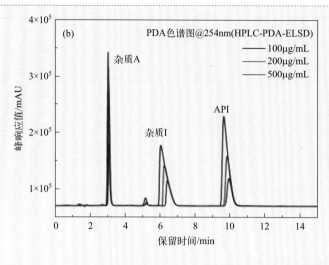

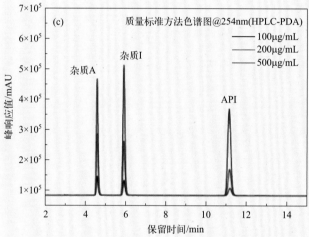

图6-27 HPLC-PDA-ELSD色谱图（a和b）及质量标准HPLC-PDA方法色谱图（c）

HPLC-PDA-ELSD方法：色谱柱为ZORBAX Extend-C18（4.6mm×150mm，5μm）；以1%冰醋酸（pH3.0）-乙腈（87∶13）为流动相；流速为1.0mL/min；PDA检测波长为254nm；ELSD参数为漂移管温度110℃，载气流速3.0L/min；柱温为30℃；进样体积为10μL。

质量标准HPLC-PDA方法：色谱柱为Kromasil 100-5 C18（4.6mm×150mm，5μm）；以磷酸缓冲液（pH6.0）-乙腈（87∶13）为流动相；流速为1.0mL/min；PDA检测波长为254nm；进样体积为10μL

表6-8　头孢硫脒及杂质标准曲线的线性方程

	名称	线性方程	R^2
ELSD	头孢硫脒	$\lg A=1.7077\lg x+1.8714$	0.9998
	杂质A（去乙酰头孢硫脒）	$\lg A=1.7947\lg x+1.991$	1
	杂质I（3-甲基头孢硫脒）	$\lg A=1.6681\lg x+1.9255$	0.9996
UV$_{254}$	头孢硫脒	$A^*=12379x-8980.3$	1
	杂质A（去乙酰头孢硫脒）	$A^*=11969x-100045$	0.9982
	杂质I（3-甲基头孢硫脒）	$A^*=12692x-143642$	0.9985

注：$A^*=A_{UV\text{-}中性流动相}=A_{UV\text{-}酸性流动相}\times a$。

表 6-9 不同 pH 流动相紫外峰面积的校正结果

样品名称	杂质 A					杂质 I					头孢硫脒				
	$A_{UV\text{-}中性流动相}$	$A_{UV\text{-}酸性流动相}$	a	RSD/%	$a_{平均}$	$A_{UV\text{-}中性流动相}$	$A_{UV\text{-}酸性流动相}$	a	RSD/%	$a_{平均}$	$A_{UV\text{-}中性流动相}$	$A_{UV\text{-}酸性流动相}$	a	RSD/%	$a_{平均}$
1-1	943585	883694	1.068			1085597	971742	1.117			1147757	1069746	1.073		
1-2	941293	882204	1.067			1084965	971479	1.117			1157748	1069845	1.082		
1-3	940517	881903	1.066			1083311	971782	1.115			1162220	1069591	1.087		
1-4	941446	881133	1.068			1083591	971448	1.115			1157967	1071355	1.081		
2-1	944936	885312	1.067			1087524	976238	1.114			1166097	1077412	1.082		
2-2	943714	879733	1.073	0.31		1087684	970972	1.120	0.18		1163002	1071447	1.085	0.52	
3-1	1846719	1724701	1.071		1.068	2185501	1956442	1.117		1.115	2321012	2157840	1.076		1.079
3-2	1850840	1724615	1.073			2183863	1958070	1.115			2336106	2158035	1.083		
4-1	1834899	1714904	1.070			2169491	1945958	1.115			2320594	2145089	1.082		
4-2	1837349	1714663	1.072			2169585	1946025	1.115			2320200	2144759	1.082		
5-1	1698901	1594437	1.066			3017151	2712630	1.112			3759317	3512464	1.070		
5-2	1693310	1596265	1.061			3019138	2712820	1.113			3757200	3515217	1.069		

注：a 为紫外峰面积校正系数，$a = A_{UV\text{-}中性流动相} / A_{UV\text{-}酸性流动相}$。

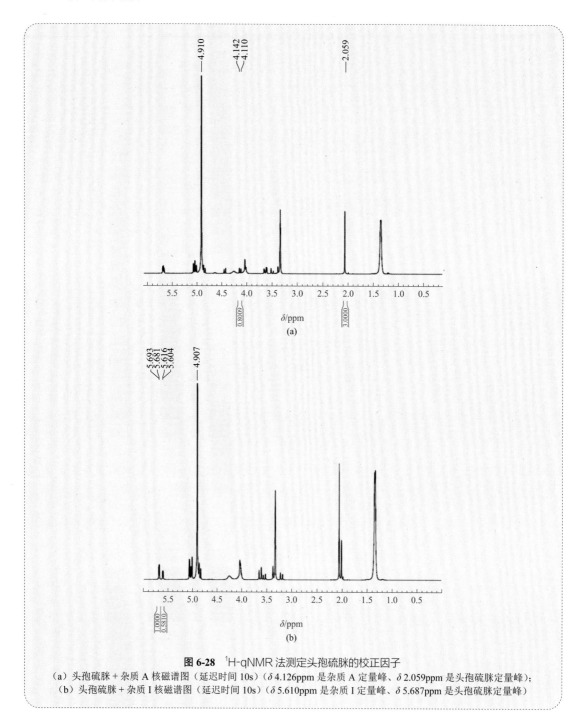

图 6-28 ^{1}H-qNMR 法测定头孢硫脒的校正因子

（a）头孢硫脒 + 杂质 A 核磁谱图（延迟时间 10s）（δ 4.126ppm 是杂质 A 定量峰、δ 2.059ppm 是头孢硫脒定量峰）；

（b）头孢硫脒 + 杂质 I 核磁谱图（延迟时间 10s）（δ 5.610ppm 是杂质 I 定量峰、δ 5.687ppm 是头孢硫脒定量峰）

6.3.2.3　紫外检测器与定量核磁共振联用法

用于校正因子测定的核磁共振波谱法多为定量核磁共振氢谱分析（^{1}H-qNMR），其定量原理为：不同化学环境的质子吸收峰的面积，仅与所包含的质子数有关。故不需引进任何响应因子，就可直接根据各共振峰的积分值推算出所代表的自旋核的数量。因此在测定响应因子方面，^{1}H-qNMR 法的主要优势在于对含有质子的化合物，它可以看成是一个通用的质量检测器，且对样品纯度的要求不高。

由 HPLC 质量检测器测定校正因子的计算公式（6-5），可得到 HPLC 结合 ^{1}H-qNMR 法计算校正因子的公式：

$$f_{校正因子} = \frac{A^{uv}_{待测物}}{A^{uv}_{参比物}} \times \frac{I^{NMR}_{参比物}}{I^{NMR}_{待测物}} \times \frac{MW_{参比物}}{MW_{待测物}} \times \frac{N^H_{待测物}}{N^H_{参比物}}$$ （6-10）

其不确定度（u_c）及扩展不确定度（U）分别为：

$$\frac{u_c(校正因子)}{校正因子} = \sqrt{\left[\frac{u(A^{uv}_{待测物})}{A^{uv}_{待测物}}\right]^2 + \left[\frac{u(A^{uv}_{参比物})}{A^{uv}_{参比物}}\right]^2 + \left[\frac{u(I^{NMR}_{参比物}/I^{NMR}_{待测物})}{I^{NMR}_{参比物}/I^{NMR}_{待测物}}\right]^2 + \left[\frac{u(MW_{参比物})}{MW_{参比物}}\right]^2 + \left[\frac{u(MW_{待测物})}{MW_{待测物}}\right]^2}$$

（6-11）

$$U = u_{c(校正因子)} \times k, \ k=2$$ （6-12）

式中，A^{uv} 代表 HPLC-UV 分析的色谱峰面积；I 代表 ^{1}H-qNMR 分析中的定量共振峰面积；N 为积分信号的氢质子个数；MW 为分析物的分子量。

实例　核磁共振波谱法测定头孢唑林杂质的响应因子[16]

采用核磁共振氢谱测定头孢唑林及其杂质A、杂质F、杂质G、杂质H、杂质I、杂质J、杂质K、杂质L、杂质M和杂质N（图 6-29）的响应因子（响应因子为校正因子的倒数），同时采用经典的 HPLC 标准曲线法测定，对两种方法的测定结果和扩展不确定度进行对比分析，验证核磁共振波谱法测定响应因子的准确性。

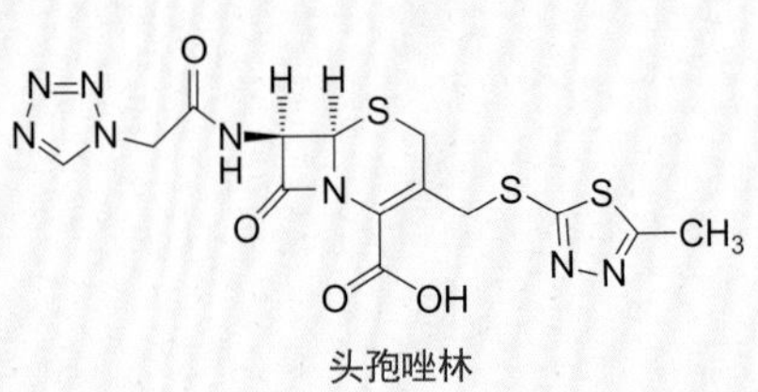

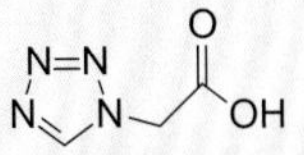

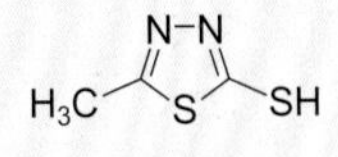

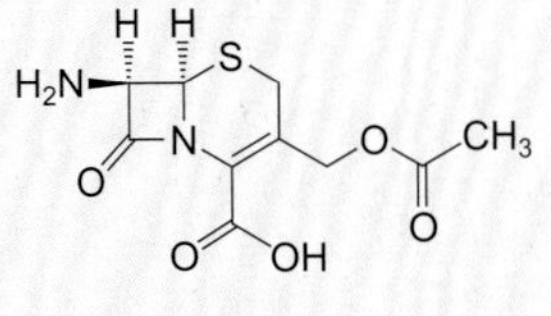

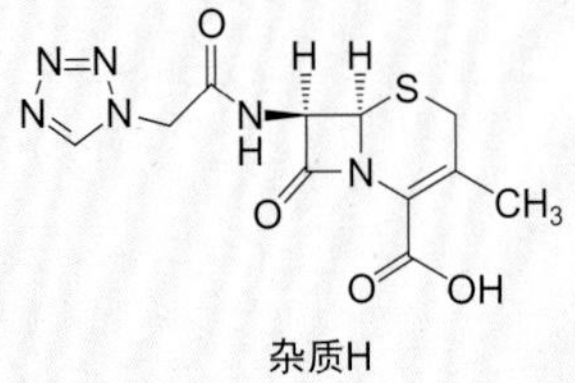

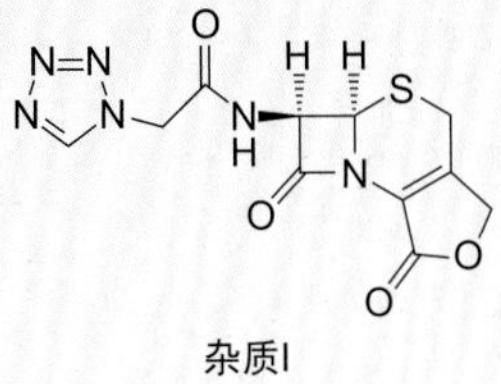

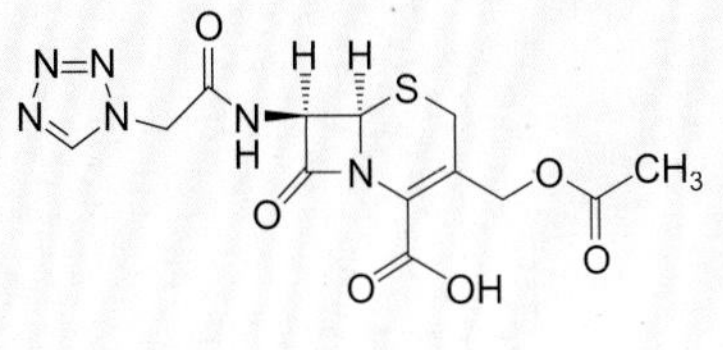

图 6-29

杂质K

杂质L

杂质M

杂质N

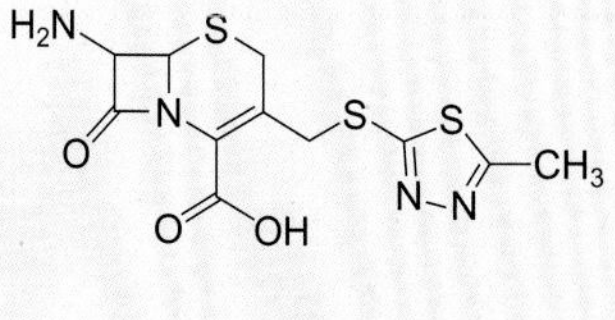

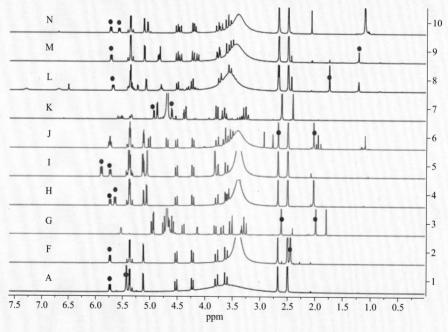

图 6-29　头孢唑林及诸杂质的结构

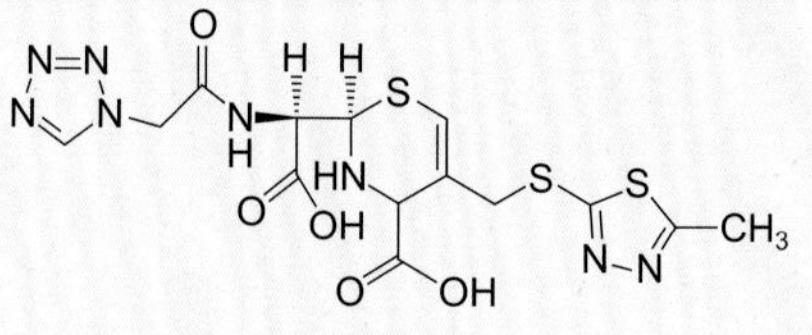

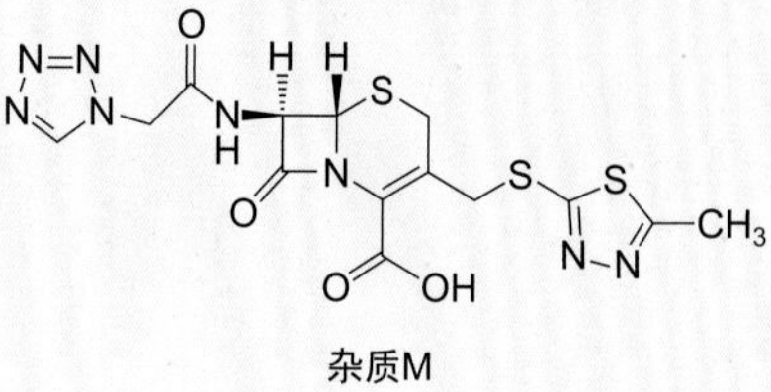

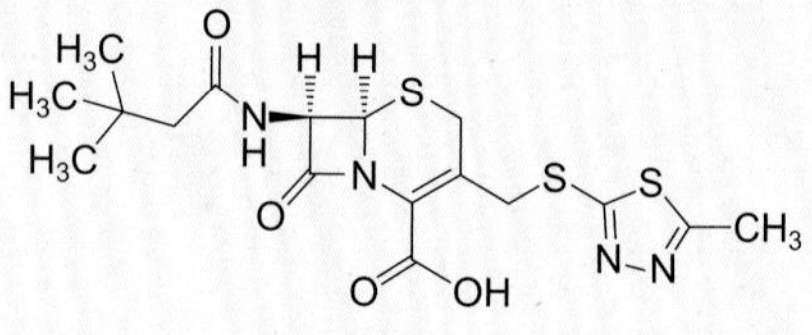

测定方法：分别称取一种杂质及头孢唑林各约 50mg，至 5mL 容量瓶中；杂质 G 和杂质 K 分别与头孢唑林混合后用 0.1mol/mL NaOH 重水溶解并稀释至刻度，其余杂质分别与头孢唑林混合后用氘代 DMSO 溶解并稀释至刻度；精密量取 0.5mL 做 ^{1}H-qNMR 分析。

将头孢唑林的 ^{1}H-NMR 谱分别与杂质 A、杂质 F、杂质 G、杂质 H、杂质 I、杂质 J、杂质 K、杂质 L、杂质 M 和杂质 N 的 ^{1}H-NMR 谱进行叠加，发现头孢唑林的核磁峰与杂质并不完全重合，头孢唑林与每个杂质的 NMR 叠加图中都可发现分离较好、适宜定量的头孢唑林质子峰和杂质质子峰（图 6-30），可以用来测定各个杂质的响应因子。

图 6-30　头孢唑林分别与诸杂质的 ^{1}H-NMR 谱叠加图[16]

蓝点代表头孢唑林定量峰，红点代表杂质定量峰

在进行 NMR 分析的同时，精密量取进行 ^{1}H-qNMR 分析的溶液 0.5mL 至 50mL 容量瓶中，用流动相 A 稀释至刻度，精密量取 10μL 进行 HPLC 分析，获取杂质及头孢唑林的色谱峰面积；参考式（6-10）和式（6-12）分别计算响应因子和扩展不确定度（U,k=2），得到头孢唑林诸杂质的响应

因子和扩展不确定度（表6-10）。定量核磁法测响应因子的扩展不确定度在 0.0011 ~ 0.0174 之间，其中杂质 K 的扩展不确定度最大，主要是杂质 K 的定量峰与相邻峰的分离不够好，由积分引入的扩展不确定度较大所致。

表 6-10　^{1}H-qNMR 法测定头孢唑林诸杂质的响应因子及扩展不确定度

名称	响应因子	扩展不确定度（U）（$k=2$）
杂质 A	0.40	0.0011
杂质 F	0.82	0.0016
杂质 G	1.21	0.0060
杂质 H	0.96	0.0048
杂质 I	0.96	0.0047
杂质 J	0.95	0.0065
杂质 K	1.19	0.0174
杂质 L（Δ-3 异构体）	0.57	0.0035
杂质 M	1.32	0.0138
杂质 N	1.17	0.0101

采用 qNMR 内标法分别测定头孢唑林诸杂质样品的含量，据此计算 HPLC 分析中各个杂质标准曲线的线性方程，利用标准曲线法测定诸杂质的响应因子（表6-11），并与定量核磁测定结果进行比较。标准曲线法测定的响应因子与定量核磁测定结果基本一致，两种测定方法的扩展不确定度也相仿，进而证明 qNMR 法测定响应因子方法简便，结果准确。

表 6-11　HPLC 标准曲线法测定头孢唑林诸杂质的响应因子及扩展不确定度

样品名称	线性方程	R^2	响应因子	扩展不确定度（U）（$k=2$）
杂质 A	$y=3990993x$	0.9997	0.40	0.0027
杂质 F	$y=8550690x$	1.0000	0.86	0.0010
杂质 G	$y=11473694x$	0.9999	1.16	0.0041
杂质 H	$y=9602849x$	1.0000	0.97	0.0010
杂质 I	$y=9658088x$	0.9979	0.98	0.0150
杂质 J	$y=9029319x$	1.0000	0.91	0.0009
杂质 K	$y=12608903x$	0.9999	1.27	0.0057
杂质 L	$y=5979466x$	1.0000	0.60	0.0061
杂质 M	$y=13245243x$	1.0000	1.34	0.0011
杂质 N	$y=11292633x$	1.0000	1.14	0.0012
头孢唑林	$y=9892336x$	1.0000	—	—

6.3.2.4　联立方程计算法

采用 HPLC-UV/PDA 法测定，需要利用含量已知的杂质对照品和 API 对照品，当不能提供含量对照品时，亦可利用化学计量学方法通过求解一组联立方程计算响应因子 / 校正因子 [17,18]。其基本原理为：设某样品仅含有两个组分（二组分含量之和为 100%），且二组分在色谱系统中可被较好地分离，各组分的含量（x_i）为

$$x_i = f_i \times \frac{A_i}{m} \tag{6-13}$$

式中，f 为绝对校正因子；A 为峰面积；m 为样品的进样量。据此可建立各组分的含量之和与校正因子、峰面积三者的关系方程：

$$x_1 + x_2 = 1 \tag{6-14}$$

则，

$$\frac{f_1 A_1}{m} + \frac{f_2 A_2}{m} = 1 \tag{6-15}$$

$$f_1 A_1 + f_2 A_2 = m \tag{6-16}$$

同理：

$$f_1 A_1 + f_2 A_2 + f_3 A_3 + \cdots = m \tag{6-17}$$

式（6-17）构成了利用色谱归一化法测定校正因子的基本关系。即样品中的组分数决定联立方程的数目，解方程得到各组分的绝对校正因子，再求得不同组分的（相对）校正因子。

如均仅含两个组分的样品，如样品 A 和样品 B 在色谱图中两个组分的峰面积有差异（即二组分含量不同），则可建立联立方程：

样品 A

$$f_1 A_{1\text{-A}} + f_2 A_{2\text{-A}} = m_A \tag{6-18}$$

样品 B

$$f_1 A_{1\text{-B}} + f_2 A_{2\text{-B}} = m_B \tag{6-19}$$

样品 A、样品 B 的质量 m_A 和 m_B 可由称量及色谱进样量得到，根据色谱过程中分别得到样品 A 两个组分的色谱峰面积 $A_{1\text{-A}}$、$A_{2\text{-A}}$ 和样品 B 两个组分的色谱峰面积 $A_{1\text{-B}}$、$A_{2\text{-B}}$，求解联立式（6-18）和式（6-19），即可解出 f_1 和 f_2。

6.3.3 标准曲线法测定响应因子／校正因子的主要影响因素探讨

6.3.3.1 杂质响应因子／校正因子测定的规范化方法

探讨标准曲线法测定校正因子的相关影响因素，有助于建立准确测定杂质响应因子／校正因子的规范化方法。其基本问题可以概括为：①标准曲线是否需要强制过原点，在色谱定量分析中，标准曲线的斜率 $b=0$ 是一种理想状态，事实上由于每一台仪器都有其灵敏度，需要待分析物浓度大于一定水平后才能被检出，加之溶剂干扰等系统误差的存在，使得截距一般不会为 0；正的 Y 轴截距表明高浓度样品的响应值过饱和或存在干扰；负的截距表明方法的灵敏度可能有问题，或被分析物质残留在容器或者 HPLC 系统中。然而标准曲线法利用斜率比计算响应因子／校正因子，其前提是假设截距 $b=0$，理论上无论是否对截距进行校正，都会对响应因子／校正因子的测定产生一定的误差。文献中对于标准曲线的处理有两种方法，一种是将截距校正为 0，大部分则未作校正。两种方法对杂质响应因子／校正因子测定的影响有多大？②合理的标准曲线浓度范围，杂质响应因子／校正因子的测定要分别建立杂质和主成分的浓度-响应值标准曲线，通常认为标准曲线的浓度范围应涵盖方法的定量限和杂质的标准限度浓度；然而，文献中可检索到的浓度范围包括定量限浓度到限度浓度的 120%～150%；仅涵盖限度浓度，未明确定量限浓度；浓度上限为限度浓度的 200%，甚至为 500%。不同浓度范围测定对响应因子/校正因子的准确性影响有多大？③校正曲线浓度点的选择，具体为选择 3 点、5 点还是 7 点建立标准曲线回归方程？

以标准曲线法测定氟康唑杂质 A、杂质 B、杂质 C、杂质 D、杂质 F、杂质 I 在 260nm 的校正因子为例，采用《中国药典》（2015 年版）的色谱系统（图 6-31），分别选取不同的测定条件，包括不同的标准曲线浓度范围、标准曲线的不同拟合点数（3、5、7、9 点）和不同的标准曲线拟合方程（图 6-32）测定校正因子，通过对测定结果统计分析，得出测定杂质校正因子的最佳组合方式。

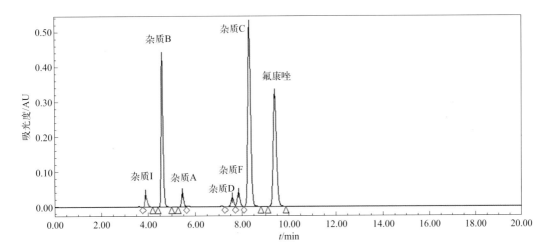

图 6-31　氟康唑与诸杂质混合溶液色谱图
色谱柱：CAPCELL PAK C18，4.6mm×250mm，5μm；流动相：乙腈-0.063% 甲酸铵溶液 =20：80；检查波长：260nm；流速：1.0mL/min；柱温：40℃

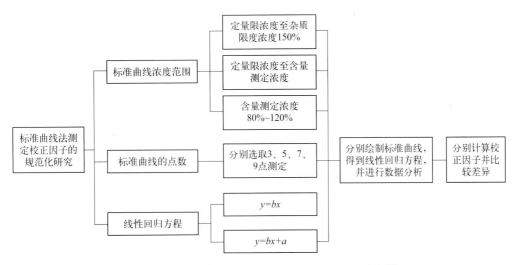

图 6-32　标准曲线法测定杂质校正因子的规范化研究方案[19]

为了全面考察各测定因素对于测定结果的影响，实验采用多因素组内设计，在每一个实验条件下分别测定氟康唑和每一个杂质的标准曲线，采用最小二乘法拟合线性回归方程，并按式（6-4）计算校正因子。结果显示，标准曲线浓度范围在定量限～杂质限度浓度 150% 范围内时，氟康唑及诸杂质在各拟合点数情况下，拟合方程的 R^2 均大于 0.999，拟合效果最好（表6-12）。采用不同的点数计算斜率，虽然得到的校正因子基本相同，但采用3点拟合时，部分结果线性方程不同能通过显著性检验；而选取9点和7点进行拟合时，线性方程截距与0存在显著差别的概率增大（表6-13）；故综合结果的可靠性、实验成本、时间等因素，选取5点进行线性方程拟合较为合理。由于在定量限浓度至限度浓度的150%范围，选取5点测定时，采用两种拟合方程计算得到的校正因子基本相同（表6-13），因而，拟合时无须刻意选择强制过0点方法。综上，采用标准曲线法测定杂质响应因子/校正因子，在定量限至杂质限度浓度150%范围内选择5个浓度点进行试验，是较为合理的实验方案。

表6-12　氟康唑及诸杂质在不同实验条件下拟合方程的 R^2

样品	标准曲线拟合方程浓度范围											
	LOQ-杂质限定150%				LOQ-含量测定浓度				含量测定浓度80%～120%			
	3点	5点	7点	9点	3点	5点	7点	9点	3点	5点	7点	9点
杂质A	1	0.9999	0.9999	0.9999	1	0.9999	0.9998	0.9998	0.9993	0.9978	0.9971	0.9980
氟康唑-A	1	0.9992	0.9993	0.9992	1	0.9993	0.9997	0.9994	1	0.9981	0.9980	0.9983
杂质B	0.9998	0.9991	0.9993	0.9992	0.9938	0.9945	0.9920	0.9920	0.9965	0.9917	0.9858	0.9899
氟康唑-B	0.9998	0.9994	0.9994	0.9995	1	0.9999	0.9995	0.9994	1	0.9986	0.9987	0.9970
杂质C	1	1	0.9999	0.9999	0.9858	0.9875	0.9818	0.9822	0.9953	0.9950	0.9930	0.9943
氟康唑-C	1	0.9999	0.9999	0.9999	1	0.9999	0.9995	0.9994	1	0.9975	0.9976	0.9932
杂质D	0.9997	0.9998	0.9996	0.9999	1	0.9999	0.9999	0.9999	0.9962	0.9968	0.9924	0.9947
氟康唑-D	1	0.9999	0.9998	0.9996	1	0.9999	0.9995	0.9994	0.9992	0.9988	0.9980	0.9986
杂质F	0.9999	0.9997	0.9997	0.9995	1	0.9999	0.9999	0.9999	0.9988	0.9982	0.9980	0.9986
氟康唑-F	1	0.9999	0.9998	0.9997	1	0.9999	0.9995	0.9995	0.9996	0.9992	0.9984	0.9988
杂质I	0.9999	0.9997	0.9996	0.9997	1	0.9999	0.9999	0.9999	0.9981	0.9983	0.9977	0.9980
氟康唑-I	0.9999	0.9996	0.9996	0.9997	1	0.9999	0.9995	0.9994	0.9996	0.9991	0.9983	0.9988

注：氟康唑-A……氟康唑-I分别代表与杂质A……杂质I同时测定得到的氟康唑拟合方程 R^2 值。

表6-13　氟康唑及诸杂质在不同实验条件下测得的校正因子

样品		标准曲线拟合方程浓度范围											
		LOQ-杂质限定150%				LOQ-主成分含量测定浓度				主成分含量测定浓度80%～120%			
		3点	5点	7点	9点	3点	5点	7点	9点	3点	5点	7点	9点
杂质A	$y=bx+a$	1.1	1.1	1.1	1.1	1.1	1.1	1.1	1.1①	1.1	1.1	1.1	1.1
	$y=bx$	1.1	1.1	1.1	1.1	1.1	1.1	1.1	1.1	1.1	1.1	1.1	1.1
杂质B	$y=bx+a$	0.1	0.1	0.1	0.1①	—	0.1	0.1	0.1	0.2	0.2①	0.2①	0.2①
	$y=bx$	0.1	0.1	0.1	0.1	0.1	0.1	0.1	0.1	0.1	0.1	0.1	0.1
杂质C	$y=bx+a$	0.1	0.1	0.1	0.1	—	0.1	0.1	0.1	0.2	0.2①	0.2①	0.2①
	$y=bx$	0.1	0.1	0.1	0.1	—	0.1	0.1	0.1	0.1	0.1	0.1	0.1
杂质D	$y=bx+a$	1.4	1.4	1.4	1.4①	1.4	1.4	1.4	1.4①	1.3	1.4	1.4	1.3①
	$y=bx$	1.4	1.4	1.4	1.4	1.4	1.4	1.4	1.4	1.4	1.4	1.4	1.4
杂质F	$y=bx+a$	0.8	0.8	0.8	0.8	0.8	0.8	0.8	0.8	0.8	0.8	0.8	0.8①
	$y=bx$	0.8	0.8	0.8	0.8	0.8	0.8	0.8	0.8	0.8	0.8	0.8	0.8
杂质I	$y=bx+a$	1.4	1.4	1.4①	1.4①	1.4	1.4	1.4	1.4①	1.4	1.4	1.4①	1.4①
	$y=bx$	1.4	1.3	1.4	1.3	1.4	1.4	1.4	1.4	1.4	1.4	1.4	1.4

注：—表示该条件下的线性方程未通过线性关系显著性检验。
①在该条件下线性方程的截距 a 与0差异显著。

6.3.3.2　波长准确性对校正因子测定的影响

响应因子 / 校正因子是指在 HPLC 特定检查波长下，相同质量的待测物质与参比物响应值的比值。由于 HPLC 紫外检测器的波长准确性通常为 ±2nm，检测器波长的偏差可能影响校正因子测定的准确性。此外，参比物与待测物质在检测波长处光谱行为的差异亦可能影响响应因子 / 校正因子测定准确性。

选择万古霉素、阿莫西林和水杨酸，分别测定它们与去甲万古霉素的校正因子。由上述四种化合物的紫外吸收光谱图可见，去甲万古霉素与万古霉素的光谱行为几乎一致，阿莫西林和水杨酸与万古霉素的光谱行为存在差异 ［图 6-33（a）］；在去甲万古霉素的最小吸收波长 260nm 处，万古霉素、水杨酸和阿莫西林的光谱曲线相似，均较为平缓 ［图 6-33（b）］；但在去甲万古霉素的最大吸收波长 280nm 处，万古霉素的光谱曲线与去甲万古霉素的光谱曲线一致，水杨酸和阿莫西林的光谱曲线均与其差别较大 ［图 6-33（c）］。分别选择 260nm 和 280nm 作为检测波长，探讨仪器波长偏移、参比物与待测物质的光谱行为对校正因子测定的影响[20]。

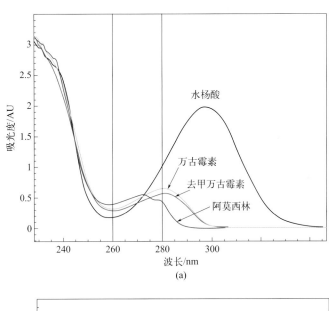

(a)

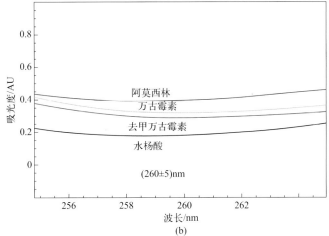

(b)

图 6-33

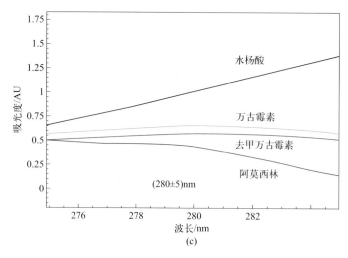

图6-33   三种参比物与去甲万古霉素紫外光谱的比较

分别以260nm和280nm作为检测波长，考察仪器波长偏移对去甲万古霉素与不同参比物校正因子测定的影响（表6-14）。由于万古霉素与去甲万古霉素的光谱行为极为相似，在六个波长处，校正因子几乎一致，仪器波长偏移所致的误差远远小于以阿莫西林和水杨酸为参比物的误差；而阿莫西林和水杨酸在260nm附近的光谱行为较280nm附近更相似，因而在260nm附近波长的偏移对校正因子测定的影响要远远小于在280nm附近波长偏移的影响。由于在278nm、280nm、282nm处，阿莫西林和水杨酸与去甲万古霉素的光谱行为差异逐渐加大［图6-33（c）］，随着光谱行为差异的变大，波长偏移对校正因子的影响也逐渐变大（表6-14），即待测物质与参比物在检测波长处光谱行为的一致性是影响响应因子／校正因子测定准确性的关键。

表6-14   三种参比物在不同波长处校正因子的比较

参比物	(260±2)nm 处校正因子			相对平均偏差 /% [(260±2)nm]	(280±2)nm 处校正因子			相对平均偏差 /% [(260±2) nm]
	258nm	260nm	262nm		278nm	280nm	282nm	
万古霉素	0.9895	0.9911	0.9938	0.07～0.13	0.9804	0.9778	0.9752	0.04～0.31
阿莫西林	0.9684	1.0037	1.0248	0.81～1.95	0.5731	0.5005	0.3660	5.81～17.90
水杨酸	0.9596	1.0032	1.0967	2.71～3.89	2.5054	2.8468	3.3716	6.08～8.94

在氟康唑杂质校正因子的测定过程中，进一步探讨仪器波长偏移、参比物与待测物质的光谱行为对校正因子测定的影响。分别测定氟康唑杂质 A、杂质 B、杂质 C、杂质 D、杂质 F、杂质 I 在（260±2）nm 波长范围的校正因子，并计算相同杂质在不同波长处测得的校正因子的最大误差 E_{max}，其绝对值 $|E_{max}|$ 为 260nm 处校正因子的最大可能误差（表6-15）。可见，杂质 D 的 $|E_{max}|_{260}$ 为 0.23，明显大于其他杂质的 $|E_{max}|_{260}$（0.02～0.03）。

表6-15   氟康唑诸杂质在（260±2）nm 波长范围的校正因子及 $|E_{max}|_{260}$

样品	258nm	259nm	260nm	261nm	262nm	$|E_{max}|_{260}$
杂质 A	1.07	1.07	1.07	1.08	1.10	0.03
杂质 F	0.80	0.80	0.80	0.78	0.77	0.03
杂质 I	1.38	1.40	1.40	1.41	1.40	0.02
杂质 D	1.49	1.43	1.38	1.26	1.15	0.23
杂质 B	0.08	0.09	0.10	0.11	0.12	0.02
杂质 C	0.05	0.06	0.06	0.07	0.08	0.02

按式（6-20）分别计算（260±2）nm 范围诸杂质光谱与氟康唑光谱的相关系数。相关系数仅与两张光谱的形状差异有关，与其吸光度的差异无关；相关系数越大，其光谱形状越相似。

$$r = \frac{\mathrm{Cov}\big[y_1(k), y_2(k)\big]}{\delta_{y1}\delta_{y2}} \tag{6-20}$$

结果显示，杂质 A、杂质 F、杂质 I 与氟康唑光谱的相关系数较高，杂质 B、杂质 C 次之，杂质 D 最低（表 6-16）。该结果提示，光谱形状的差异不能完全解释杂质校正因子测定的最大误差与光谱行为之间的关系。

表 6-16 氟康唑诸杂质校正因子的最大误差与光谱相关系数的关系

样品	260nm 处校正因子	$E_{\max}\|_{260}$（260±2）nm	光谱相关系数 /%
杂质 A	1.1	0.03	98.73
杂质 F	0.8	0.03	99.96
杂质 I	1.4	0.02	99.45
杂质 D	1.4	0.23	0
杂质 B	0.1	0.02	41.12
杂质 C	0.1	0.02	38.62

比较诸杂质与等浓度氟康唑的紫外吸收光谱图，杂质 A、杂质 F、杂质 I、杂质 D 与氟康唑的吸光度差异较小，而杂质 B、杂质 C 与氟康唑的吸光度相差较大（图 6-34），提示光谱吸光度的差异对校正因子的计算亦有影响。分析其原因，当二者的吸光度相近如杂质 A、杂质 F、杂质 I、杂质 D 时，它们对校正因子的贡献相当，其中任何一种物质吸光度的波动均会对校正因子产生较大的影响（如 $f=10/10=1$，$f=9/10=0.9$，变化为 10%）；当二者的吸光度相差较大如杂质 B、杂质 C 时，校正因子主要与吸光度较大者的变异有关，但其变异对校正因子影响的敏感性降低（如 $f=100/1=100$，$f=99/1=99$，变化仅为 1%）。此时，由于校正因子太小，已不再适用于杂质的定量测定。

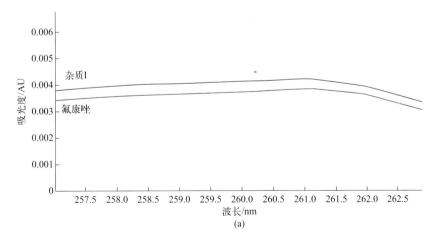

(a)

图 6-34

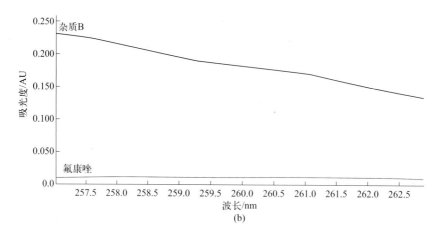

图 6-34 氟康唑与杂质 I（a）和杂质 B（b）等浓度光谱图比较

为进一步验证上述结论，分别计算氟康唑杂质 D 和杂质 C 在 210～270nm 谱段每个整数波长处的校正因子和该波长处的最大误差 $|E_{max}|_x$（图 6-35）。结果表明，杂质 D 与氟康唑等浓度光谱的吸光度差异较小，在 258～270nm 谱段光谱形状差异较大，该谱段校正因子对波长的偏移十分敏感 [图 6-35（a）]，即波长的准确性对校正因子的测定影响较大；杂

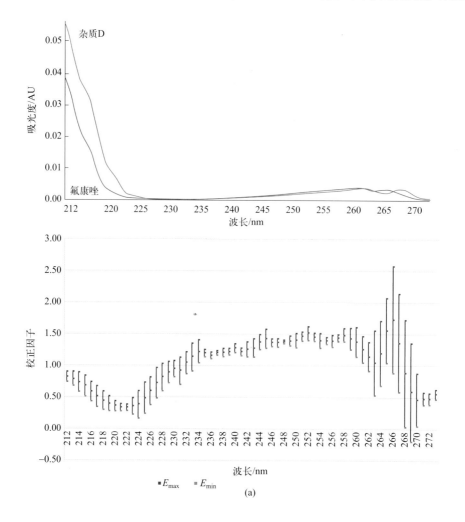

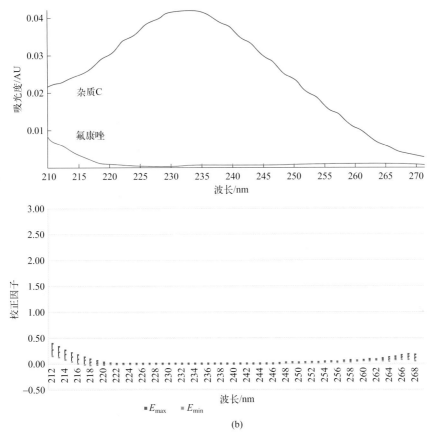

图 6-35　氟康唑杂质在不同波长处的校正因子及 ±2nm 的最大误差图
（a）杂质 D；（b）杂质 C

质 C 与氟康唑等浓度光谱的吸光度相差较大，虽然在 220 ～ 265nm 谱段光谱形状差异较大，但由于二者的吸光度值差异非常大，校正因子对波长的偏移不敏感［图 6-35（b）］。

6.3.3.3　响应因子／校正因子的不确定度评定

以对标准曲线法测定校正因子的不确定度评定为例。首先根据式（6-4）建立校正因子（f）不确定度评定的测量模型：

$$f = \frac{K_{\text{参比物}}}{K_{\text{待测物}}} \times f'_{\text{rep}} \tag{6-21}$$

式中，K 为拟合直线的斜率；f'_{rep} 为重复性试验对测量结果的影响所引入的修正因子。

对测定过程中的不确定度来源进行分析。f 的不确定度分量来源于三部分：①校正因子测定重复性带来的不确定度 $u(f'_{\text{rep}})$；②参比物线性方程斜率引入的不确定度 $u(K_{\text{参比物}})$；③待测物线性方程斜率引入的不确定度 $u(K_{\text{待测物}})$。三者无相关性。故根据不确定度传播定律，校正因子的相对不确定度 $u_{\text{rel}}(f)$ 为：

$$u_{\text{rel}}(f) = \sqrt{u_{\text{rel}}^2\left(K_{\text{参比物}}\right) + u_{\text{rel}}^2\left(K_{\text{待测物}}\right) + u_{\text{rel}}^2\left(f'_{\text{rep}}\right)} \tag{6-22}$$

其中，

$$u(K)=s(K)=\sqrt{\frac{\sum_{i=1}^{n}[A_i-(KC_i+b)]^2}{(n-2)\times\sum_{i=1}^{n}(C_i-\bar{C})^2}} \tag{6-23}$$

$$u_{rel}(K)=\frac{u(K)}{K}=\frac{\sqrt{u^2(K_A)+u^2(K_{B1})+u^2(K_{B2})}}{K} \tag{6-24}$$

式中，K 为斜率；$s(K)$ 为斜率的标准偏差；b 为线性拟合方程中的截距；A_i 为色谱峰面积；C_i 为线性系列溶液浓度；$\bar{C}$ 为线性系列溶液浓度的均值；n 为标准曲线点数。

分析标准曲线拟合方程斜率的相对不确定度 $u_{rel}(K)$ 来源，$u_{rel}(K)$ 主要来自：①线性拟合过程引入的不确定度 $u(K_A)$；②线性系列溶液配制过程中引入的不确定度 $u(K_{B1})$；③峰面积称量引入的不确定度 $u(K_{B2})$。其主要表示 HPLC 色谱仪的定量重复性。综上，得到 HPLC 标准曲线法测定杂质校正因子不确定度的评定方案如图 6-36 所示。

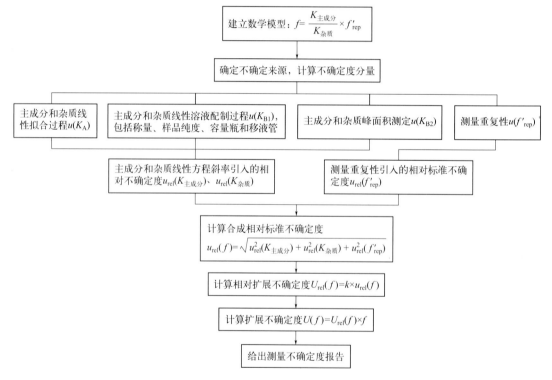

图 6-36　HPLC 标准曲线法测定杂质校正因子不确定度的评定方案

实例　利奈唑胺杂质 I 校正因子的不确定度评定[21]

① 对测定重复性引入的不确定度 $u_{rel}(f'_{rep})$ 的评定。由同一实验者在不同时间进行 5 次实验，杂质 I 校正因子的平均值 $\bar{f}=0.90$（f_1、f_2、…、f_5 分别为 0.9、0.88、0.93、0.89、0.91），RSD 为 2.13%。$u_{rel}(f'_{rep})$ 代表测定过程中由人员、仪器、环境等随机效应引入的不确定分量，采用 A 类评定方法对其进行评定，5 次测定结果均值的标准偏差为：

$$s(\bar{f}) = \sqrt{\dfrac{\displaystyle\sum_{i=1}^{n}\left(f_i - \bar{f}\right)^2}{\dfrac{n-1}{\sqrt{n}}}} = 0.00866 \tag{6-25}$$

由于测量次数偏少，由贝塞尔公式计算得到的实验标准差并不直接作为标准不确定度，须先乘以安全因子（h）后再作为标准不确定度。查表得，$n=5$ 时，$h=1.4$，$u_{rep}(f'_{rep})=h\times s(\bar{f})=0.0121$。由随机误差引入的修正因子的数学期望等于1，故 $f'_{rep}=1$；则校正因子重复测定引入的相对标准不确定度为：

$$u_{rel}(f'_{rep}) = \dfrac{u\left(f'_{rep}\right)}{f'_{rep}} = 0.0121 \tag{6-26}$$

② 对直线拟合过程引入的不确定度 $u(K_A)$ 的评定。由最小二乘法得到的利奈唑胺标准曲线拟合方程为 $A=26794C-765$，$r=0.9997$；利奈唑胺杂质 I 标准曲线拟合方程为 $A=29655C-1680.6$，$r=0.9997$。采用 A 类评定方法对其不确定度进行评定。根据式（6-23），$u(K_{利奈唑胺A})=s(K_{利奈唑胺A})=230.738$，$u(K_{杂质1A})=s(K_{杂质1})=290.850$。

③ 对线性系列溶液配制过程中引入的不确定度 $u(K_{B1})$ 的评定。$u(K_{B1})$ 包括：称量过程引入的不确定度；样品纯度引入的不确定度；样品溶解和稀释过程中引入的不确定度。采用 B 类评定方法对其进行不确定度评定。

a. 称量过程引入的不确定度 $u(m)$。$u(m)$ 主要由天平最大允许误差的标准不确定度和称量重复性标准不确定度构成，其服从均匀分布，$k=\sqrt{3}$。电子天平的分度值为 0.1mg，当称量范围 $0 \leqslant m \leqslant 5g$ 时（样品称量所在范围）检定证书给出天平最大允许误差为 ±0.05mg，当称量范围 $5g \leqslant m \leqslant 20g$ 时（容量瓶称量所在范围）检定证书给出天平最大允许误差为 ±0.1mg；采用减重法称量，容量瓶称量最大允许误差的标准不确定度为 $u(m_1)=\dfrac{0.1}{\sqrt{3}}=0.0577mg$；样品称量最大允许误差的标准不确定度为 $u(m_2)=\dfrac{0.05}{\sqrt{3}}=0.0289mg$；天平检定证书给出天平重复性为 0.06mg，故由天平重复性引入的标准不确定度为 $u(m_3)=0.06mg$。容量瓶称量的标准不确定度为：$u(m_{容量瓶})=\sqrt{u^2\left(m_1\right)+u^2\left(m_3\right)}=0.0832mg$；样品称量的标准不确定度为：$u(m_{样品})=\sqrt{u^2\left(m_2\right)+u^2\left(m_3\right)}=0.0666mg$，故称量过程引入的合成标准不确定度为：$u(m)=\sqrt{u^2\left(m_{容量瓶}\right)+u^2\left(m_{样品}\right)}=0.107mg$。

b. 对照品含量引入的不确定度 $u(P)$。对照品说明书未提供含量不确定度的结果。假定其分布区间半宽度为 0.5%，按均匀分布计算，$k=\sqrt{3}$，则由对照品含量引入的不确定度 $u(P)=\dfrac{0.5}{\sqrt{3}}=0.289\%$。

c. 样品溶解和稀释过程引入的不确定度。实验中用到了 10mL、25mL、50mL 容量瓶和 0.5mL、1mL 移液管。容量瓶和移液管的不确定来源于最大允许误差、温度和重复性三方面。

容量瓶引入的不确定度。由容量瓶检定证书可知，10mL 容量瓶最大允许误差为 0.040mL，其服从三角分布，$k=\sqrt{6}$，故 10mL 容量瓶最大允许误差的标准不确定度 $u(V_{10-1})=\dfrac{0.040}{\sqrt{6}}=0.0163mL$。实验室温度波动范围一般为 20℃±5℃，水的体积膨胀系数为 $2.1\times10^{-4}℃^{-1}$（由于玻璃材质相对于液体的体积膨胀系数很小，故忽略容量瓶自身体积的变化），其服从均匀分布，$k=\sqrt{3}$，故 10mL 容量瓶温度校准的标准不确定度 $u(V_{10-2})=\dfrac{2.1\times10^{-4}\times(25-20)\times10}{\sqrt{3}}=\dfrac{0.0105}{\sqrt{3}}=0.00606mL$。由容量瓶检定证书可知 10mL 容量瓶的重复性标准偏差为 0.006mL，故 10mL 容量瓶的重复性标准不确定度 $u(V_{10-3})=0.006mL$。综上，1 个 10mL 容量瓶的标准不确定度 $u(V_{10})=\sqrt{u^2\left(V_{10-1}\right)+u^2\left(V_{10-2}\right)+u^2\left(V_{10-3}\right)}=0.0184mL$。

同理，25mL 容量瓶的最大允许误差为 0.040mL，重复性标准偏差为 0.0069mL；50mL 容量瓶的最大允许误差为 0.060mL，重复性标准偏差为 0.010mL。1 个 25mL 容量瓶的标准不确定度为 $u(V_{25})$=0.0233mL；1 个 50mL 容量瓶的标准不确定度为 $u(V_{50})$=0.0402mL。

移液管引入的不确定度。由移液管检定证书可知，1mL 移液管的最大允许误差为 0.007mL，其服从三角分布，$k=\sqrt{6}$，故 1mL 移液管的最大允许误差标准不确定度为 $u(V_{1\text{-}1})=\dfrac{0.007}{\sqrt{6}}=0.00286$mL；由实验室温度校准引入的标准不确定度为 $u(V_{1\text{-}2})=\dfrac{2.1\times10^{-4}\times(25-20)\times1}{\sqrt{3}}=\dfrac{0.00105}{\sqrt{3}}=0.000606$mL；由移液管检定证书可知，1mL 移液管的重复性标准偏差为 0.003mL，故 1mL 移液管重复性的标准不确定度为 $u(V_{1\text{-}3})$=0.003mL。综上，1 个 1mL 移液管的标准不确定度为 $u(V_1)=\sqrt{u^2(V_{1\text{-}1})+u^2(V_{1\text{-}2})+u^2(V_{1\text{-}3})}$ =0.00419mL。

同理，0.5mL 移液管的最大允许误差为 0.006mL，重复性标准偏差为 0.002mL。1 个 0.5mL 移液管的标准不确定度为 $u(V_{0.5})$=0.00318mL。

合成不确定度。线性系列标准溶液中每个溶液配制过程的标准不确定度为：

$$u(C_i)=\sqrt{u^2(m)+u^2(P)+u^2(V_{容量瓶})+u^2(V_{移液管})} \tag{6-27}$$

式中，$u(m)$ 为样品称量引入的不确定度；$u(P)$ 为对照品含量引入的不确定度；$u(V_{容量瓶})$ 为制备标准曲线系列溶液，稀释过程中容量瓶引入的标准不确定度；$u(V_{移液管})$ 为稀释过程中移液管引入的标准不确定度。

根据不确定度传播定律，当不考虑标准曲线溶液浓度之间的相关性时，由溶液浓度引入的线性拟合方程斜率的标准不确定度为：

$$u(K_{\text{B1}})=\sqrt{\sum_{i=1}^{n}\left(\frac{\partial K}{\partial C_i}\right)^2 u^2(C_i)} \tag{6-28}$$

$$\frac{\partial K}{\partial C_i}=\frac{(A_i-2bC_i)+(2b\overline{C}\overline{A})}{\sum_{i=1}^{n}C_i^2-n\overline{C}^2} \tag{6-29}$$

式中，$\dfrac{\partial K}{\partial C_i}$ 为灵敏系数。利奈唑胺及其杂质 I 线性方程斜率拟合中由溶液浓度引入的标准不确定度分别为 $u(K_{\text{利奈唑胺B1}})$=733.875（表 6-17）、$u(K_{\text{杂质IB1}})$=860.110。

表6-17 利奈唑胺线性溶液浓度引入的标准不确定度计算

标准曲线溶液	容量瓶 / 移液管	标准不确定度 $[u(C_i)]$	灵敏系数 $\left(\dfrac{\partial K}{\partial C_i}\right)$	不确定度分量 $\left[\dfrac{\partial K}{\partial C_i}u(C_i)\right]$
LOQ	2×10mL、50mL/0.5mL	0.311	1298	403.987
L1	2×10mL、50mL/1mL	0.311	985	306.673
L2	3×10mL/0.5mL	0.309	440	135.949
L3	2×10mL、25mL/2×1mL	0.310	−112	−34.591
L4	3×10mL/1mL	0.309	−432	−133.508
L5	2×10mL、25mL/2×1mL、0.5mL	0.310	−795	−246.146
L6	3×10mL/1mL、0.5mL	0.309	−1384	−428.050

$$u(K_{\text{利奈唑胺B1}})=\sqrt{\sum_{i=1}^{n}\left(\frac{\partial K}{\partial C_i}\right)^2 u^2(C_i)}=733.875$$

④ 对线性系列溶液峰面积引入的不确定度 $u(K_{B2})$ 的评定。色谱峰面积的不确定度主要来自 HPLC 色谱仪的精度，如进样体积准确性、流速变化、检测器灵敏度变化等，这些因素可合并为仪器的定量重复性。采用 B 类评定方法对其进行不确定度评定。由 HPLC 色谱仪检定证书获知，其定量测定的重复性为 0.5%，即色谱峰面积的相对标准不确定度为 $u_{rel}(A)$=0.5%，故每个标准溶液色谱峰峰面积的标准不确定度为：

$$u(A_i)=A \times u_{rel}(A) \tag{6-30}$$

根据不确定度传播定律，由溶液色谱峰面积引入的线性拟合方程斜率的标准不确定度为：

$$u(K_{B2})=\sqrt{\sum_{i=1}^{n}\left(\frac{\partial K}{\partial A_i}\right)^2 u^2(A_i)} \tag{6-31}$$

$$\frac{\partial K}{\partial A_i}=\frac{C_i-\bar{C}}{\sum_{i=1}^{n}C_i^2-n\bar{C}^2} \tag{6-32}$$

式中，$\frac{\partial K}{\partial C_i}$ 为灵敏系数。由溶液色谱峰面积引入的利奈唑胺和杂质 I 线性拟合方程斜率的标准不确定度分别为 $u(K_{利奈唑胺 B2})$=99.810（表 6-18）和 $u(K_{杂质 IB2})$=111.173。

表 6-18　由利奈唑胺标准溶液色谱峰面积引入的标准不确定度

标准曲线溶液	标准不确定度 $[u(A_i)]$	灵敏系数 $\left(\dfrac{\partial K}{\partial A_i}\right)$	不确定度分量 $\left[\dfrac{\partial K}{\partial A_i}u(A_i)\right]$
LOQ	23.26	−0.0485	−1.129
L1	227.655	−0.0368	−8.368
L2	571.935	−0.0166	−9.481
L3	912.45	0.00360	3.288
L4	1170.005	0.0171	19.958
L5	1399.775	0.0305	42.710
L6	1716.055	0.0507	86.992
$u(K_{利奈唑胺 B2})=\sqrt{\sum_{i=1}^{n}\left(\dfrac{\partial K}{\partial A_i}\right)^2 u^2(A_i)}=99.810$			

⑤ 利奈唑胺杂质 I 校正因子的合成不确定度。根据式（6-24）和上述计算结果，由拟合直线斜率引入的相对标准不确定度分别为：

$$u_{rel}(K_{利奈唑胺})=\frac{u(K_{利奈唑胺})}{K_{利奈唑胺}}=\frac{\sqrt{u^2(K_{利奈唑胺A})+u^2(K_{利奈唑胺B1})+u^2(K_{利奈唑胺B2})}}{K_{利奈唑胺}}=0.0290$$

$$u_{rel}(K_{杂质 I})=\frac{u(K_{杂质 I})}{K_{杂质 I}}=\frac{\sqrt{u^2(K_{杂质 IA})+u^2(K_{杂质 IB1})+u^2(K_{杂质 IB2})}}{K_{杂质 I}}=0.0341$$

根据式（6-22），标准曲线法测定利奈唑胺杂质 I 校正因子的相对合成标准不确定度 $u_{rel}(f)$ 为：

$$u_{rel}(f)=\sqrt{u_{rel}^2(K_{利奈唑胺})+u_{rel}^2(K_{杂质 I})+u_{rel}^2(f'_{rep})}=0.0464$$

当置信概率为 95% 时，包含因子 k=2，则准曲线法测定利奈唑胺杂质 I 校正因子的相对扩展不确定度为：

$$U_{rel}(f)=k \times u_{rel}(f)=0.0929$$

扩展不确定度为：

$$U(f)=U_{rel}(f) \times f=0.08$$

即标准曲线法测定利奈唑胺杂质 I 的校正因子为 0.90，其测量不确定度为 0.08，可表示为：$f=0.90 \pm 0.08$，$k=2$。

⑥ 校正因子不确定度分量的贡献率。测定过程中各不确定度分量来源、大小及贡献率如表 6-19 所示，其中贡献率的计算方法为

$$贡献率 = \frac{u_{rel}^2(f_i)}{u_{rel}^2(f)} \qquad (6-33)$$

贡献率越大，说明该因素引入的不确定度越大，在实验测定过程中越需要进行严格控制。

表 6-19　标准曲线法测定利奈唑胺杂质 I 校正因子不确定度分量评定表

不确定度分量	来源	标准不确定度 (u)		相对不确定度 $[u_{rel}(f_i)]$	贡献率 /%
$u_{rel}(K_{利奈唑胺})$	利奈唑胺直线拟合过程	230.738		0.0290	39.0
	利奈唑胺线性溶液浓度（包括称量、样品纯度、溶液的转移和稀释等）	735.287	763.694		
	利奈唑胺线性溶液峰面积	99.810			
$u_{rel}(K_{杂质I})$	杂质 I 直线拟合过程	290.850		0.0341	54.2
	杂质 I 线性溶液浓度（包括称量、样品纯度、溶液的转移和稀释等）	861.766	900.708		
	杂质 I 线性溶液峰面积	111.173			
$u_{rel}(f'_{rep})$	杂质 I 校正因子测定重复性	0.0121		0.0121	6.8
$u_{rel}(f) = \sqrt{u_{rel}^2(K_{利奈唑胺}) + u_{rel}^2(K_{杂质I}) + u_{rel}^2(f'_{rep})} = 0.0464$					

通过不确定度分量贡献率可知：①校正因子测定重复性的不确定度贡献率最小，仅为 6.8%，即在实验中通过严格规范实验操作，可将实验中随机误差对实验结果的影响控制到较低水平；②拟合直线斜率的不确定度贡献率分别为 54.2% 和 39.0%，说明在校正因子的测定中，确定杂质和主成分浓度与峰面积的拟合方程过程是影响校正因子准确性的最重要因素。其中线性溶液浓度引入的不确定度最大。由式（6-27）可知，溶液浓度的不确定度主要来源于称量、对照品含量、容量瓶和移液管。由式（6-33）可知，由对照品含量引入的不确定度的贡献率约为 87%，说明对照品含量是影响溶液浓度不确定度的主要因素，也是影响标准曲线法测定校正因子准确性的关键因素。

6.4　对照品数字化表征技术

制备杂质对照品需要耗费大量的人力、物力，因此其成为药品杂质谱控制的制约因素。伴随着 HPLC 仪器与分析技术的发展，HPLC-二极管阵列检测器（DAD）已经成为药物分析的常规设备。利用 HPLC-DAD 三维色谱图，采用二维色谱相关光谱技术解决不同 HPLC 条件下色谱图中杂质峰的相互识别问题，利用杂质与药品主成分的相对响应因子/响应因子解决杂质的定量问题，并将得到的 HPLC-DAD 三维色谱图等信息按标准化的方式以数字的形式储存，建立数字化的杂质对照品数据库；在对具体样品进行分析时，可以不需要利用实物杂质对照品，即可实现药品中的杂质进行定性与定量（图 6-37）。此策略称为杂质对照品的数字化表征技术。

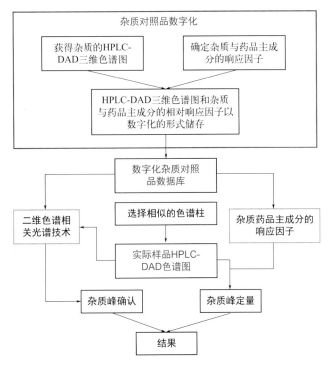

图 6-37　数字化对照品的初步构想示意图

杂质对照品的数字化研究：将杂质对照品的定性信息（色谱保留值参数、UV、MS 和 NMR 参数）和定量信息（杂质响应因子）以数据库的形式保存，形成数字化药品杂质标准数据库，对杂质进行定性与定量分析。

6.4.1　二维色谱相关光谱技术

6.4.1.1　基本原理

在 HPLC 分析中，由于每次实验条件的不同，同一化学成分的保留时间或相对保留时间不会完全相同，依据化学物质的光谱或质谱对色谱峰进行归属是较可靠的定性的辅助手段。采用 HPLC-DAD 分析，基于同一杂质在不同色谱系统中紫外光谱具有相似性的原理，采用化学计量学方法，计算不同色谱系统中目标杂质紫外光谱的相关系数，通过预先设定的阈值进行判别，即可实现杂质的识别与追踪（图 6-38）。

设"S"为色谱图 A 中某个色谱峰的光谱，"T"为色谱图 B 中一个色谱峰的光谱，它们均由 n 个不同波长的吸光度值组成。其中，"s_k"为"S"的第 k 个吸光度值，"t_k"为"T"的第 k 个吸光度值。"$\bar{s}$"和"$\bar{t}$"分别为它们的平均吸光度值。这两个光谱的相关系数为：

$$R_{S,T} = \frac{\sum_{k=1}^{n}(s_k - \bar{s})(t_k - \bar{t})}{\left\{\left[\sum_{k=1}^{n}(s_k - \bar{s})^2\right]\left[\sum_{k=1}^{n}(t_k - \bar{t})^2\right]\right\}^{1/2}} \tag{6-34}$$

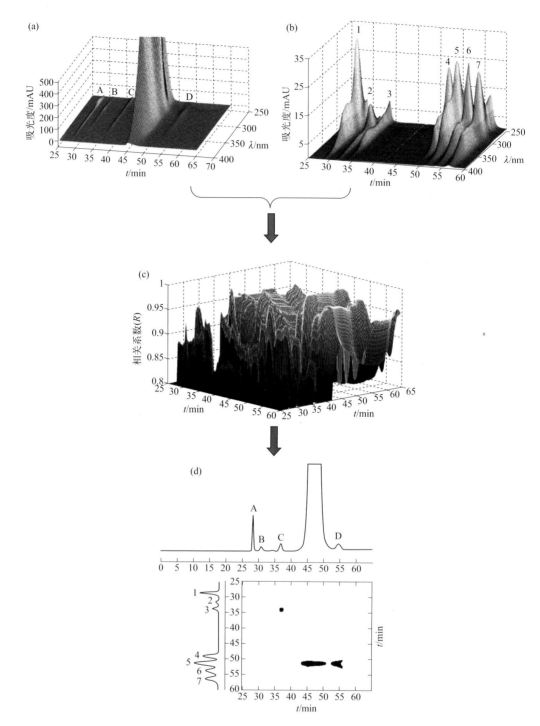

图 6-38　二维色谱相关光谱技术对杂质进行识别与追踪示意图[22]
（a）样品色谱图；（b）标准色谱图；（c）三维色谱相关光谱图；（d）二维色谱相关光谱图

$R_{S,T}$ 越大，说明光谱越相似。当 $R_{S,T}=1$ 时，这两个色谱峰为相同物质。实际上，由于存在量测误差，$R_{S,T}$ 的最大值不可能等于 1，只能逼近于 1。将一色谱图的每一保留时间点的光谱与另一色谱图的每一保留时间点的光谱进行一次比较，可得到两个色谱图中所有光谱的相关系数曲面图（两张色谱图的保留时间分别为 X 轴和 Y 轴，相关系数为 Z 轴）。利用设定的相关系数阈值对三维图进行横切，得到的等高图即二维色谱相关光谱图。在此等高图中可直接看出两色谱图中哪些色谱峰的光谱相关。因而只需对混合样品进行一次分析，即可找出与标准色谱图中光谱近似的色谱峰，从而对色谱峰进行归属。

6.4.1.2　杂质的识别与追踪

对加替沙星混合杂质对照品溶液进行分析（图 6-39），计算在三种不同品牌的 C18 色谱柱中，各杂质色谱峰与加替沙星色谱峰的相对保留时间（表 6-20）。可见，杂质 1、杂质 2、杂质 11 与其他物质色谱峰分离度较大，相对保留时间较稳定；但杂质 3、杂质 4、杂质 5 色谱峰之间和杂质 6、杂质 7、杂质 8、杂质 9 色谱峰之间的距离较近，相对保留时间较为接近。虽然当样品中所有杂质同时存在时，可以通过出峰顺序对杂质色谱峰进行归属，但当样品中仅含有部分杂质，且杂质的色谱行为略微改变时，则很难准确判断其色谱峰的归属。

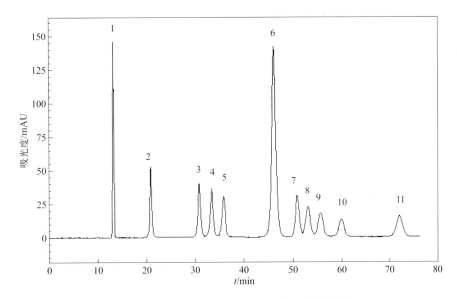

图 6-39　加替沙星及其杂质对照品混合溶液的色谱图

流动相为 1% 三乙胺溶液（磷酸调 pH 值至 4.3)-乙腈（87：13）；柱温为 30℃；检测波长为 325nm；流速为 1.0mL/min
1—杂质 1（加替沙星脱羧化物）；2—杂质 2（1,2-乙二胺加替沙星）；3—杂质 3（8-氟代加替沙星）；4—杂质 4（2-甲基乙二胺加替沙星）；5—杂质 5（8-羟基加替沙星）；6—加替沙星；7—杂质 6（8-氟-3-乙酯加替沙星）；8—杂质 7（加替沙星 N-甲基化物）；9—杂质 8（加替沙星 2-甲基哌嗪化物）；10—杂质 9（6-甲氧基加替沙星）；11—杂质 10（8-乙氧基加替沙星）

表 6-20　加替沙星杂质在不同品牌 C18 色谱柱中的相对保留时间

色谱柱牌号	相对保留时间										
	杂质 1	杂质 2	杂质 3	杂质 4	杂质 5	加替沙星	杂质 6	杂质 7	杂质 8	杂质 9	杂质 10
Shiseido	0.29	0.45	0.67	0.72	0.78	1.00	1.10	1.15	1.21	1.30	1.56
Alltima	0.31	0.43	0.66	0.70	0.76	1.00	1.14	1.19	1.21	1.31	1.60
Sumipax	0.31	0.45	0.67	0.73	0.77	1.00	1.10	1.16	1.20	1.28	1.56

① 光谱数据库的构建。提取加替沙星及诸杂质在 250 ～ 400nm 的紫外光谱，计算它们之间的相关系数（表 6-21）。可见，诸杂质有各自的特征吸收，但杂质 2 与杂质 4 的光谱接

近，杂质 7、加替沙星和杂质 10 的光谱接近；在利用相对保留时间难以区分的 7 个杂质峰中，杂质 3 与杂质 6 的光谱差异最小，相似系数为 0.982731。因而，利用标准二维色谱光谱数据中杂质 3、杂质 4、杂质 5、杂质 6、杂质 7、杂质 8、杂质 9 的光谱数据，以 0.995 作为相似系数的阈值，即可对难以通过相对保留时间区分的 7 个杂质峰的识别。

表 6-21　加替沙星及其诸杂质光谱间的相关系数

加替沙星及其杂质	光谱相关系数（R）										
	杂质 1	杂质 2	杂质 3	杂质 4	杂质 5	加替沙星	杂质 6	杂质 7	杂质 8	杂质 9	杂质 10
杂质 1	1	0.518492	0.530916	0.512996	0.797517	0.393811	0.611522	0.41389	0.569833	0.32626	0.357569
杂质 2	—	1	0.951126	0.99992	0.432514	0.846607	0.948549	0.865245	0.737422	0.750314	0.815527
杂质 3	—	—	1	—	0.519268	0.956317	0.982731	0.966497	0.87456	0.868333	0.936622
杂质 4	—	—	—	1	0.430011	0.851837	0.94892	0.870126	0.740431	0.75544	0.821186
杂质 5	—	—	—	—	1	0.48238	0.585845	0.494723	0.783925	0.538288	0.467248
加替沙星	—	—	—	—	—	1	0.903799	0.999095	0.907056	0.954123	0.997825
杂质 6	—	—	—	—	—	—	1	0.918182	0.870795	0.819657	0.879773
杂质 7	—	—	—	—	—	—	—	1	0.909366	0.948019	0.994451
杂质 8	—	—	—	—	—	—	—	—	1	0.914575	0.90399
杂质 9	—	—	—	—	—	—	—	—	—	1	0.964688
杂质 10	—	—	—	—	—	—	—	—	—	—	1

② 杂质识别系统流程。将上述加替沙星的 HPLC 三维色谱图数据作为标准色谱-光谱图数据保存为 ASCII 码格式；将样品色谱图导出的色谱-光谱数据与此标准色谱-光谱数据进行二维相关计算，即可以对各杂质峰进行归属。

首先，根据相对保留时间进行初步识别。如果有相对保留时间约为 0.30、0.45、1.55 的杂质峰，可识别为杂质 1（加替沙星脱羧化物）、杂质 2（1,2-乙二胺加替沙星）和杂质 10（8-乙氧基加替沙星）。

其次，在加替沙星色谱峰之前相对保留时间为 0.6 ～ 0.8 附近的杂质峰，可能为杂质 3、杂质 4、杂质 5；在加替沙星色谱峰之后相对保留时间为 1.1 ～ 1.3 附近的杂质峰，可能为杂质 7、杂质 8、杂质 9、杂质 10。

最后，将上述杂质峰的光谱数据与标准色谱光谱数据逐点进行相关系数计算，得到三维色谱相关光谱图，以阈值 0.995 对三维图进行横切，得到等高图（二维色谱相关光谱图），图中的相关点表示两色谱图中光谱一致的色谱峰，完成对诸杂质峰的归属（图 6-40）。

6.4.1.3　杂质的定量分析

对已确认的杂质峰，采用加校正因子的主成分对照法，利用杂质与主成分的响应因子 / 校正因子计算其含量。采用标准曲线法测定加替沙星诸杂质的响应因子（表 6-22）。加替沙星诸杂质响应因子的扩展不确定度均在 0.6 附近，可以满足药品杂质定量分析的需要。

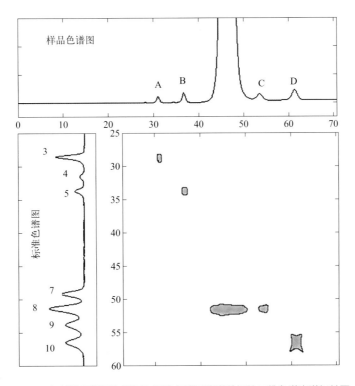

图 6-40　加替沙星样品色谱图与标准色谱图光谱数据的二维色谱光谱相关图

加替沙星样品中含有 4 个杂质，其相对保留时间分布在 0.6～0.8 和 1.1～1.3 附近，利用二维色谱相关光谱技术对杂质进行识别，A 为杂质 3（8-氟代加替沙星），B 为杂质 5（8-羟基加替沙星），C 为杂质 7（加替沙星 N-甲基化物），D 为杂质 9（6-甲氧基加替沙星）

表6-22　加替沙星诸杂质的响应因子

色谱峰编号	化合物	相对保留时间	浓度-峰面积回归方程（ $y=bx, r$ ）	响应因子	扩展不确定度（ U，$k=2$ ）
1	加替沙星脱羧化物	0.28	$y=48.805x, 0.9999$	1.473	0.58
2	1,2-乙二胺加替沙星	0.45	$y=30.607x, 0.9926$	0.924	0.55
3	8-氟代加替沙星	0.67	$y=35.631x, 0.9954$	1.076	0.58
4	2-甲基乙二胺加替沙星	0.73	$y=25.629x, 0.9926$	0.774	0.52
5	8-羟基加替沙星	0.78	$y=33.894x, 0.9887$	1.023	0.72
6	加替沙星	1.00	$y=33.125x, 0.9954$	1.000	0.55
7	8-氟-3-乙酯加替沙星	1.09	$y=20.988x, 0.8785$	0.634	1.60
8	加替沙星 N-甲基化物	1.14	$y=27.414x, 0.9745$	0.828	0.93
9	加替沙星 2-甲基哌嗪化物	1.24	$y=24.354x, 0.9849$	0.735	0.58
11	8-乙氧基加替沙星	1.58	$y=33.73x, 0.9928$	1.018	0.67

注：色谱峰编号同图 6-39；6-甲氧基加替沙星（色谱峰 10）未测定响应因子。

实例　对加替沙星及注射液中杂质的测定[23]

在加替沙星注射液色谱图中，色谱峰 3 为加替沙星峰，6 个杂质峰的相对保留时间（RRT）分别为 0.65（杂质 1）、0.77（杂质 2）、1.15（杂质 3）、1.23（杂质 4）、1.38（杂质 5）和 1.58（杂质 6）

（图6-41）。分别计算诸杂质峰与数字化杂质标准数据库中加替沙星混合杂质对照品色谱图中相应杂质的相关性，加替沙星注射液中除色谱峰6外，其他5个色谱峰分别对应于数据库中加替沙星杂质标准色谱图中的色谱峰3、5、6、8、9和11（图6-42）；其中色谱峰6（杂质5）与加替沙星标准图谱中所有杂质的UV光谱不具有相似性，且相对保留时间也不一致，表明其为未知杂质。

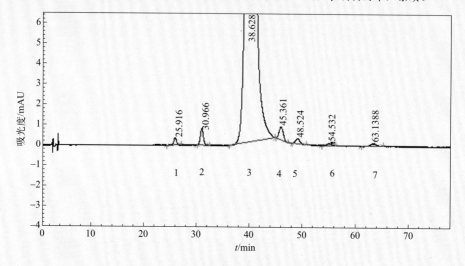

图6-41　加替沙星注射液的典型 HPLC 色谱图
色谱条件同图6-39

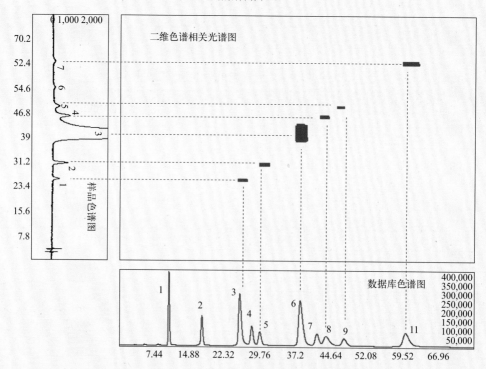

图6-42　加替沙星注射液色谱图与数据库中加替沙星杂质标准色谱图的二维色谱相关光谱图
（数据库色谱图中色谱峰的编号与图6-39相同）

采用加校正因子的主成分对照法，利用数据库中杂质的响应因子，对70批加替沙星注射剂的杂质谱进行测定。其中主要杂质8-氟代加替沙星（杂质1）、8-羟基加替沙星（杂质2）和加替沙星

2-甲基哌嗪化物（杂质 3）的平均含量分别在 0.08%、0.03% 和 0.08% 左右。杂质 1 和杂质 3 为工艺杂质，其在不同批次样品中含量的变化可反映制剂原料质量的差异。此外，部分注射剂中还发现有光降解杂质 1,2-乙二胺加替沙星（数据库标准图谱中的杂质 2）和 2-甲基乙二胺加替沙星（数据库标准图谱中的杂质 4），可反映制剂的生产、贮存水平。

采用上述相同的方法，对不同加替沙星原料中的杂质进行分析（表 6-23）。可见，加替沙星倍半水合物中，主要含有 8-羟基加替沙星和加替沙星 2-甲基哌嗪化物，单个杂质含量均低于 0.07%，总杂质不超过 0.1%。2 个不同企业的甲磺酸加替沙星中，均主要含有 8-氟代加替沙星，部分样品中还可检出加替沙星 2-甲基哌嗪化物和 6-乙氧基加替沙星，单个杂质含量均低于 0.1%，总杂质均不过 0.3%。5 个不同企业的盐酸加替沙星样品所含的杂质种类、含量差异较大，主要含 8-氟代加替沙星、8-羟基加替沙星和 8-氟-3-乙酯加替沙星，单个杂质含量在 0.1%～0.5% 之间，部分样品还可检出加替沙星 N-甲基化物、6-乙氧基加替沙星，含量低于 0.1%，样品中总杂质的含量均不过 0.8%。此外，在部分样品中还检测到其他未知杂质，含量均低于 0.1%。不同企业原料杂质谱的差异，主要与企业所采用的精制工艺有关。上述结果提示，加替沙星倍半水合物的工艺最佳。

表 6-23　不同加替沙星原料中杂质谱的比较

	厂家 / 批号	RRT	杂质含量/%	数据库中杂质峰编号	杂质名称
甲磺酸加替沙星	A（P1116）	0.660	0.22	3	8-氟代加替沙星
		1.361	0.02	—	未知
		1.590	0.03	10	6-乙氧基加替沙星
	B	0.654	0.03	3	8-氟代加替沙星
		1.296	0.10	9	加替沙星 2-甲基哌嗪化物
加替沙星倍半水合物	C	0.782	0.02	5	8-羟基加替沙星
		1.230	0.06	9	加替沙星 2-甲基哌嗪化物
盐酸加替沙星	D（20000120）	0.657	0.07	3	8-氟代加替沙星
		0.783	0.02	5	8-羟基加替沙星
	E（PP1213）	0.575	0.08	—	未知
		0.655	0.43	3	8-氟代加替沙星
		0.780	0.06	5	8-羟基加替沙星
		1.158	0.16	8	加替沙星 N-甲基化物
		1.233	0.04	9	加替沙星 2-甲基哌嗪化物
		1.691	0.09	—	未知
	F（PP0423）	0.655	0.21	3	8-氟代加替沙星
		0.783	0.13	5	8-羟基加替沙星
		1.160	0.16	8	加替沙星 N-甲基化物
		1.239	0.04	9	加替沙星 2-甲基哌嗪化物
	G（20000310）	0.646	0.39	3	8-氟代加替沙星
		1.144	0.10	8	加替沙星 N-甲基化物
	H（PP0817）	0.655	0.07	3	8-氟代加替沙星
		0.781	0.19	5	8-羟基加替沙星
		1.157	0.19	8	加替沙星 N-甲基化物
		1.235	0.09	9	加替沙星 2-甲基哌嗪化物
		1.386	0.04	—	未知
		1.592	0.05	10	6-乙氧基加替沙星

上述结果说明，借助于数字化杂质标准数据库，在没有杂质对照品的情况下，亦可以实现对加替沙星样品中诸杂质峰的快速归属与定量。

6.4.1.4　小结

采用 HPLC-DAD 技术，利用少量对照品建立数字化杂质对照品数据库，再利用数字化杂质对照品数据库替代杂质对照品对样品中的杂质进行定性、定量分析，可基本实现无须直接利用杂质对照品分析药品杂质谱的设想。

采用二维色谱相关光谱计算，在 HPLC 分析中利于相对保留时间（RRT）和 UV 光谱双指标定性，保证了杂质识别的准确性；按《中国药典》加校正因子的主成分对照法，利用杂质的响应因子/校正因子可以准确测定杂质的含量。该方法为解决化学药品杂质谱控制的限制因素-杂质对照品难以大量制备这一难题提供了新的方案。

6.4.2　利用疏水消除模型预测溶质的保留值

采用二维色谱相关光谱技术解决杂质峰的识别问题，需要借助溶质的相对保留值（RRV）对其进行初步识别，因而在实际样品检测中，若实现 HPLC 色谱图中溶质的 RRV 与数据库标准图谱中的 RRV 相似，通常需要固定牌号的色谱柱。HPLC 分析中最常用的十八烷基键合硅胶柱（C18 柱）市场上有 600 多种不同的品牌，且不断有新品牌的色谱柱出现。采用不同品牌、不同型号的色谱柱分析具体样品时，由于色谱柱选择性的差异，溶质的保留值、色谱峰之间的分离度甚至色谱峰顺序都可能出现较大的差异，这也限制了二维色谱相关光谱技术识别色谱峰的应用。

色谱系统中溶质的保留是其结构-固定相-流动相三者共同作用的结果。色谱柱作为影响溶质保留行为的重要因素，研究色谱柱参数-保留关系不仅有助于理解固定相-溶质的相互作用，还能预测溶质在色谱柱上的保留行为。疏水消除模型（hydrophobic subtraction model）是常用的色谱柱参数-保留关系模型。该模型将溶质对的选择性因子和 5 个色谱柱参数直接关联，通过建立定量色谱柱参数-保留关系，从而预测溶质在不同色谱柱上的保留行为。

6.4.2.1　基本原理

疏水消除模型也称 Snyder/Dolan 方法，其是根据"溶剂化方程"，基于 67 种分子特征（分子的空间结构、尺寸、极性、形成氢键能力、pK_a 等）差异较大的溶质，包括酸性、中性和碱性化合物在 10 根色谱柱中的保留行为，并结合其他文献报道的数据（86 种溶质，5 根 C18 和 C8 柱），得出的经验线性自由能方程：

$$\lg \alpha = \lg (k'/k'_{ref}) = \eta'H - \sigma'S + \beta'A + \alpha'B + \kappa'C \qquad (6\text{-}35)$$

式中，k' 和 k'_{ref} 分别是溶质与非极性参比溶质（乙基苯）在相同色谱条件下的保留因子；η'、σ'、β'、α' 和 κ' 是溶质参数，它们和溶质的性质有关，其数值随谱条件的不同而变化；H、S、A、B 和 C 是色谱柱参数，它们和色谱柱的选择性有关，除参数 C 和流动相的 pH 有关外，其他色谱柱参数与色谱条件无关。通常分别在 pH 2.8 和 pH 7.0 流动相条件下测定参数 C，参数 $C(7.0)$ 和 $C(2.8)$ 之间具有如下关系：

$$C(7.0)=C(2.8)+\lg(k'_{小檗碱7.0}/k'_{小檗碱2.8}) \qquad (6\text{-}36)$$

对其他 pH 条件，可根据 $C(7.0)$ 和 $C(2.8)$ 值，采用内插法计算。式（6-35）右侧的每一项代表一种色谱柱-溶质相互作用力：$\eta'H$ 代表疏水性（hydrophobicity），$\sigma'S$ 代表立体选择性（steric hindrance to retention），$\beta'A$ 代表溶质受体与非离子化硅烷醇的氢键酸度（hydrogen-bond acidity），$\alpha'B$ 代表溶质供体与固定相中某受体的氢键碱度（hydrogen-bond basicity），$\kappa'C$ 代表离子化硅醇基对质子化碱的作用（cation-exchange/ion interaction behavior）。对式（6-35）准确性的实验验证结果表明，k 的准确度约为 $\pm(1\% \sim 2\%)$ [24]。

6.4.2.2　预测溶质的保留值

选择一定数量的色谱柱，在同一色谱条件下分析目标溶质和乙基苯，得到 $\lg (k'/k'_{ref})$；由于不同牌号的色谱柱参数 H、S、A、B 和 C 作为常数可以在网站 http://apps.usp.org/app/USPNF/columns.html 中查询到，按式（6-35）进行多重线性回归，则可得到目标溶质的参数 $\eta' \sim \kappa'$。

当色谱条件不变仅改变色谱柱时，溶质在新色谱柱上的 $\lg \alpha$ 可通过式（6-35）计算得到。由于保留因子 k' 可按式（6-37）计算（其中死时间 t_0 为硫脲在色谱系统中的保留时间），则可求得新色谱柱上溶质的保留时间。

$$k' = \frac{(t_R - t_0)}{t_0} \tag{6-37}$$

实例　利用疏水消除模型预测克拉霉素杂质的保留值

大环内酯类抗生素克拉霉素为红霉素的衍生物，《欧洲药典》（EP）8.0 版中采用 HPLC 方法分别对克拉霉素中的 10 余种杂质（图 6-43）进行控制，并根据杂质与克拉霉素的相对保留时间（RRT）对杂质进行识别。欧洲药品质量管理局（European Directorate for the Quality of Medicines & Health Care, EDQM）的知识库中推荐采用色谱柱 Hichrom KR 100、YMCA-303 或 Agilent SB-C18 分析克拉霉素杂质，但个别色谱柱的分离效果并不十分理想。在没有杂质对照的情况下，利用疏水消除模型可以筛选出更适宜的色谱柱（图 6-44）[25]。

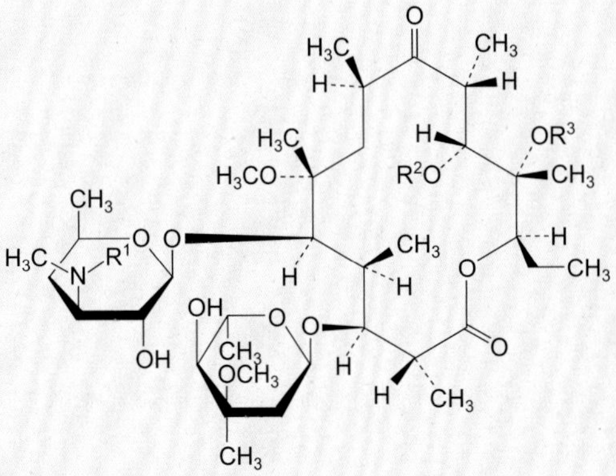

	R¹	R²	R³
克拉霉素	CH₃	H	H
杂质D	H	H	H
杂质E	CH₃	CH₃	H
杂质H	CHO	H	H

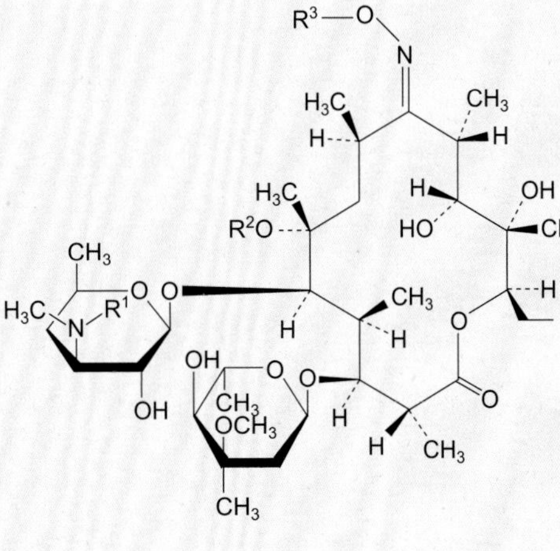

	R¹	R²	R³
杂质C	CH₃	CH₃	H
杂质M	CH₃	H	CH₃

图 6-43

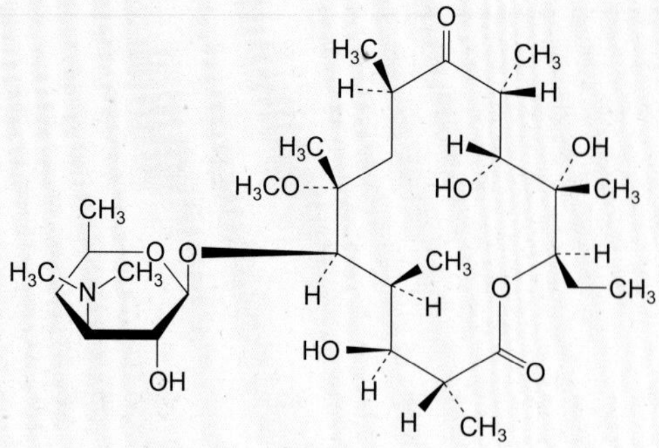

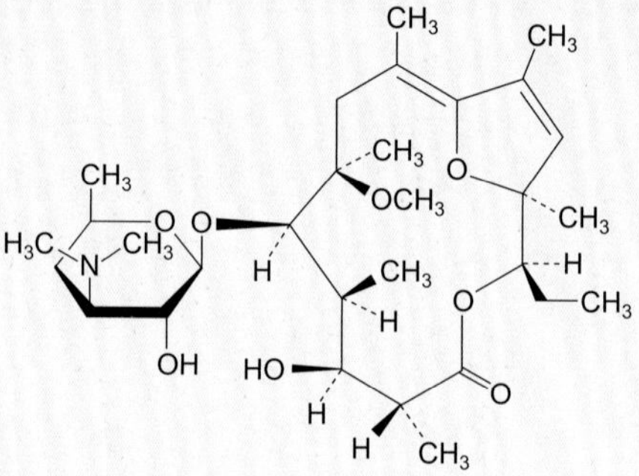

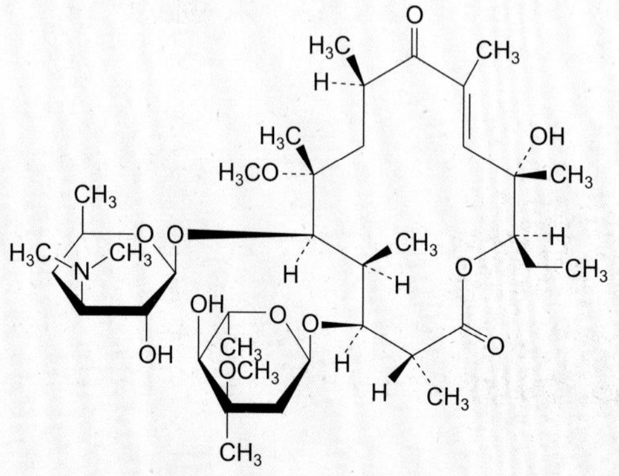

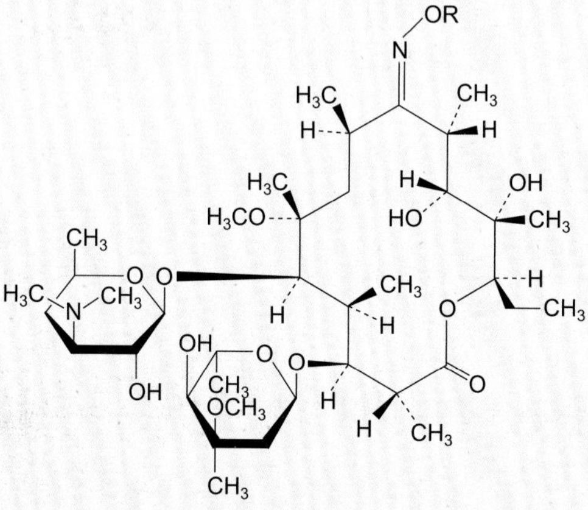

图 6-43　克拉霉素及杂质结构

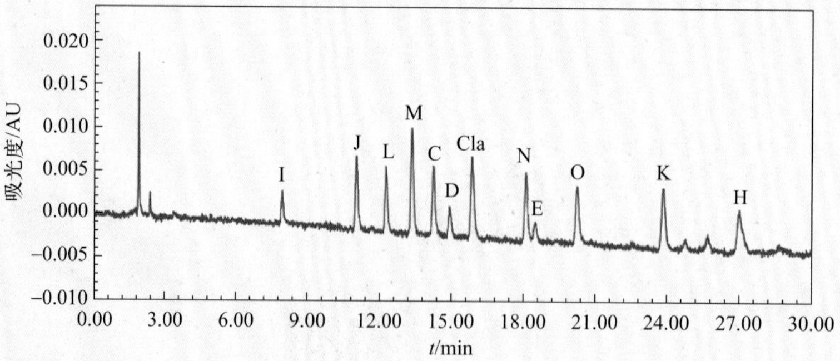

(a)

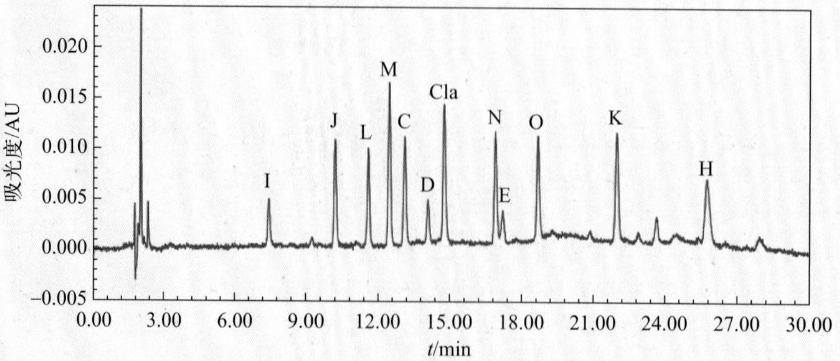

(b)

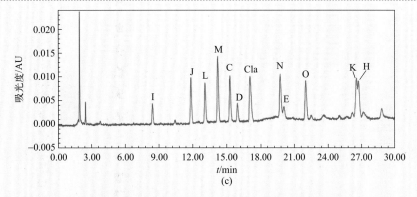

图 6-44 克拉霉素杂质在不同色谱柱中的典型色谱图

色谱柱（a）J'SphereH80；（b）Symmetry C18；（c）Zorbax SB-C18（EP 推荐色谱柱）

① 建立疏水消除模型。在进行变量个数为 n 的多重线性回归（MLR）分析时，当参与回归计算的数据组数量大于或等于 $3n$，所得的线性回归方程具有较好的稳健性。因此，采用 15 支色谱柱进行 MLR 建模。

选择 15 支色谱柱分别分析克拉霉素及其杂质、硫脲和乙苯（参比溶质），得到每个溶质的 $\lg k'$，各溶质在每支色谱柱上的 $\lg k'$ 可以用图 6-45 形象表示。可见，在不同色谱柱中多个溶质对的峰顺序发生了逆转，如杂质 C 和杂质 D、杂质 N 和杂质 E、杂质 K 和杂质 H。相比于其他溶质，杂质 H 随色谱柱参数的变化最大，说明该杂质对色谱柱参数较为敏感。

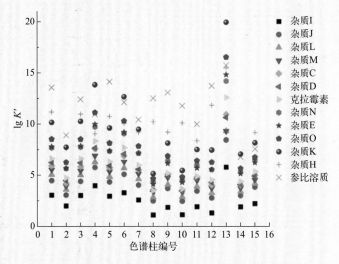

图 6-45 克拉霉素及杂质在不同色谱柱上的 $\lg k'$

MLR 分析得到克拉霉素及其杂质的溶质参数（表 6-24）。可见，随着保留值的增大，溶质和参比溶质乙苯的 $\lg \alpha$ 逐渐减少，模型的 R^2、SE、F 值也均逐渐减少。在所有模型中，R^2 均在 0.9 以上，P 值小于 0.05，说明所建立的 MLR 模型具有较好的统计学意义。

各溶质参数在疏水消除模型中随着溶质保留值的增大，η' 不断增大，α' 也有增大的趋势；σ' 的变化较大但规律不明显；而 β'、κ' 基本不变（图 6-46），表明克拉霉素及其杂质的结构差异主要体现在溶质参数 η'、σ'、α' 的改变上。溶质参数 $\Delta\beta'$、$\Delta\kappa'$ 接近于零，意味着分离中色谱柱的氢键酸性和离子交换作用基本可以忽略，$\lg \alpha$ 主要取决于其他三项作用力的贡献。

表6-24　疏水消除模型中克拉霉素及诸杂质的溶质参数和统计参数

序号	溶质	η'	σ'	β'	α'	κ'	$P(\eta')$	$P(\sigma')$	$P(\beta')$	$P(\alpha')$	$P(\kappa')$	R^2	s	F	P
1	杂质 I	−0.673	0.372	0.149	−0.954	0.045	0.000	0.458	0.074	0.032	0.425	0.982	0.117	110.76	0.000
2	杂质 J	−0.477	0.579	0.076	−0.359	0.043	0.000	0.087	0.140	0.170	0.233	0.984	0.074	125.86	0.000
3	杂质 L	−0.421	0.585	0.079	−0.307	0.039	0.000	0.065	0.101	0.201	0.243	0.983	0.069	117.52	0.000
4	杂质 M	−0.382	0.569	0.052	−0.213	0.042	0.000	0.050	0.220	0.320	0.168	0.983	0.062	112.35	0.000
5	杂质 C	−0.345	0.665	0.059	−0.178	0.044	0.000	0.026	0.165	0.398	0.147	0.980	0.062	98.11	0.000
6	杂质 D	−0.330	0.527	0.076	−0.260	0.046	0.000	0.064	0.082	0.225	0.136	0.979	0.061	95.31	0.000
7	拉克霉素	−0.295	0.630	0.085	−0.241	0.045	0.000	0.036	0.062	0.272	0.152	0.975	0.063	78.12	0.000
8	杂质 N	−0.222	0.747	0.062	−0.098	0.046	0.000	0.009	0.113	0.605	0.105	0.968	0.056	59.81	0.000
9	杂质 E	−0.218	0.674	0.080	−0.163	0.049	0.000	0.024	0.071	0.438	0.112	0.963	0.062	52.01	0.000
10	杂质 O	−0.173	0.702	0.073	−0.096	0.052	0.000	0.016	0.080	0.627	0.079	0.954	0.059	41.14	0.000
11	杂质 K	−0.090	0.821	0.069	−0.036	0.060	0.007	0.011	0.124	0.869	0.068	0.911	0.064	20.58	0.000
12	杂质 H	−0.076	0.528	0.052	0.262	−0.012	0.000	0.001	0.018	0.019	0.382	0.915	0.029	21.58	0.000

注：$P(\eta') \sim P(\kappa')$ 为 MLR 模型中自变量的显著性水平，R^2、s、F 和 P 分别是 MLR 模型的回归系数、标准误差、F 值和显著性水平。

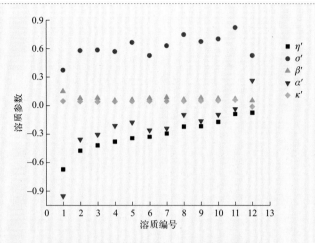

图 6-46　疏水消除模型中不同溶质的溶质参数

　　② 疏水消除模型的验证与应用。选择 6 支未参与建模的色谱柱（表 6-25），基于所得到的溶质参数，利用疏水消除模型预测克拉霉素杂质在这 6 支色谱柱上的保留值，计算 $\lg \alpha(k/k_{\text{ref}})$，并按与建立模型相同的色谱条件测定诸溶质的实测保留值及 $\lg \alpha(k/k_{\text{ref}})$，与预测值相关，考察已建立的模型的预测准确性（图 6-47）。回归方程中 x 的系数越接近于 1、常数项越接近于 0、R^2 越接近于 1、SE 越接近于 0，则模型的预测准确性越好。

表 6-25　用于验证疏水消除模型的色谱柱信息

色谱柱	H	S	A	B	$C(4.4)$	柱类型	生产商
Ultimate AQ-C18	0.868	−0.033	−0.055	0.029	0.174	B	Welch
Hypersil ODS	0.974	−0.026	−0.122	0.020	0.936	A	Thermo/Hypersil
Ultisil XB-C8	0.841	0.001	−0.108	0.027	0.132	B	Welch
Inspire C8	0.889	−0.025	−0.212	−0.004	−0.125	B	Dikma Technologies
LaChrom C18	0.993	0.013	−0.151	−0.006	−0.218	B	Hitachi High-Tech
Purospher STAR RP18e	1.003	0.013	−0.071	−0.037	0.028	B	Merck KGaA（EMD Millipore）

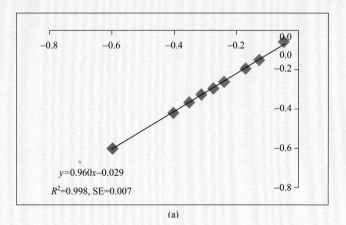

$y=0.960x-0.029$

$R^2=0.998$, SE$=0.007$

(a)

图 6-47

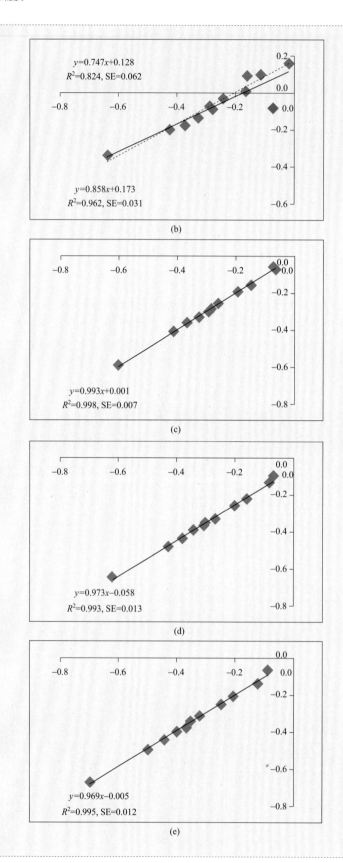

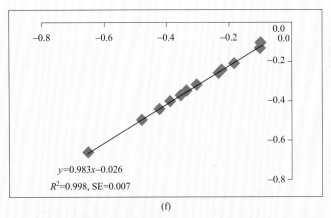

图 6-47　验证色谱柱中溶质的预测 $\lg \alpha$（k/k_{ref}）与实测 $\lg \alpha$ 的相关性

横坐标为预测 $\lg \alpha$，纵坐标为实测 $\lg \alpha$。（a）～（f）分别为色谱柱 Ultimate AQ-C18、Hypersil ODS、Ultisil XB-C8、Inspire C8、LaChrom C18、Purospher STAR RP18e。R^2 为回归的决定系数；SE 为方程的标准误差

除色谱柱 Hypersil ODS［图 6-47（b）］外，5 支色谱柱上所有溶质的出峰顺序与预测结果一致，且预测值和实际值相差较小，R^2 大于 0.99，SE 小于 0.015；色谱柱 Hypersil ODS 也仅对杂质 H 的预测结果相差较大。疏水消除模型对于 A 型色谱柱的误差大于 B 型色谱柱，色谱柱 Hypersil ODS 是 A 型色谱柱，上述结果说明，利用所建立的疏水消除模型可以较好地预测克拉霉素及其杂质在 B 型色谱柱中的保留值。

6.4.2.3　小结：利用疏水消除模型结合二维色谱相关光谱技术进行杂质分析

在数字化杂质对照品数据库中，同时保存杂质的溶质参数（η'、σ'、β'、α' 和 κ'）。当更换新牌号的色谱柱，无法确定杂质的相对保留值（RRV）时，可以利用疏水消除模型结合二维色谱相关光谱技术进行杂质分析。

① 利用新色谱柱，不改变原色谱条件，测定硫脲和乙基苯的保留时间，计算色谱系统的死时间（t_0）和参比溶质（乙基苯）的保留因子（k'）。

② 查出新色谱柱对应的色谱柱参数（H、S、A、B 和 C），根据流动相的 pH，通过内插法由 $C(7.0)$ 和 $C(2.8)$ 值得到相应 pH 条件下的 C 值。

③ 利用疏水消除模型式（6-35），根据杂质的溶质参数（η'、σ'、β'、α' 和 κ'）和色谱柱参数（H、S、A、B 和 C）得到诸杂质在新色谱柱中的 $\lg \alpha$。

④ 根据参比溶质（乙基苯）的 k' 得到诸杂质的 k'，再根据色谱系统的死时间（t_0），计算得到诸杂质与主成分的保留时间（t_R）；进而得到诸杂质的相对保留时间（RRT）。

⑤ 利用数字化杂质标准数据库中的标准对照品色谱图，采用二维色谱相关光谱技术对诸杂质进行识别；利用杂质的校正因子对识别出的杂质进行定量分析。

6.5　总结：抗生素杂质对照品研制 / 应用的关键点

对药物杂质谱的控制是当前药品质量控制的热点。由杂质谱的控制理念可知，实现杂质谱控制的关键包括：药品中的所有杂质被有效地分离，每一个杂质的来源与结构清晰，每一个杂质的活性清楚，并在药品质量标准中针对性地控制关键杂质。因而，杂质对照品的研制是药物杂质谱控制的关键环节。药物杂质包括工艺杂质（起始物料、中间体、副产物）和降

解杂质（水解、氧化、开环、异构化等）。抗生素药品较一般化学药品富含更多的杂质。在抗生素杂质对照品的研制 / 应用过程中，其关键点可概括为：

① 将系列同系物抗生素作为一个整体考虑，通过对其合成工艺的分析，确定其可能的结构，在此基础上研制系列杂质对照品。进而不仅可以起到事半功倍的效果，且可以极大地丰富 HPLC 定量结构-保留关系研究中的物质基础。

② 在研制具体杂质对照品时，选择合理的合成路线是成败的关键。在对特定杂质的合成过程中，除应关注整个反应过程是否达到了预期的设计要求，关注产物的产率外，还应及时对主要副产物、中间体进行分析。一些与特定杂质结构相近的副产物等，可能是尚未发现的新杂质。

③ 对得到的杂质对照品应利用红外光谱（IR）、质谱（MS）和核磁共振谱（NMR）等进行系统地解析，该解析数据作为后续再合成该杂质对照品时的基础数据。

④ 按照质量平衡原理对杂质对照品的特性值（含量）赋值，依然是最基本的赋值方法。对用于外标法定量的杂质对照品，其含量准确性控制在 5% 之内，通常就能满足质量标准中杂质定量的要求，较含量对照品要求略低。然而，当用于杂质校正因子的测定时，对杂质对照品含量准确性的要求与主成分含量测定用对照品的要求相同。

⑤ 在同时对多种药物杂质进行分析时，研制混合杂质系统适用性试验对照品，用其兼顾对色谱系统有效性的评价和对特定杂质的定位，并通过响应因子 / 校正因子对特定杂质进行定量，是药品杂质谱控制的发展方向之一。

⑥ 对响应因子 / 校正因子的测定，HPLC 紫外检测器波长的偏移是影响测定结果准确性的关键因素。在应用响应因子 / 校正因子进行定量时，不仅要求响应因子 / 校正因子的值应在一定范围（0.2 ～ 5.0）内，还应考虑杂质与药物主成分在检测波长附近光谱行为对定量准确性的影响，选择适宜的检测波长可以增加测定结果的准确性。

⑦ 标准曲线斜率比法是测定杂质校正因子的常规方法。该方法的不确定度主要来源于杂质和主成分拟合直线斜率的测定和测定重复性；其中，用于制备系列标准曲线溶液的对照品含量的准确性对不确定度的贡献最大。利用 HPLC-DAD 结合定量 NMR 等技术，可消除响应因子 / 校正因子测定中由杂质对照品含量不准确引入的误差。

参考文献

[1] 张永权，冯艳春，李进，等 . 酮康唑相关杂质国家标准物质的研制 [J]. 药物分析杂志 , 2015, 35(3):532-542.
[2] 冯艳春，王晨，田冶，等 . 氟康唑杂质 H 国家标准物质的研制 [J]. 中国药学杂志 , 2018, 53(17):1516-1522.
[3] Chang Y, Wang L X, Li Y P, et al. Factors influencing the HPLC determination for related substances of azithromycin [J]. J Chromatogr Sci, 2015, 54(2):187-194.
[4] 孙立权，付艳杰，刘聪，等 . 阿奇霉素相关物的研究进展 [J]. 中国抗生素杂质 , 2013, 38(5):393-400.
[5] 付艳杰，孙立权，范新苑，等 . 浅析阿奇霉素药典标准提高与药品生产工艺的关系 [J]. 中国药品标准 , 2013, 13(2):83-86.
[6] 闻宏亮，蒋孟虹，杨美成，等 . 盐酸表柔比星混合杂质对照品的研究与制备 [J]. 中国抗生素杂质 , 2017, 42(1):46-51.
[7] Dinesh K, Rajesh S T, Santosh K D, et al. Isolation and characterization of degradation impurities in epirubicin hydrochloride injection [J]. J Chromatogr B, 2008,869(1/2):45-53.
[8] 王颖，盛龙生，张正行，等 . 表阿霉素中有关物质的 LC/ESI/MS 分析 [J]. 药物分析杂志 , 2001，21(6):392-395.
[9] 李玮，张伟清，李翔，等 . 阿莫西林、氨苄西林混合降解杂质对照品的研究与应用 [J]. 药学学报 , 2014, 49 (9): 1310-1314.

[10]　Ulrich R. In situ degradation: a new concept for system suitability tests in monographs of the European Pharmacopoeia [J]. J Pharm Biomed Anal, 1998, 18(1/2): 1-14.

[11]　Straub R F, Voyksner R D. Determination of penicillin G, ampicillin, amoxicillin, cloxacillin and cephapirin by high-performance liquid chromatography-electro spray mass spectrometry [J]. J Chromatogr A, 1993, 647(1):167-181.

[12]　Hong P, Phoebe A D, Jones M D. Study of relative response factors and mass balance in forced degradation studies with liquid chromatography/photo-diode array detector/evaporative light scattering detector/mass spectrometry system [J]. J Chromatogr A, 2017, 1512: 61-70.

[13]　Sun P, Wang X D, Alquier L, et al. Determination of relative response factors of impurities in paclitaxel with high performance liquid chromatography equipped with ultraviolet and charged aerosol detectors [J]. J Chromatogr A, 2008, 1177(1): 87-91.

[14]　Nussbaum M A, Baertschi S W, Jansen P J. Determination of relative UV response factors for HPLC by use of a chemiluminescent nitrogen-specific detector [J]. J Pharm Biomed Anal, 2002, 27(6): 983-993.

[15]　Zhu L, Zhao Y, Hu C Q, et al. A novel method for determing relative response factors using high-performance liquid chromatography with photodiode array detector and evaporative light scattering detection[J]. Phytochem Analysis, 2022, 33(1): 5-11.

[16]　Liu S Y, Yao S C, Zhang H. Determination of relative response factors of cefazolin Impurities by quantitative NMR[J]. AAPS PharmSciTech, 2017, 18(6):1895-1900.

[17]　喻华达 . 无纯样色谱校正因子的测定 [J]. 化学世界 , 1992, 33(7):316-318.

[18]　喻华达 . 无纯样色谱校正因子测定的补充报告 [J]. 分析试验室 , 2007, 26(S1): 255-257.

[19]　肖亭 . HPLC 标准曲线法测定杂质校正因子的准确性研究 [D]. 北京 : 中国食品药品检定研究院 , 2021.

[20]　刘敏 , 胡昌勤 , 姚尚辰 . 去甲万古霉素标准品量值传递方法的研究 [J]. 药物分析杂质 , 2007, 27(3):355-360.

[21]　肖亭 , 王晨 , 姚尚辰 , 等 . HPLC 标准曲线法测定杂质校正因子的测量不确定度评定 [J]. 中国抗生素杂质 , 2021, 46(4):271-278.

[22]　Li W, Hu C Q. Spectral correlation of high-performance liquid chromatography-diode array detection data from two independent chromatographic runs Peak tracking in pharmaceutical impurity profiling[J]. J Chromatogr A, 2008, 1190(1/2):141-149.

[23]　Zhang D S, Chang Y, Li Y P, et al. A digitized impurity database analysis method for determining the impurity profiles of gatifloxacin in bulk materials and injections[J]. Pharmazie, 2012, 67(10):827-833.

[24]　胡秋馨 , 胡昌勤 . 反相色谱柱的表征与选择 [J]. 药物分析杂质 , 2013, 33(2):343-348.

[25]　Zhang X, Hu C Q. Selecting optimal columns for clarithromycin impurity analysis according to the quantitative relationship of hydrophobic subtraction model[J]. J Pharm Biomed Anal, 2017, 136: 162-169.

第 **7** 章

对照品互补标定技术

在对化学对照品的定值过程中，依据质量平衡原理，分别测定样品中有机杂质、水分、残留溶剂和无机杂质（灰分）的含量，并从样品中予以扣除，即可得到主成分的含量。然而，对首次定值的化学对照品，通常应采用经充分确认的基于不同原理的分析方法对标定结果进行相互验证，以得到"真值"的可靠估计。

与质量平衡法定值互补的常用分析方法有差示扫描量热法（DSC）、定量核磁共振分析（qNMR）和采用质量型检测器的 HPLC 分析方法。不同方法适用的分析对象不同。充分了解不同分析方法的特性，根据化学对照品的特性选择适宜的标定方法是对照品标定的关键。本章将对常用的互补标定方法的特性进行系统的介绍。

7.1 差示扫描量热法测定样品纯度

在程序控制温度条件，对供试品与热惰性的参比物同时进行加热，当供试品发生某种物理或化学变化时，将产生热效应，使供试品和参比物之间产生温度差（ΔT）。这种测量供试品与参比物热量差（dQ/dT）与温度（或时间）关系的技术称为差示扫描量热（differential scanning calorimetry，DSC）分析。差示扫描量热法有功率补偿型（power compensation-type）和热流型（heat flow-type）两种。功率补偿型 DSC 是在程序控温并保持试样和参比物温度相等时，测量输给试样和参比物的加热功率差与温度或时间的关系。热流型 DSC 是在按程序控温改变试样和参比物温度时，测量与试样和参比物温差相关的热流速率与温度或时间的关系。热流速率与试样和参比物的温差成比例。对热流式 DSC 曲线，放热峰向上，吸热峰向下；而对功率补偿 DSC 曲线，吸热峰向上，放热峰向下。差示扫描量热法可以用来测量化学物质的绝对含量（纯度）[1]。

7.1.1 基本原理

晶体化合物具有固定的熔点，其中含有的杂质将导致其熔点下降。熔点下降与杂质含量之间的关系可以近似地用范特霍夫方程（Van't Hoff equation）表示：

$$T_0 - T_f = x_2 \frac{RT_0^2}{\Delta H_f} \tag{7-1}$$

式中，T_f 为样品的熔融温度，K；T_0 为纯物质（主组分）的熔点，K；x_2 为杂质在熔融液相中的摩尔分数；R 为气体常数，8.314J/(mol·K)；ΔH_f 为纯物质的摩尔熔化焓，J/mol。即物质熔点的下降与杂质存在的摩尔分数成正比。

利用 DSC 进行纯度分析基于如下基本假设：①杂质不与主成分反应，不与主成分形成共晶或固溶体；②样品的组分间要形成低共熔混合物，杂质溶于主成分中且形成理想溶液；③溶液为稀溶液，熔融过程保持平衡态；④杂质的摩尔比例在熔融中恒定；⑤样品在升温过程中不分解，也无晶型转变，且体系在恒压下无挥发、升华等转变；⑥熔化焓与熔化温度无关等。

物质的纯度不同，DSC 曲线不同。纯度越高，峰形越敏锐；杂质含量越多，熔点越低，熔程越宽。纯度分析即利用物质的 DSC 熔融曲线来计算该物质中杂质的含量。测定中，伴随着加热，在温度升至物质的熔点之前，杂质已经全部溶解在液相中，此时，固相为纯物质；随着进一步加热，纯物质逐渐溶解，低共熔体溶液中的杂质浓度按式（7-2）被逐渐稀释。

$$x_2 = x_2^* \frac{1}{F} \tag{7-2}$$

$$F = A_{\text{part}} / A_{\text{tot}} \tag{7-3}$$

式中，x_2 为低共熔溶液中杂质的摩尔分数；x_2^* 为样品中杂质的总摩尔分数；F 为已熔融样品的比例；A_{tot} 为 DSC 曲线中熔融峰的总面积；A_{part} 为熔融曲线相关温度点下的面积。将式（7-2）代入式（7-1），得到：

$$T_f = T_0 - \frac{RT_0^2 x_2^*}{\Delta H_f} \times \frac{1}{F} \tag{7-4}$$

式（7-4）提示，物质的 T_f-$1/F$ 关系应为直线，但测定中下列因素可导致范特霍夫方程偏离线性：①热滞后效应；②峰熔融之前的预熔作用被忽略；③熔化时熔融速率上升过快，使得适用于平衡条件下的范特霍夫方程不再精确；④形成固溶体（通常指杂质与主成分组成的晶体）。因而，实际实验数值往往不呈线性。

可采用尝试误差法对 DSC 曲线进行线性化处理：

$$\frac{1}{F} = \frac{A_{\text{tot}} + c}{A_{\text{part}} + c} \tag{7-5}$$

式中，c 为峰面积的修正量。由于 DSC 曲线的峰面积是对反应热的一种度量，摩尔熔化焓为：

$$\Delta H_f = \frac{A_{\text{tot}} + c}{m} M \tag{7-6}$$

式中，m 为样品质量；M 为主成分的摩尔质量。将式（7-5）、式（7-6）代入式（7-4），经重排得到多项线性方程：

$$A_{\text{part}} = -c + T_0 \frac{A_{\text{part}}}{T_f} + (T_0 c - RT_0^2 x_2^* \frac{m}{M}) \frac{1}{T_f} \tag{7-7}$$

计算机利用 DSC 熔融峰曲线起始一侧的部分熔融峰，如峰高 10% ～ 50% 对应的熔融曲线或 F 值范围在 0.1 ～ 0.5 的熔融峰面积部分（排除熔融开始时液相中含高浓度杂质部分和到达峰顶时熔融速率过快部分），根据式（7-7）由最小二乘法可同时计算 c、T_0 和 x_2^* 三个未知数。亦可通过绘制 T_f-$1/F$ 直线，根据式（7-4）由 T_f-$1/F$ 直线的斜率计算杂质的摩尔分数 x_2^*（图 7-1），具体公式为式（7-8）。

$$x_2^* = \frac{\Delta H_f F\left(T_0 - T_f\right)}{RT_0^{\,2}} = \frac{QMF\Delta T}{mRT_0^{\,2}} \tag{7-8}$$

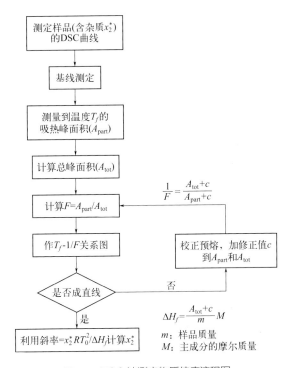

图 7-1　DSC 法测定物质纯度流程图

7.1.2　实验条件的选择

7.1.2.1　升温速率

DSC 利用范特霍夫方程在动态条件下测定物质的纯度，其基本假设之一是测定过程中体系接近平衡态。升温速率过快会引起试样与加热炉温度的不平衡及试样内部温度分布的不均匀，低的升温速率降低热滞后效应，有利于体系接近平衡态。

单硝酸异山梨酯（分子量 191.14）和利多卡因（分子量 234.34）都为针状结晶，易通过研磨混合均匀。为探讨不同纯度样品的升温速率与 T_f-$1/F$ 直线斜率的关系，选择单硝酸异山梨酯对照品（纯度 99.73%）作为主成分，利多卡因作为杂质，利用重量添加法分别制备约含 1%、2% 和 5% 杂质的混合样品，在不同升温速率下进行 DSC 分析（图 7-2）。以升温速率为横坐标，不同升温速率下熔融峰曲线起始侧部分熔融峰的 $T_f\text{-}1/F$ 直线斜率为纵坐标，作图（图7-3）。可见，对同一样品，升温速率越快，$T_f\text{-}1/F$ 直线的斜率绝对值越大；在相同升温速率下，不同纯度样品的 $T_f\text{-}1/F$ 直线斜率不同，但该斜率随升温速率变化的趋势大体相同；比较不同纯度的样品在不同升温速率下的纯度测定结果（表7-1），发现不同升温速率下的测定结果基本相同，即升温速率对 DSC 纯度分析结果的影响不大。

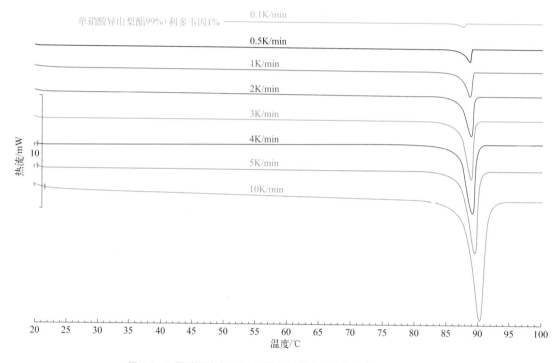

图 7-2　不同升温速率下杂质量相同的单硝酸异山梨酯的 DSC 图谱

样品：含 1% 利多卡因的单硝酸异山梨酯。DSC 分析条件：氮气气氛；保护气 50mL/min；反应气 20mL/min；40μL 密封铝坩埚

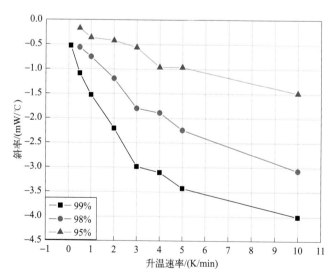

图 7-3　不同纯度样品的斜率与升温速率的关系图

表 7-1　升温速率对 DSC 纯度测定结果的影响

升温速率 / (K/min)	纯度测定值（摩尔分数）/%		
	99% 单硝酸异山梨酯 +1% 利多卡因（99.12%）（摩尔分数）	99% 单硝酸异山梨酯 +2% 利多卡因（98.23%）（摩尔分数）	99% 单硝酸异山梨酯 +5% 利多卡因（95.45%）（摩尔分数）
10	98.96	98.15	96.91
5	98.88	97.87	96.93
4	98.86	98.08	97.07
3	98.88	97.91	96.57
2	98.77	98.10	96.64
1	98.83	97.99	96.96
0.5	98.87	98.24	97.39
0.1	98.80	—	96.13

虽然理论上升温速率的选择对 DSC 纯度分析至关重要，美国材料试验协会（ASTM）建议升温速率为 0.3～0.7K/min，但在升温速率为 10℃/min 和 0.5℃/min 条件下测定百余种化学药品对照品的纯度，大部分样品的纯度差值＜0.5%（摩尔分数）（附录）。因而，在作为化学对照纯度分析的互补方法时，通常可以不必刻意选择升温速率。

7.1.2.2　试样量 / 试样粒度

从保持体系的热力学平衡状态角度，试样用量应尽可能的少；试样量过大，试样厚度增加，热流通过试样需要更多的时间，可能引起记录温度大于实际温度，试样的熔点向高温方向偏移。此外，试样量过大会使样品内部传热减慢、温度梯度增大，导致熔融峰形扩展，分辨率下降。当试样过少时，可能导致方法的灵敏度下降，进而影响结果的重复性。ASTM 推荐试样量一般为 1～3mg。

以对乙酰氨基酚为例，分别取对乙酰氨基酚对照品（纯度 99.97%）1mg、2mg、3mg 和 5mg 进行 DSC 纯度分析。可见，样品量越大，熔融峰越宽大，但纯度测定结果基本一致（表 7-2）。该结果提示，在满足仪器灵敏度的前提下，样品量以能薄薄地平铺于坩埚底部为宜。一般 1～3mg 的样品即可满足测定的需要。

由于试样的颗粒大小影响热传导，均匀细小的粉末可减少试样和坩埚间的热阻，因而实验前通常应检查样品中是否有大块的颗粒物。如果样品呈明显不均匀，建议采用筛分法取中等大小的样品作为试样。

表 7-2　取样量对 DSC 纯度分析结果的影响

对乙酰氨基酚取样量 /mg	热焓值 / (J/g)	峰起始点 /℃	峰高 /mW	峰宽 /℃	斜率 / (mW/℃)	纯度（摩尔分数）/%
1.02	−170.79	16.88	3.79	0.35	−10.87	99.97
1.98	−180.34	167.92	5.96	0.46	−12.60	99.97
3.12	−177.65	168.06	8.41	0.50	−14.09	99.96
4.96	−178.65	168.08	10.81	0.65	−16.69	99.97

7.1.2.3 软件参数的选择

计算机选取物质的部分熔融曲线计算样品的纯度。通常取 F（已熔融样品的比例）值范围在 $0.1 \sim 0.5$ 的面积作 $T_f\text{-}1/F$ 图，并由该直线的斜率算出杂质的纯度。测定时通常需要选择软件参数。

Mettler Toledo DSC 822e 仪器有默认的 DSC 纯度分析方法：取熔融峰峰高 10% ～ 50% 的峰面积区间进行计算，置信度为 90%，数据点 30 个。以苯甲酸对照品（质量平衡法结果为 100%）为例，在置信度为 90% 时，分别比较：①当数据点为 30 时，选择不同数据区间对 DSC 纯度计算的影响（表 7-3）；②在固定数据计算区间（峰高 10% ～ 50% 的峰面积部分）范围，选取不同的数据点对 DSC 纯度计算的影响（表 7-4）。以期对选择合理的软件参数范围有深入的理解。

表7-3　数据区间选择对 DSC 纯度分析的影响

测定区间的峰高范围 /%	纯度测定值 （摩尔分数）/%
1 ～ 50	99.969
5 ～ 50	99.976
10 ～ 20	99.983
10 ～ 30	99.978
10 ～ 40	99.972
10 ～ 50	99.965
10 ～ 60	99.954
10 ～ 70	99.938
10 ～ 80	99.908
10 ～ 90	99.848
10 ～ 95	99.793
10 ～ 99	99.667

表7-4　数据点选择对 DSC 纯度分析的影响

测定区间的数据点数 / 个	纯度测定值 （摩尔分数）/%
4	99.963
10	99.964
20	99.965
30	99.965
50	99.965
100	99.965
500	99.965
1000	99.965

文献报道，DSC 纯度计算所用的数据测定区间应排除熔融刚刚开始部分和接近峰顶部分；选择熔融峰高 10% ～ 50% 区间的曲线部分进行纯度分析，测定结果的偏差及标准偏差

均最小 [2]；利用峰高 3% ～ 30%、3% ～ 40%、3% ～ 50% 区间的熔融峰面积分别计算纯度，如果彼此结果不一致，提示测定中可能存在分解、相变、升华等现象 [3]。表 7-3 中的数据提示，当选择熔融峰面积 10% 的峰高值为测定区间起始点，测定终点的峰高值超过 50% 时，随终点峰高值的增加，纯度测定值逐渐降低；当测定区间起点的峰高值为 1% 时，纯度测定值也降低；故测定区间的起始点可设置在 5% 左右，终点的峰高值不宜超过 50%。

　　虽然在测定区间范围内，选取的数据点越多，计算越精确，但计算量增大。表 7-4 中对苯甲酸的计算结果提示，当数据点大于 20 时，测得的纯度值基本一致，因而，选取 30 个数据点通常是合理的。

7.1.3　样品中水分对 DSC 纯度分析的影响

　　水分子广泛存在于化学药品中，根据水分子的存在形式不同，药物中的水分可以分为结晶水和吸附水。水分的存在会影响物质熔融峰的峰形，但其对峰形的影响不同于有机杂质。而且水的分子量与有机杂质相比较小，当有水分存在时，以质量分数表征的纯度结果与以摩尔分数表征的纯度结果可能存在较大的差异。此外，加热过程中水分的挥发，亦可影响 DSC 纯度测定结果的准确性。

7.1.3.1　吸附水的影响

　　磺胺脒在 25℃、相对湿度（RH）90% 的条件下，90 分钟水分可达到吸附平衡状态（吸水量约 8%）。采用 DSC 分析水分含量不同的磺胺脒样品（图 7-4），可见，当水分含

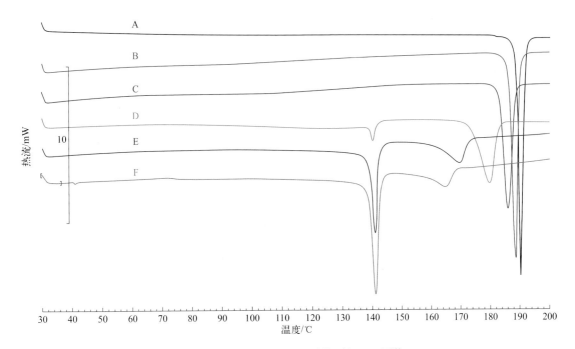

图 7-4　含不同吸附水的磺胺脒样品的 DSC 图谱
A—干燥至恒重的样品；B、C、D、E、F—样品中水分的含量分别为 0.6%、2.2%、4%、6%、8%。
DSC 分析条件：氮气气氛；保护气 50mL/min；反应气 20mL/min；40μL 密封铝坩埚；起始温度 30℃，终止温度 200℃，升温速率为 10℃ /min

量小于 2.2%（曲线 C）时，吸附水仅对 DSC 曲线的基线有一定的影响，未见水分释放产生的吸热峰；当水分含量在 4%～8% 范围时（曲线 D、E、F），水分释放在 DSC 曲线的 140℃附近出现吸热峰，并随样品中水分含量的增加而变大；磺胺脒熔融峰的峰形逐渐变宽，熔融温度（峰起始点值）逐渐减小；水分含量大于 4% 时，已经不宜直接采用常规 DSC 方法进行纯度分析。比较干燥样品与不同含水量样品纯度测定结果的差值，水分含量小于 2.2% 的样品差值小于 0.5%（摩尔分数）；水分含量为 4% 的样品差值大于 1%（摩尔分数）（表 7-5）。

表 7-5　磺胺脒水分含量对 DSC 纯度分析的影响

磺胺脒含水量 /%	称样量 /mg	热焓值 /（J/g）		峰起始点 /℃	峰高 /mW	峰宽 /℃	斜率 /（mW/℃）	纯度测定值 （摩尔分数）/%
0（干燥后）	1.47	−122.18		188.89	15.17	1.59	−8.70	99.84
0.6	1.49	−128.96		186.36	13.10	2.03	−6.00	99.70
2.2	1.46	−113.86		183.12	8.04	3.08	−3.00	99.67
4	1.44	第二个峰	−91.54	174.05	4.03	4.89	−0.70	98.59
		第一个峰	−8.16	138.84	1.10	1.32	—	
6	1.58	第二个峰	−46.48	161.06	1.52	6.94	—	
		第一个峰	−69.63	138.82	5.64	1.97	—	
6①	1.50	−112.31		188.6	15.29	1.48	−8.85	99.88
8	1.59	第二个峰	−35.88	155.67	1.13	7.37	—	
		第一个峰	−97.24	138.80	7.56	2.32	—	
8①	1.58	−116.89		188.91	14.98	1.66	−8.47	99.85

①采用带孔坩埚替代常规密封坩埚。

为消除吸附水的释放对 DSC 纯度分析的影响，采用带孔坩埚替代常规密封坩埚，在加热过程中，利用吹扫气（干燥的氮气）在主成分熔融前将吸附水带走，以消除吸附水的干扰。采用带孔坩埚测定水分含量为 6% 和 8% 的磺胺脒样品的纯度，并与磺胺脒干燥样品的分析结果进行比较（表 7-5），可见，采用带孔坩埚的测定结果与干燥样品结果基本一致。提示对吸附水含量较高的样品，采用带孔坩埚，在系统开放状态下进行纯度分析，可达到与样品干燥后测定相同的效果。

进一步评估样品中少量吸附水对 DSC 纯度测定的影响。左旋奥硝唑对照品和炔雌醇对照品的水分含量分别为 0.1% 和 0.2%。分别比较经干燥至恒重的对照品与未经干燥处理的对照品的 DSC 分析结果（表 7-6），未经干燥处理的样品比干燥后的样品峰宽略微变宽，熔融温度 [峰起始点（onset）值] 偏低；干燥后样品的热焓值略降低，表明吸附水对样品的热焓值有贡献；样品干燥脱水后，左旋奥硝唑的纯度值增加了 0.047%（摩尔分数），炔雌醇增加了 0.036%（摩尔分数）。

表 7-6　含少量吸附水样品对 DSC 纯度分析的影响

样品	样品处理	称样量 / mg	热焓值 / (J/g)	峰起始点 /℃	峰高 /mW	峰宽 /℃	斜率 / (mW/℃)	纯度测定值 (摩尔分数)/%
左旋奥硝唑	未干燥	1.40	-98.79	93.31	10.85	1.89	-6.50	99.86
	60℃减压干燥 2h	1.53	-84.94	93.43	12.41	1.52	-8.06	99.90
炔雌醇	未干燥	1.70	-94.11	181.90	10.72	1.97	-5.37	99.60
	105℃干燥 3h	1.56	-91.15	182.36	11.72	1.53	-6.25	99.63

　　注：DSC 分析条件：氮气气氛；保护气 50mL/min；反应气 20mL/min；40μL 密封铝坩埚；起始温度 30℃，终止温度 200℃，升温速率为 10℃ /min。

　　上述结果提示，对含有少量吸附水的样品，在密封状态下吸附水作为杂质可使样品熔融峰的峰形变宽，导致纯度测定结果偏低；但当吸附水含量较小（小于 0.5%）时，干燥前后样品 DSC 纯度的差值较小，故通常可以忽略吸附水的影响。

7.1.3.2　结晶水的影响

　　罗通定（rotundine）对照品含 1 分子结晶水（水分含量为 4.8%）。在不同条件下进行 DSC 分析（图 7-5），可见 DSC 曲线中经干燥处理（80℃减压干燥 3h）的样品呈现明显的主成分熔融吸热峰，DSC 纯度值为 99.55%（摩尔分数）；未经干燥处理的样品在密封状态（采用密闭坩埚）下呈现宽大的结晶水吸热峰，主成分熔融吸热峰不明显，因而无法进行纯度分析；在开放状态（采用带孔坩埚）下，虽然也可见结晶水吸热峰和主成分熔融吸热峰，但主成分熔融峰的峰形状与干燥样品相似，DSC 纯度值为 99.38%（摩尔分数），基本消除了结晶水释放的影响。

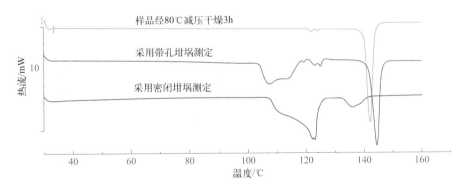

图 7-5　罗通定水合物的 DSC 分析曲线

　　比较罗通定干燥前后粉末 X 衍射图谱的差异。可见经干燥处理后，罗通定样品仍具有明显的衍射峰，但衍射峰位与干燥前样品相比明显不同（图 7-6）。提示罗通定水合物中的结晶水分子为非紧密结合水，在干燥过程中丢失，且干燥过程中样品发生了转晶，使得 DSC 分析中其熔点较采用带孔坩埚测定时的熔点明显降低。

　　盐酸西布曲明（sibutramine hydrochloride）对照品亦含有 1 分子结晶水（水分含量为 5.6%），将样品置 105℃干燥 2h 脱水后，粉末 X 衍射图谱发生明显变化，提示干燥过程中发生了转晶（图 7-7）。DSC 分析显示，未干燥样品在密封状态（采用密闭坩埚）下测定，呈现明显的结晶水吸热峰（约 105℃）和宽大的主成分熔融吸热峰（约 180℃），不适宜进行纯度分析；脱水后的样品在约 200℃出现熔融吸热峰；采用带孔坩埚分析，未经干燥处理的样品在 105℃附近出现水分吸热峰，在约 200℃和 210℃附近出现两个吸热峰，第一个吸热峰与干燥样品吸热峰的熔融温度（峰起始点值）一致，提示在此过程中部分样品可能发生了转晶（图 7-8）。上述结果提示，盐酸西布曲明对照品仅适宜采用经干燥脱水处理的样品进行 DSC 纯度分析。

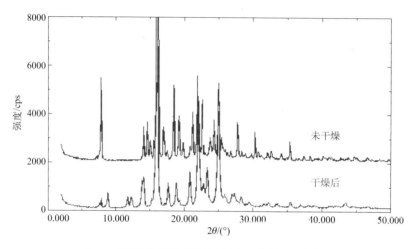

图 7-6　罗通定对照品干燥前后粉末 X 衍射图谱的比较

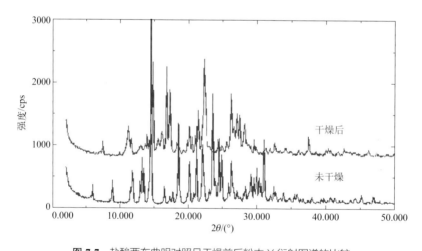

图 7-7　盐酸西布曲明对照品干燥前后粉末 X 衍射图谱的比较

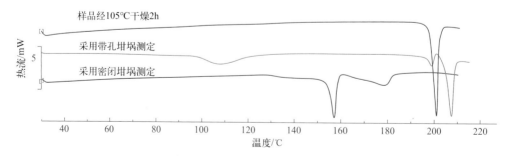

图 7-8　盐酸西布曲明水合物的 DSC 分析曲线

洛索洛芬钠（loxoprofen sodium）含有 2 分子结晶水（水分含量约为 12%），经五氧化二磷 60℃减压干燥 2h 后成无水物。DSC 分析显示，采用密封坩埚，水合物样品仅可观察到尖锐的失去结晶水产生的吸热峰，未观测到样品的熔融吸热峰；无水物样品可观测到明显的样品熔融吸热峰；采用带孔坩埚分析水合物，可观测到失结晶水产生的吸热峰变宽，同时出现主成分的熔融吸热峰，吸热峰的熔融温度（峰起始点值）与水合物相同（图 7-9）。

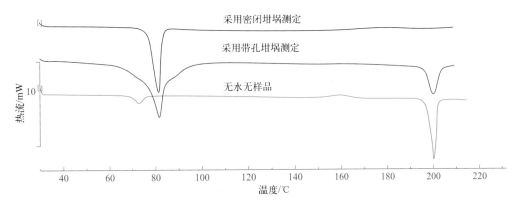

图 7-9　洛索洛芬钠水合物的 DSC 分析曲线

小结：DSC 分析药物水合物时，其 DSC 曲线中通常可见明显的结晶水失水产生的吸热峰；根据结晶水与药物分子结合的紧密程度，结晶水的失水温度不同。对部分结晶水与药物分子结合不紧密的药物水合物，可通过选择适宜的脱水条件，使其失去结晶水后再进行 DSC 纯度分析；当结晶水产生的吸热峰与药物熔融吸热峰不重叠时，亦可直接在开放状态（使用带孔坩埚）下进行 DSC 纯度分析。

7.1.3.3　DSC 法含量与质量平衡法含量的比较

在药物对照品标定中，对具有固定熔点的晶体化合物，DSC 定量是质量平衡法定量的重要互补方法。对含有少量吸附水的药物（水分含量小于 0.5%），虽然在密封状态下，吸附水作为杂质可以导致纯度结果偏低，但其影响通常可以忽略，此时，药物的含量可以直接由其 DSC 纯度表征；即

$$含量 = DSC 纯度 \tag{7-9}$$

随着吸附水含量的增加，其对纯度测定结果的影响增大。但在开放状态下（使用带孔坩埚），样品中与药物分子结合不紧密的水分子（包括吸附水和结晶水）在加热过程中挥发并被吹扫气带走，从而可消除其对纯度测定的影响。此时，当样品中的无机杂质含量可以忽略时，应单独测定样品中的水分含量，并按式（7-10）计算药物的含量。

$$含量 = DSC 纯度 \times (1 - 水分含量) \tag{7-10}$$

对 36 种药物化学对照品分别采用密封坩埚和带孔坩埚测定其 DSC 含量值；密封坩埚的测定值由式（7-9）计算，带孔坩埚的测定值由式（7-10）计算；比较 DSC 含量与质量平衡法含量的差值（图 7-10）。DSC 含量与质量平衡法含量差值的平均值为 0.34%，最大值小于 1.6%。当药物中水分含量较高但水分子与药物分子的结合不紧密时，可采用带孔坩埚进行

DSC 纯度分析或采用适当干燥方法对样品进行前处理后再进行分析；当样品中水分含量小于 0.5% 时，采用密封坩埚与采用带孔坩埚测定的结果基本相同。

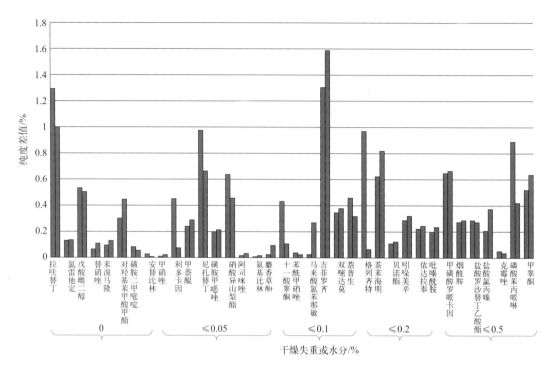

图 7-10 DSC 含量与质量平衡法含量的差值

7.1.4 样品对 DSC 分析的影响

DSC 分析基于晶体化合物的固有熔点，根据杂质导致晶体化合物熔点下降的原理测定化合物的纯度。但并非所有的晶体化合物均适宜采用 DSC 进行纯度分析。此外，样品中杂质的含量影响 DSC 纯度分析的准确性。高纯度的结晶物质在 DSC 测定时呈尖锐的熔融峰，低共熔杂质会使熔融峰变宽，熔点降低。物质纯度决定其峰形、峰高和峰宽。通常认为只有较高纯度的物质使用 DSC 纯度测定才能得到较理想的结果。美国材料试验协会（ASTM）认为对利用 DSC 进行纯度分析的试样，纯度应大于 98.5%（摩尔分数）。

7.1.4.1 不适合 DSC 纯度分析的样品

样品在进行纯度分析时，理想情况是仅存在主成分的熔融峰，不存在其他吸热效应的干扰，影响对主成分热焓值的准确测定。不适合利用 DSC 进行纯度分析的样品可概括为熔融分解的样品和存在多个吸热/放热峰的样品两类。

① 熔融分解的样品。样品发生熔融时产生的分解产物会被当成杂质，进而影响纯度测定结果的准确性。样品发生热分解时共性的热分析特征表现为：热重（TG）分析曲线在发生热分解的温度附近，存在急剧失重的区域；同步差热分析（SDTA）曲线的表现形式可能不同，布地奈德、肌酸、盐酸特比萘酚、邻苯二甲酸、盐酸曲美他嗪表现为吸热峰，硫酸肼表现为放热峰（图 7-11）。

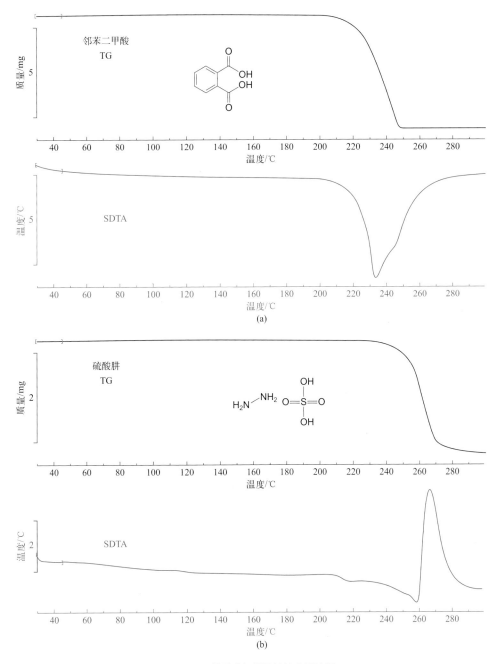

图 7-11　熔融分解样品的热分析特征

② 存在多个吸热 / 放热峰的样品。DSC 分析过程中出现的多个吸热峰或放热峰，表明除主成分的熔融热效应外，还存在其他的热效应，如发生晶型转变、结晶水丢失等，这可能影响对主成分熔融吸热峰的准确测定，进而影响纯度测定的准确性。如盐酸丁螺环酮，DSC曲线在 189℃和 204℃附近出现两个特征吸热峰和一个再结晶的台阶；萘磺酸右丙氧芬、磷酸肌酸钠中结晶水的丢失，使其在 DSC 曲线中产生与主成分熔融峰重叠的吸热峰；枸橼酸爱地那非由于其他吸热效应的干扰，DSC 曲线表现为重叠的吸热峰（图 7-12）。上述样品由于均无法准确测定主成分的热焓值，因而不适宜采用 DSC 进行纯度分析。

7.1.4.2　无机杂质对 DSC 纯度分析的影响

化学对照品中的杂质包括有机杂质和无机杂质。无机杂质主要为各种无机盐，多呈离子态，不能溶于有机物熔化物（非离子态）中引起熔点下降[4]。

进一步探讨无机杂质对 DSC 纯度分析的影响。向单硝酸异山梨酯中分别添加 5% 的氯化钠、50% 的氯化钠和 50% 的硫酸钠，比较其与未添加杂质及添加了 5% 利多卡因的样品的 DSC 曲线（图 7-13），由于无机杂质不能与主成分形成低共熔混合物，因而它们不影响 DSC 的峰形，也不能引起熔点下降，故不影响 DSC 纯度分析结果（表 7-7），即 DSC 纯度仅反映样品中有机杂质的含量，不能反映无机杂质的含量。

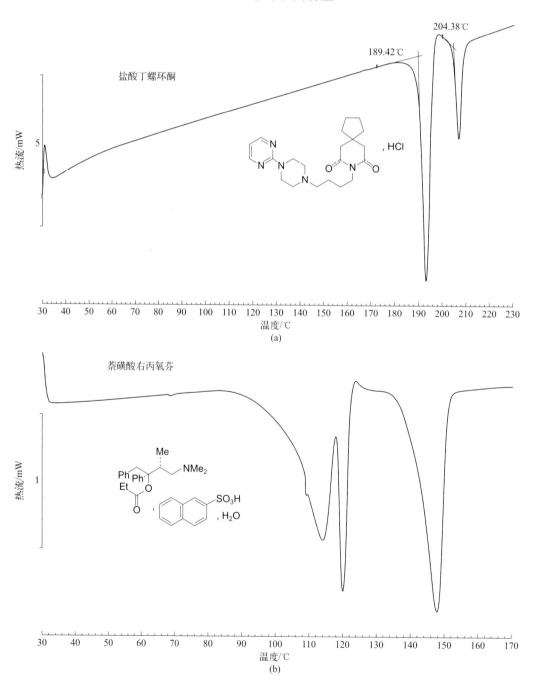

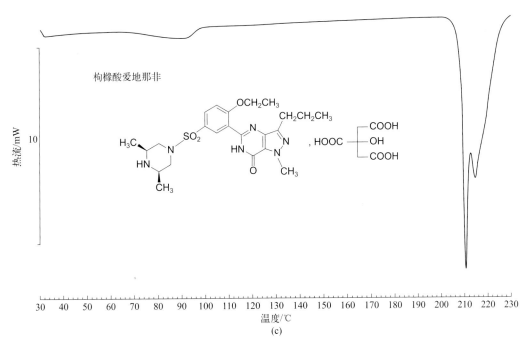

图 7-12 其他热效应导致样品出现多个吸热 / 放热峰的 DSC 曲线

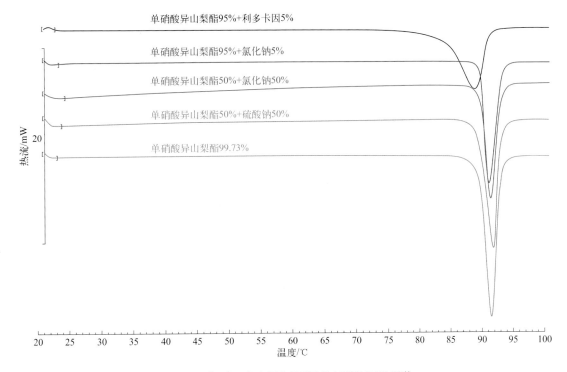

图 7-13 含不同无机杂质的单硝酸异山梨酯 DSC 图谱

DSC 分析条件：氮气气氛；保护气 50mL/min；反应气 20mL/min；40μL 密封铝坩埚；升温速率为 10℃ /min

表 7-7　无机杂质含量对单硝酸异山梨酯 DSC 纯度测定的影响

样品	取样量 /mg	热焓值 /（J/g）	峰起始点 /℃	峰高 /mW	峰宽 /℃	斜率 /（mW/℃）	最大斜率处温度 /℃	测定纯度（摩尔分数）/%
单硝酸异山梨酯	1.92	−116.82	88.70	16.33	1.94	−8.19	89.47	99.70
单硝酸异山梨酯 95%+ 氯化钠 5%	1.47	−113.27	88.95	15.74	1.41	−8.74	89.53	99.74
单硝酸异山梨酯：氯化钠（1∶1）	2.74	−53.56	89.02	11.67	1.80	−6.62	89.64	99.90
单硝酸异山梨酯：硫酸钠（1∶1）	3.08	−58.51	88.30	13.47	1.89	−5.04	89.96	99.69

7.1.4.3　有机杂质对 DSC 纯度分析的影响

有机杂质只要能溶于主成分的熔化物中就可以进行 DSC 分析，无须考虑杂质与主成分的响应是否一致，但杂质量偏高，将影响其在主成分熔化物中的溶解度。

为探讨有机杂质含量对 DSC 分析的影响，选择单硝酸异山梨酯对照品（纯度 99.73%）作为主成分，利多卡因作为杂质，利用重量添加法分别制备约含 1%、2% 和 5% 杂质的混合样品，进行 DSC 纯度测定（图 7-14）。由测定结果可见，随着有机杂质含量的增加，熔融峰变宽且熔融温度（峰起始点值）移至较低温度，峰前半部分的斜率增大；DSC 纯度测定结果显示，随单硝酸异山梨酯杂质含量的增加，DSC 纯度测定结果与真实值的偏离增大（表 7-8）。

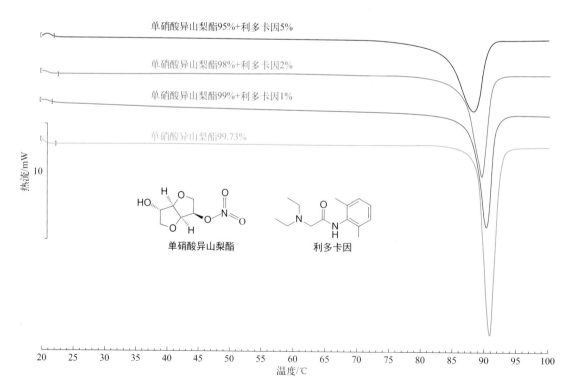

图 7-14　含不同有机杂质的单硝酸异山梨酯的 DSC 图谱

DSC 分析条件：氮气气氛；保护气 50mL/min；反应气 20mL/min；40μL 密封铝坩埚；升温速率为 10℃/min

表 7-8 有机杂质含量对单硝酸异山梨酯 DSC 纯度测定的影响

样品纯度 /%	实际纯度（摩尔分数）/%	取样量 / mg	热焓值 / (J/g)	峰起始点 /℃	峰高 /mW	峰宽 /℃	斜率 / (mW/℃)	最大斜率处温度 /℃	测定纯度（摩尔分数）/%
99.73	—	1.92	−116.82	88.70	16.33	1.94	−8.19	89.47	99.70
98.99（含 1% 利多卡因）	99.12	1.49	−108.42	87.78	9.68	2.10	−4.01	89.06	98.79
97.91（含 2% 利多卡因）	98.23	1.57	−107.90	86.49	8.72	2.39	−3.07	88.26	98.15
94.54（含 5% 利多卡因）	95.45	2.13	−92.31	83.56	6.19	3.96	−1.49	86.17	96.91

进一步制备含 0.5% ～ 10% 利多卡因的单硝酸异山梨酯混合样品进行 DSC 纯度分析。可见随着样品中杂质的增加，DSC 法的纯度测定结果与真实值的偏离增大，DSC 法测定纯度的不确定度也增大（图 7-15）。提示 DSC 法适用于纯度大于 98.5% 的物质的纯度测定。

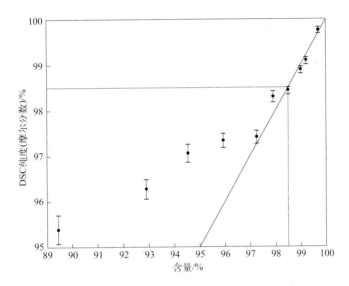

图 7-15 DSC 纯度测定值及不确定度与样品含量的关系
（图中区间为扩展不确定度值，具体计算见 7.1.5 DSC 纯度分析的不确定度评定）

DSC 测定物质的纯度值时，假定杂质的分子量与主成分相同，纯度值以物质摩尔分数（%）的形式表示，但通常对物质纯度更习惯采用质量分数（%）的形式表示。当杂质与主成分的分子量有较大差异时，两种表示方式的差异加大了习惯表示方式与 DSC 测定结果的差异，如含 5% 利多卡因的样品，DSC 测定结果为 96.91%（摩尔分数），与质量分数纯度（94.54%）的偏差约为 2.5%，但与实际摩尔分数纯度（95.45%）的偏差仅约 1.5%。

7.1.5 DSC 纯度分析的不确定度评定

DSC 纯度分析的理论基础为范特霍夫方程[5]。通过式（7-8）计算样品中杂质的含量（x_2^*），测量中不确定度主要来源包括：①测量过程中的各种随机因素（例如环境条件、人员操作等）产生的不确定度，样品不均匀性或由性状差异产生的不确定度（重复性）；②样品称量过程中产生的不确定度；③采用标准物质铟进行温度和热焓校准时产生的不确定度；④仪器温度误差产生的不确定度；⑤仪器热焓误差产生的不确定度；⑥软件线性拟合产生的不确定度；⑦选取不同测量区间产生的不确定度（仪器因素）（图7-16）。考虑测定中的诸影响因素[6,7]，建立不确定度评定的数学模型：

$$x_2^* = \frac{QMF\Delta T}{mRT_0^2} f \qquad (7\text{-}11)$$

式中，Q 为样品的熔融热，J/g；R 为气体常数，8.314J/(mol·K)；$\Delta T = T_0 - T_f$ 即熔点降低值；T_f 为样品的熔融温度，K；T_0 为纯物质（主组分）的熔点，K；F 为样品的熔融时已熔部分所占分数；M 为主成分的摩尔质量；m 为样品质量；f 为针对诸影响因素引入的修正因子。则相对合成标准不确定度为：

$$u_{\text{rel}}^2(x_2^*) = \left(\frac{u_c(x_2^*)}{x_2^*}\right)^2$$

$$= \left(\frac{u_c(Q)}{Q}\right)^2 + \left(\frac{u_c(M)}{M}\right)^2 + \left(\frac{u_c(F)}{F}\right)^2 + \left(\frac{u_c(\Delta T)}{\Delta T}\right)^2 + \left(\frac{u_c(m)}{m}\right)^2 + \left(\frac{u_c(T_0)}{T_0}\right)^2 + \left(\frac{u_c(f)}{f}\right)^2 \qquad (7\text{-}12)$$

由于样品的 x_2^* + 纯度 = 100%，则

$$u_c(x_2^*) = u_c(\text{纯度}) \qquad (7\text{-}13)$$

在95%的置信区间取 $k=2$，扩展不确定度为：

$$U = u_c(\text{纯度}) \times 2 \qquad (7\text{-}14)$$

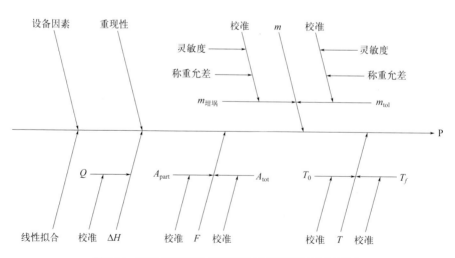

图7-16　DSC纯度分析中不确定度可能来源的因果关系图

以氨基比林对照品的DSC纯度分析为例（图7-17），说明DSC纯度分析中不确定度的评定过程。

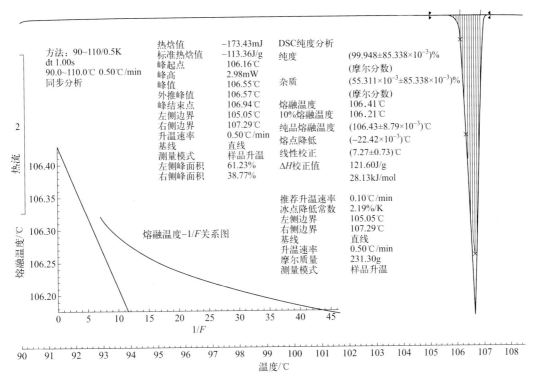

图 7-17　DSC 分析氨基比林纯度的图谱及结果
Mettler DSC 822e 型仪器测定

依据式（7-11），分别计算 DSC 纯度分析中的各不确定度分量：

（1）熔融峰热焓（Q）的不确定度

① 校准不确定度。采用高纯度的铟（99.999%）对熔融峰的热焓进行校准，根据仪器说明书，其最大允差为±1J/g。采用 B 类评定，按矩形分布，其标准不确定度 $u(Q_1)=1/\sqrt{3}=0.5774$J/g。

② 重复测定不确定度。重复测定铟熔融峰的热焓，其平均值（$\bar{Q}$）为 27.816J/g，标准差 $s=0.2515$J/g（$n=6$）；则标准不确定度 $u(Q_2)=s/\sqrt{n}=0.07954$；重复测定的标准不确定度 $u_c(Q)=(0.5774^2+0.07954^2)^{1/2}=0.5829$J/g。

③ 氨基比林热焓测定的相对标准不确定度。重复测定氨基比林熔融峰的热焓，其平均值 $\bar{Q}_{氨基比林}=113.36$J/g；则其相对标准不确定度为 $u_c(Q)/Q=0.5829/113.36=0.005142$。

（2）氨基比林分子量（M）的不确定度

氨基比林的分子式为 $C_{14}H_{18}N_6O$。从 IUPAC 的原子量表中查得诸元素的原子量和不确定度，采用 B 类评定，按矩形分布，其中每一种元素质量的标准不确定度及对分子摩尔质量（g/mol）的贡献见表 7-9。

表 7-9　氨基比林分子中诸元素质量的不确定度及对分子摩尔质量的贡献

	元素原子量	不确定度	计算式	摩尔质量	标准不确定度
C_{14}	12.017	0.008	14×12.017	168.238	0.065
H_{18}	1.00794	0.00007	18×1.00794	18.14292	0.0007275
N_6	14.0067	0.0002	6×14.0067	84.0402	0.0006928
O	15.9994	0.0003	1×15.9994	15.9994	0.0001732

摩尔质量 $M_{C_{14}H_{18}N_6O}$ =168.238+18.14292+84.0402+15.9994=286.42g/mol

$$u_c(M_{C_{14}H_{18}N_6O})= \sqrt{0.065^2 + 0.0007275^2 + 0.0006928^2 + 0.0001732^2} = 0.06501\text{g/mol}$$

则，相对标准不确定度 $u_c(M)/M$=0.06501/286.42=0.0002270。

（3）F 值的不确定度

式（7-11）中，$F=A_{part}/A_{tot}$，其中，A_{part} 为 DSC 熔融曲线相关点处的部分峰面积，A_{tot} 为 DSC 熔融峰的总峰面积。当采用校正因子 c 进行线性校正时，$F = \dfrac{A_{part} + c}{A_{tot} + c}$，$c$ 为面积的修正值。DSC 纯度分析软件不能直接给出 A_{part} 和 A_{tot} 值，只能给出一定置信度下线性修正值 c 的误差。当置信限为 95% 时，c 的误差为 0.73%；则其标准不确定度 $u_c(c) = \dfrac{0.73\%}{\sqrt{3}} = 4.2147\times10^{-3}$，$c$=7.27%。由于 c 是对面积的修正，因而可用 c 的误差代替 A_{part} 或 A_{tot} 的误差。F 的标准不确定度：

$$\left(\frac{u_c(F)}{F}\right)^2 = \left(\frac{u_c(A_{part})}{A_{part}}\right)^2 + \left(\frac{u_c(A_{tot})}{A_{tot}}\right)^2 \approx \left(\frac{u_c(c)}{c}\right)^2 + \left(\frac{u_c(c)}{c}\right)^2 = \left(\frac{u_c(c)}{c}\right)^2$$

$$=2\times0.003361=0.006722$$

相对标准不确定度：$\dfrac{u_c(F)}{F}$ =0.08199。

（4）ΔT 的不确定度

① 温度校准不确定度。采用高纯度的铟(99.999%)对温度进行校准，其最大允差为 ±0.3℃。采用 B 类评定，按矩形分布，则标准不确定度 $u(T_1)=0.3/\sqrt{3}$ =0.1732℃。

② 重复测定不确定度。重复测定铟的熔融温度，其平均值（$\overline{T}$）为 156.63℃，s=0.18℃（表 7-10）；则标准不确定度 $u(T_2)=s/\sqrt{n}$ =0.05692℃（s 为标准差，n 为测量次数）。

表 7-10　铟熔融温度的重复测定结果

编号	1	2	3	4	5	6	7	8	9	10
温度测定结果 /℃	156.38	156.40	156.42	156.51	156.71	156.77	156.78	156.79	156.80	156.77

③ 氨基比林熔融温度（T_0）的不确定度。当置信限为 95% 时，软件给出的温度偏差为 0.00879℃。则 T_0 的标准不确定度为 0.00879/$\sqrt{3}$ =0.005075℃。

T_0 测定的标准不确定度：$u_c(T)$=（0.1732^2+0.05692^2+0.005075^2)$^{1/2}$=0.1824℃；

相对标准不确定度：$u_c(T_0)/T_0$=0.1824/106.43=0.001714。

④ ΔT 的相对标准不确定度。$\Delta T=T_0-T_f$=0.02242；如仅考虑软件引入的温度偏差，则

$$u_c^2(\Delta T) = 2 \times 0.005075^2 = 5.151\times10^{-5}$$

$$u_c^2(\Delta T) = 0.007177$$

则，ΔT 的相对标准不确定度为：$\dfrac{u_c(\Delta T)}{\Delta T}$ =0.3201。

（5）称量的不确定度

称量样品 m=1.56mg。

① 天平示值的不确定度。由天平（d=0.01mg）的校准证书得知其最大允差为 ±0.08mg。采用 B 类评定，按矩形分布，则其标准不确定度为 $0.08/\sqrt{3}$ =0.04619mg。

② 重复称量的不确定度。重复 10 次称量质量恒定的物体（约 1.5mg），其标准偏差 s 为 0.0184mg。

③ 称量不确定度。单次称量的标准不确定度为 $(0.04619^2+0.01840^2)^{1/2}$ =0.04972mg；减重法称量的标准不确定度：$u_c(m)=(2\times0.04972^2)^{1/2}$ =0.07031mg；则称量的相对标准不确定度：$u_c(m)/m$=0.07031/1.56=0.04507。

（6）f 值的不确定度

① 当置信限为 95% 时，软件线性拟合计算纯度的误差为 0.085338%（摩尔分数），则其标准不确定度 $u(f_1)$=0.085338%/$\sqrt{3}$ =0.04927%。

② 熔融峰测量区间引入的不确定度。选取熔融峰的不同区间进行纯度分析（表 7-11），其均值 p=99.95%，标准差 s=0.001333%，f_2=1-99.95%=0.05%；则其标准不确定度 $u(f_2)=s/\sqrt{n}$ = 4.22×10^{-4}%。

表 7-11　选择熔融峰不同测量区间得到的纯度结果

编号	1	2	3	4	5	6	7	8	9	10
纯度（摩尔分数）测量结果 /%	99.948	99.951	99.951	99.952	99.950	99.950	99.950	99.951	99.949	99.948

③ f 值的标准不确定度 $u(f)$　式（7-11）中的 f 值为修正因子，其标准不确定度为：

$$u_c(f) = \sqrt{u^2(f_1) + u^2(f_2)} = 0.04927\%$$

其相对标准不确定度可表示为：$u_{rel}(f) = \dfrac{u_c(f)}{f_2} = 0.9854$。

再根据式（7-12），计算氨基比林纯度分析的相对合成标准不确定度：

$$u_{rel}^2(x_2^*) = \left(\frac{u_c(x_2^*)}{x_2^*}\right)^2$$

= $(0.005142)^2$+ $(0.0002270)^2$+ $(0.08199)^2$+ $(0.3201)^2$+ $(0.04507)^2$+ $(0.001714)^2$+ $(0.9854)^2$
=1.0823

x_2^* =0.05%，则

$$u_c^2(x_2^*) = 0.05202\%$$

根据式（7-13），则

$$u_c(纯度) = u_c(x_2^*) = 0.05202\%$$

7.1.6　DSC 纯度与质量平衡法结果的比较

采用 DSC 法对 30 种化学对照品的含量进行定值，与质量平衡法的结果进行比较，并进行不确定度评定（表 7-12）。可见对绝对纯度很高（有机杂质、无机杂质及水分含量均较低）

的样品，DSC 法的纯度值与质量平衡法标定的含量结果一致，DSC 法的不确定度小于质量平衡法的不确定度。当样品中杂质增加时，DSC 法的纯度结果与质量平衡法的含量值的差值增大，DSC 法的不确定度也增大。进一步说明 DSC 法仅适用于高纯物质（纯度＞98.5%）的分析，随着杂质量的增加，DSC 分析的准确性降低。

表 7-12　30 种化学对照品 DSC 纯度与质量平衡法含量的比较

样品	DSC（摩尔分数）/%			质量平衡法 /%			
	平均含量[①]	RSD	不确定度（u_c）	杂质含量/u_1[②]	挥发物含量/u_2[②]	灰分含量 /u_3[②]	对照品含量/u_c
苯甲酸 （benzoic acid）	99.97	0.0025	0.040	0/0	0/0.043	0/0.0569	100.00 /0.072
苯佐卡因 （benzocaine）	99.94	0.015	0.044	0/0	0/0.053	0/0.0569	100.00 /0.078
利多卡因 （lidocaine）	99.94	0.026	0.039	0.02 /0.00058	0/0.053	0/0.0569	99.98 /0.078
安替比林 （antipyrine）	99.96	0.016	0.049	0/0	0/0.053	0.03 /0.0566	99.97 /0.078
氟他胺 （flutamide）	99.92	0.024	0.045	0.02 /0.0017	0.03/0.055	0/0.0569	99.95 /0.079
甲氧苄啶 （trimethoprim）	99.97	0.0070	0.032	0.06 /0.0041	0.03 /0.027	0/0.0569	99.91 /0.063
水杨酸 （salicylic acid）	99.95	0.15	0.044	0.03 /0.0011	0/0.053	0.06 /0.0566	99.91 /0.078
氨基比林 （aminopyrine）	99.92	0.026	0.053	0.04 /0.0025	0.05 /0.064	0.01 /0.0568	99.90 /0.085
贝美格 （bemegride）	99.98	0.018	0.041	0.03 /0.017	0.08 /0.027	0/0.0569	99.89 /0.065
多索茶碱 （doxofylline）	99.91	0.039	0.052	0.02 /0.00044	0.06 /0.053	0.032 /0.0604	99.89 /0.080
奈韦拉平 （nevirapine）	99.94	0.032	0.016	0.02 /0.00034	0.04 /0.052	0.07 /0.0565	99.87 /0.077
磺胺二甲嘧啶 （sulfadimidine）	99.93	0.015	0.032	0.13 /0.0018	0/0.053	0/0.0569	99.87 /0.078
乙水杨胺 （ethenzamide）	99.93	0.023	0.029	0.09 /0.0058	0/0.053	0.04/ 0.0563	99.87 /0.078
异丙安替比林 （propyphenazone）	99.75	0.085	0.11	0.08 /0.0017	0/0.053	0.06 /0.0563	99.86 /0.077
对羟基苯甲酸乙酯 （ethyl 4-hydroxybenzoate）	99.84	0.037	0.044	0.09 /0.0011	0.08 /0.052	0/0.0569	99.83 /0.077
单硝酸异山梨酯 （isosorbide mononitrate）	99.77	0.001	0.040	0.12 /0.0046	0.13 /0.027	0.02 /0.0566	99.73 /0.063
茜素双酯 （rubidate）	99.63	0.020	0.059	0.28 /0.015	0/0.053	0.01 /0.0568	99.71 /0.079
茴拉西坦 （aniracetam）	99.72	0.070	0.063	0.26 /0.0015	0.04 /0.053	0.03 /0.0566	99.67 /0.077

续表

样品	DSC（摩尔分数）/%			质量平衡法 /%			
	平均含量[①]	RSD	不确定度 (u_c)	杂质含量 $/u_1^{②}$	挥发物含量 $/u_2^{②}$	灰分含量 $/u_3^{②}$	对照品含量 $/u_c$
水杨酰胺 （salicylamide）	99.98	0.0021	0.024	0.01 /0.00090	0.15 /0.027	0/0.0569	99.84 /0.063
依达拉奉 （edaravone）	99.74	0.053	0.036	0.01 /0.0019	0.2 /0.027	0.12 /0.0563	99.67 /0.063
左羟丙哌嗪 （levodropropizine）	99.92	0.017	0.035	0.01 /0.0041	0.1 /0.053	0.09 /0.0564	99.80 /0.077
利鲁唑 （riluzole）	99.98	0.0036	0.019	0.08 /0.0093	0.1 /0.053	0.06 /0.0549	99.76 /0.077
苯丙酸诺龙 （nandrolone phenylpropionate）	99.85	0.023	0.042	0.45 /0.013	0.02 /0.052	0/0.0569	99.53 /0.078
己烯雌酚 （diethylstilbestrol）	99.68	0.14	0.050	0.11 /0.00070	0.04 /0.038	0.02 /0.0565	99.83 /0.068
戊酸雌二醇 （estradiol valerate）	99.45	0.20	0.048	0.76 /0.048	0/0.053	0/0.0569	99.24 /0.092
盐酸罗沙替丁乙酸酯 （roxatidine acetate hydrochloride）	99.49	0.063	0.11	0.18 /0.022	0.06 /0.053	0/0.0569	99.76 /0.081
萘普生 （naproxen）	99.41	0.074	0.11	0.02 /0.0067	0.1 /0.051	0.07 /0.0562	99.81 /0.077
美索巴莫 （methocarbamol）	99.52	0.050	0.13	0.09 /0.0083	0.02 /0.051	0.02 /0.0568	99.87 /0.077
泛昔洛韦 （famciclovir）	99.75	0.044	0.039	0.31 /0.0062	0.2 /0.053	0.02 /0.0566	99.47 /0.078
塞曲司特 （seratrodast）	99.55	0.189	0.097	0.92 /0.017	0.02 /0.062	0.02 /0.0564	99.04 /0.085

①三次测量的平均含量。

②u_1 为杂质测定的不确定度；u_2 为干燥失重的不确定度；u_3 为炽灼残渣的不确定度，具体计算方法见第 5 章 抗生素对照品的研制与标定中 5.3.1 对质量平衡法标定结果的不确定度评定。

进一步比较 DSC 与质量平衡法结果的差异（图 7-18）。虽然大部分样品的 DSC 纯度与质量平衡法结果相似，但仍有少数样本两种方法的结果显著差异。其可能原因为：①如果样品中的杂质无法共熔于主成分的熔融物中，或杂质的紫外响应因子高于主成分的紫外响应因子，导致质量平衡法分析中 HPLC 的纯度偏高（质量平衡法含量偏低），均可能表现为 DSC 的纯度高于质量平衡法的含量，如塞曲司特、戊酸雌二醇、伐昔洛韦、苯丙酸诺龙和利鲁唑的 DSC 纯度高于质量平衡法的含量值；②如果样品主成分和杂质形成了共晶或固溶体，或杂质的紫外响应因子低于主成分的紫外响应因子，则可能表现为 DSC 的纯度低于质量平衡法的含量，如萘普生、美索巴莫和盐酸罗沙替丁乙酸酯的 DSC 纯度低于质量平衡法的含量值。

HPLC 分析塞曲司特和戊酸雌二醇的纯度，塞曲司特中含有 5 个杂质，戊酸雌二醇中含有 4 个杂质，杂质含量分别为 0.92% 和 0.76%；采用 PDA 检测器分析，塞曲司特中杂质和主成分的紫外吸收光谱几乎相同，均在 265nm 处有最大吸收；因而认为塞曲司特中可能存在非共熔杂质，使得其 DSC 纯度值偏高；戊酸雌二醇中杂质和主成分的紫外吸收光谱在波长 250～300nm 区间存在差异，主成分在 280nm 处有最大吸收，4 个杂质分别在 281nm 处和 261nm 处有最大紫外吸收，不同波长得到的 HPLC 纯度不同，导致了质量平衡法含量偏低。HPLC 分析萘普生和美索巴莫的纯度，二者均仅含有 1 个杂质，含量分别为 0.02% 和 0.09%；二者中杂质的紫外吸收光谱与主成分相似，因而认为萘普生和美索巴莫中的杂质在 DSC 分析中可能形成了共晶或固溶体，使得其 DSC 纯度值偏低。尽管存在部分离散点，但两种方法的绝对偏差均在 0.5% 以内，因此两种方法的结果是等效的。

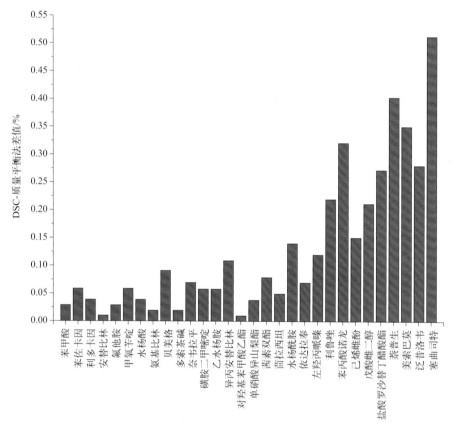

图 7-18　DSC 法纯度与质量平衡法含量的差值比较

7.1.7　小结：DSC 分析特点

①DSC 纯度分析适用于高纯度（>98.5%）的具有固定熔点的晶体化合物。对 30 个高纯度化学对照品的 DSC 法与质量平衡法标定结果的比较显示，两种方法标定结果的绝对偏差在 0.5% 以内，DSC 法的不确定度与质量平衡法的不确定度接近。

②DSC 纯度分析有其一定的局限性，其主要检测能与主成分熔融物互溶的有机杂质。当样品中的杂质与主成分的分子量明显不同时，理论上以摩尔质量计量的 DSC 纯度（摩尔分数，%）与以质量计量的纯度（%）不相等，但作为质量平衡法的互补方法，这种差异通常可以忽略。

③ DSC 纯度分析方法应用具有速度快、重现性好、不需要相应的对照品及一般不需对样品进行前处理等优点。

7.2 NMR 定量分析法测定样品纯度

核磁共振法（NMR）是药物分析中常用的分析方法。核磁共振图谱中常用的信息包括化学位移、偶合常数、峰高、峰面积等，定量测定基于对特定化学位移处耦合裂分简单的共振峰峰面积的测定。此时，在样品溶液的配制，NMR 图谱的采集、积分、数据处理等方面与定性分析均有所不同，需特别注意。

7.2.1 定量测定原理与方法

7.2.1.1 测定原理

根据布洛赫（Bloch）方程，核磁共振（当 $\gamma^2 H_1 T_1 T_2 \ll 1$ 及 $\omega = \omega_0$ 时）：

$$v = -\gamma H_1 T_2 M_0 \tag{7-15}$$

式中，v 为吸收信号（平衡状态的磁化矢量）；γ 为磁旋比；H_1 为磁场强度；T_1 为纵向弛豫时间；T_2 为横向弛豫时间；ω 为旋转磁场角频率；ω_0 为核磁矩进动角频率；M_0 为平衡状态的磁化强度矢量。式（7-15）表示，信号的峰高不仅与和粒子数成正比的 M_0 有关，还同横向弛豫时间 T_2 有关。由于处于不同化学环境的自旋核的弛豫时间不同，因此峰高并不直接表示粒子数的多少。将式（7-15）积分求得峰面积（A）：

$$A = \int_{-\infty}^{+\infty} \frac{-\gamma H_1 T_2 M_0}{1 + T_2^2 (\omega_0 - \omega)^2 - \widetilde{A}^2 H_1^2 T_1 T_2} d\Delta\omega = \frac{-\pi\gamma H_1 M_0}{(1 + \gamma^2 H_1^2 T_1 T_2)^{\frac{1}{2}}} = \pi\gamma H_1 H_0 \tag{7-16}$$

$$（当 \gamma^2 H_1 T_1 T_2 \ll 1）$$

式（7-16）表明，核磁共振波谱用于定量分析的基础是处于不同化学环境的粒子的吸收峰面积只与所包含的粒子数有关，故不需引进任何校正因子，就可直接推算其所代表的自旋核的数量[8]。

7.2.1.2 测定方法

由 NMR 的定量分析原理可知，其仅可用于对结构已知的物质的测定，且首先应对物质的 NMR 谱线进行清晰地解析，至少被选定用于定量分析的谱线的归属是清楚的。药物分析中最常见的方法是采用核磁共振氢谱（^{1}H-NMR）定量，此外，亦可采用核磁共振氟谱、核磁共振碳谱等进行定量分析。

① 内标法定量。内标法是 NMR 定量分析中最常用的方法。测定时，将精密称定的样品与内标化合物按 1：1（物质的量之比）在适宜的溶剂中配成浓度约为 0.2mol/L 的溶液（如内标的质子当量数较小，可适当减少内标量使样品与内标的被积分基团具有近似的积分值），充分混匀后，置样品管中测定。将内标峰面积与样品定量基团的质子峰面积进行比较，样品的含量可由下式求得：

$$W_{\mathrm{U}} = W_{\mathrm{S}} \times \frac{A_{\mathrm{U}}}{A_{\mathrm{S}}} \times \frac{E_{\mathrm{U}}}{E_{\mathrm{S}}} \tag{7-17}$$

式中，W_{U} 和 W_{S} 分别为样品和内标的绝对质量；A_{U} 和 A_{S} 分别为样品和内标定量峰的峰面积；E_{U} 和 E_{S} 分别为样品和内标定量峰的质子当量，即化合物的分子量与产生该共振峰的质子数的比值。

理想的内标应具有较高的纯度，含有多个质子，并在 NMR 图谱中表现为单峰。常见的内标物特性见表 7-13。

表 7-13　常用内标物的化学位移值及溶剂

内标物	定量峰	化学位移 /ppm	可选用的溶剂
对苯二酚	Ar-4H	6.8	D_2O、DMSO-d_6、CD_3OD
对硝基苯	Ar-4H	8.4	$CDCl_3$、DMSO-d_6
对苯二酸	Ar-4H	8.0	DMSO-d_6
丙二酸	CH=CH	3.0	D_2O
顺丁烯二酸	CH=CH	6.0	D_2O、CD_3OD
叔丁醇	CH_3	1.2	D_2O、CD_3OD

注：溶剂不同时，化学位移会略有差别，以上化学位移值仅供参考。

② 外标法定量。当被测物质难以找到适宜的内标时，可以利用与被测物质结构相似的化合物对照品为外标，根据已知的对照品含量，采用外标法进行定量。在外标法定量中，必须保证样品和外标的测定条件一致，特别是放置样品和外标的样品管的直径必须相同；由于测定过程中仪器的灵敏度难以保持不变，采用交叉重复测定可以提高分析的准确性。此外，由于 NMR 较难准确测定共振峰的绝对峰面积，但易准确测定各个峰的相对峰面积比，因而外标法测定通常亦需加入一个内标（内标无须准确称量，仅需保证样品溶液和外标溶液中的浓度一致即可），利用样品与内标和外标与内标的相对峰面积比计算含量，这样可以大大降低测定误差。

③ 相对含量测定法。当被测样品为已知多组分，且只需求出各组分的相对含量时，如果无法选择适宜的内标化合物，则可采用相对测量法。以二元混合物为例：

$$相对含量 = \frac{A_1 / n_1}{A_1 / n_1 + A_2 / n_2} \tag{7-18}$$

式中，A_1/n_1 和 A_2/n_2 分别为组分 1 和组分 2 的单位质子积分值。

7.2.2　^{1}H-NMR 含量测定方法的建立——喹诺酮类抗生素分析法

以喹诺酮类抗生素为例，选用环丙沙星、安妥沙星、卡德沙星、加替沙星、左氧氟沙星、氧氟沙星、诺氟沙星、依诺沙星和洛美沙星 9 种喹诺酮抗生素（图 7-19）[9]，考察 NMR 测定时溶剂、内标的选择等一般要求及测定中的注意事项；通过方法学考察，评价 NMR 法定量测定药物绝对含量的准确性。

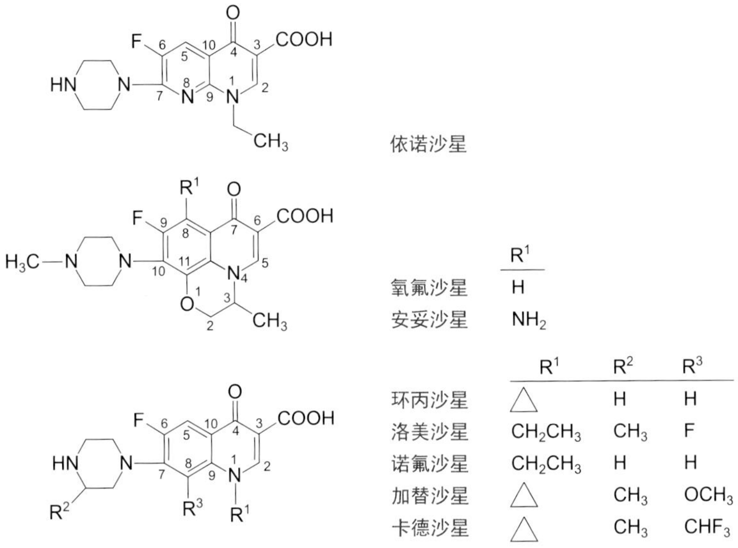

依诺沙星

R^1

	R^1
氧氟沙星	H
安妥沙星	NH_2

	R^1	R^2	R^3
环丙沙星	△	H	H
洛美沙星	CH_2CH_3	CH_3	F
诺氟沙星	CH_2CH_3	H	H
加替沙星	△	CH_3	OCH_3
卡德沙星	△	CH_3	CHF_3

图 7-19　部分喹诺酮类抗生素结构

7.2.2.1　溶剂的选择

　　根据喹诺酮抗生素的溶解性选择溶剂。对溶解于水的样品首选重水为溶剂；不溶于水的样品选用氘代二甲基亚砜为溶剂；如果样品在上述二种溶剂中均不溶解，则选用氢氧化钠的重水溶液为溶剂（表 7-14）。测定时样品、内标和外标均采用相同的溶剂溶解；只要溶剂峰不干扰测定，可选用普通的试剂。如实验中采用普通的氢氧化钠试剂配制重水溶液，溶剂峰的化学位移在 4.9ppm 处，不干扰样品测定。

表 7-14　^{1}H-NMR 含量测定方法

化合物	组成	溶剂	内标	内标化学位移 /ppm
环丙沙星	$C_{17}H_{18}FN_3O_3 \cdot HCl$	D_2O	对苯二酚	6.8(s)
安妥沙星	$C_{18}H_{21}FN_4O_4 \cdot HCl$	D_2O	对苯二酚	6.8(s)
卡德沙星	$C_{19}H_{20}F_3N_3O_4 \cdot C_3H_6O_3$	D_2O	对苯二酚	6.8(s)
加替沙星	$C_{19}H_{22}FN_3O_4$	DMSO-d_6	对苯二酚	6.5(s)
左氧氟沙星	$C_{18}H_{20}FN_3O_4$	DMSO-d_6	对苯二酚	6.5(s)
氧氟沙星	$C_{18}H_{20}FN_3O_4$	0.3mol/L NaOH	顺丁烯二酸	6.0(s)
诺氟沙星	$C_{16}H_{18}FN_3O_3$	0.3mol/L NaOH	顺丁烯二酸	6.0(s)
依诺沙星	$C_{15}H_{17}FN_4O_3 \cdot 1\frac{1}{2}H_2O$	0.3mol/L NaOH	顺丁烯二酸	6.0(s)
洛美沙星	$C_{17}H_{19}F_2N_3O_3 \cdot HCl$	0.3mol/L NaOH	顺丁烯二酸	6.0(s)

7.2.2.2　内标的选择

　　所选择的内标吸收峰与所测的样品峰之间应避免干扰。实验中采用重水和氘代二甲基亚砜做溶剂时，选用对苯二酚为内标，用 4 个芳香质子的单峰来进行定量计算；采用氢氧化钠的重水溶液做溶剂时，由于对苯二酚与氢氧化钠发生氧化反应，故改用顺丁烯二酸为内标，选用 2 个烯质子的单峰来进行定量计算（表 7-14）。

7.2.2.3　定量峰的选择

采用 ^{1}H-NMR 进行定量时应首先对样品的各个质子峰进行归属，明确每个质子峰所对应的质子数，并首选含多个质子的单峰用于定量。以氧氟沙星为例，对其 ^{1}H-NMR 图谱中不同的质子峰进行归属（图 7-20），并对不同的质子峰进行积分，用内标法计算含量（表 7-15）。可见，利用钝峰计算含量时误差较大；耦合裂分峰如裂分数较多时，计算的含量误差亦较大；利用含有多个质子的峰进行计算，含量的误差较小。

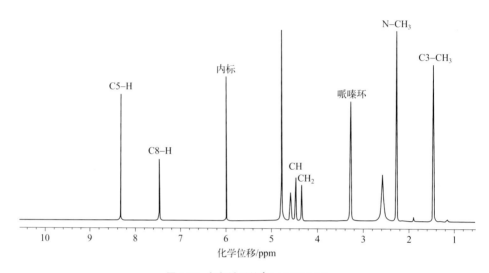

图 7-20　氧氟沙星的 ^{1}H-NMR 图谱

表 7-15　用不同峰计算的氧氟沙星含量值

化学位移 /ppm	质子数 / 个	归属	含量 /%	RSD/%
8.3(s)	1	C5-H	99.3	0.8
7.5(d)	1	C8-H	99.2	0.7
4.5(m)	3	CH_2，CH	102.1	1.2
3.3(m)	8	哌嗪环	103.8	2.4
2.3(s)	3	N-CH$_3$	99.5	0.6
1.5(d)	3	C3-CH$_3$	99.1	0.5

对其他喹诺酮药物的 NMR 图谱解析见表 7-16。可见，喹诺酮抗生素喹啉羧酸母核和 1,8-奈啶羧酸母核上与 2、5、8 位碳相连的质子峰，其化学位移值一般都在 7ppm 以上，耦合裂分简单，并均以单峰或双峰的形式存在，不受其他质子峰的干扰，故用于定量测定喹诺酮抗生素的含量。但加替沙星母核 2 位上的氢峰受对苯二酚羟基峰的影响，不适合用于定量计算。此外，由于活泼氢峰的化学位移、峰形易发生变化，在重水溶液中还会发生重水交换而消失，故一般不选用活泼氢峰进行定量计算，如不宜选用内标物对苯二酚的羟基峰进行定量；而与氮相连的质子，由于 ^{14}N 为中等强度的电四极矩核，受电四极矩加宽效应的影响，因而有些类别的氮质子的共振峰峰形变宽，不利于定量计算。

表 7-16   对喹诺酮化合物 ¹H-NMR 图谱的解析

（a）环丙沙星			（b）安妥沙星		
化学位移 /ppm	质子数 / 个	归属	化学位移 /ppm	质子数 / 个	归属
8.5(s)	1	C2-H	8.2(s)	1	C5-H
7.4(d)	1	C5-H	4.3(m)	3	CH₂，CH
7.3(d)	1	C8-H	3.3(m)	8	哌嗪环
3.6(m)	9	哌嗪环 + 环丙基 CH	2.9(s)	3	N-CH₃
1.3(m)	4	环丙基 CH₂	1.2(d)	3	C3-CH₃

（c）卡德沙星			（d）加替沙星		
化学位移 /ppm	质子数 / 个	归属	化学位移 /ppm	质子数 / 个	归属
8.8(s)	1	C2-H	8.7(s)	1	C2-H
7.5(d)	1	C5-H	7.7(d)	1	C5-H
6.7(t)	1	CHF₂	4.2(s)	1	环丙基 CH
4.2(m)	2	环丙基 CH+ 乳酸 CH	3.0(m)	10	哌嗪环 +OCH₃
3.5(m)	7	哌嗪环	1.1(m)	7	环丙基 CH₂+CH₃
1.3(m)	7	环丙基 CH₂+ 哌嗪环 CH₃			
1.0(d)	3	乳酸 CH₃			

（e）诺氟沙星			（f）依诺沙星		
化学位移 /ppm	质子数 / 个	归属	化学位移 /ppm	质子数 / 个	归属
8.3(s)	1	C2-H	8.3(s)	1	C2-H
7.7(d)	1	C5-H	7.8(d)	1	C5-H
6.8(d)	1	C8-H	4.2(q)	1	CH₂
4.2(q)	2	CH₂	3.2(m)	8	哌嗪环
3.0(s)	8	哌嗪环	1.3(t)	3	CH₃
1.3(t)	3	CH₃			

（g）洛美沙星		
化学位移 /ppm	质子数 / 个	归属
8.3(s)	1	C2-H
7.7(d)	1	C5-H
4.4(d)	2	CH₂
3.1(m)	7	哌嗪环
1.4(t)	3	CH₃
1.0(d)	3	哌嗪环 CH₃

7.2.2.4 方法验证

① 线性。NMR 定量中的线性关系为样品 / 内标定量峰的相对峰面积与样品量 / 内标量比值的关系。将 0.04mol/L 的左氧氟沙星溶液与 0.01mol/L 的内标（对苯二酚）溶液按不同比例混合，使左氧氟沙星 5 位、8 位的质子峰面积（化学位移值分别为 8.9ppm 和 7.5ppm）与内标苯环上的质子峰面积（化学位移值为 6.5ppm）之比分别约为 1：1、1：2、1：4、1：8 和 1：16。测定结果显示，样品 / 内标定量峰面积之比（峰面积比）与对应的质子数之比（质子数比）呈良好线性关系（图 7-21）。计算峰面积比值不同时对含量测定结果的影响，发现峰面积比值接近

1：1时，含量测定的误差较小，RSD亦较小；随着峰面积比值的增大，含量测定误差及RSD均增大（表7-17）；提示NMR定量分析时应尽可能使峰面积比值接近1：1，以减少测定误差。

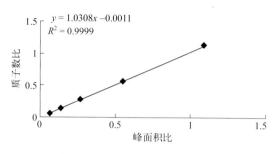

图 7-21　NMR 定量的线性关系图

表 7-17　样品 / 内标定量峰面积的比值对含量测定的影响

样品 / 内标定量峰面积比	含量 /%	RSD/%
1：1	94.0	0.2
1：2	94.8	0.5
1：4	94.0	0.5
1：8	96.2	0.6
1：16	91.4	1.4

② 重现性。采用两台核磁共振仪，由不同操作者分3次测定左氧氟沙星的含量（表7-18），可见诸测定结果与均值的偏差小于1%，方法的重现性（RSD）约为1%。

表 7-18　左氧氟沙星 NMR 定量测定的重现性

项目	1	2	3	平均值
含量 /%	95.8	94.4	94.8	95.0
RSD/%	0.4	1.3	1.1	0.8

③ 准确性。利用喹诺酮抗生素对照品，采用 ^{1}H-NMR 内标法定量，并与对照品的标示含量和非水滴定法的测定结果比较，评价 NMR 方法的准确性（表7-19）。NMR 的误差主要来自实验操作如称样、稀释、图谱采集、积分引入等的随机误差，或内标含量值不准确引入的系统误差。由表7-19可见，用内标法计算结果与对照品的标示值差别一般不超过1%，只有环丙沙星的误差略大（小于2%），提示采用 NMR 定量和采用质量平衡法得到的标示含量偏差在1% 左右。与非水滴定法结果比较，二者的方法误差也在1% 左右。

表 7-19　^{1}H-NMR 内标法测定喹诺酮抗生素含量的准确性

样品	标示含量 /%	NMR		非水滴定		NMR 含量与标示量差异 /%	NMR 含量与非水滴定含量差异 /%
		含量 /%	RSD /%	含量 /%	RSD /%		
环丙沙星	84.2	85.9	1.3	84.3	0.2	1.7	1.6
安妥沙星	89.8	90.0	1.2	89.8	0.2	0.2	0.2

样品	标示含量 /%	NMR		非水滴定		NMR 含量与标示含量差异 /%	NMR 含量与非水滴定含量差异 /%
		含量 /%	RSD /%	含量 /%	RSD /%		
卡德沙星	81.3	81.4	0.5	81.6	0.1	−0.1	−0.2
加替沙星	96.9	96.6	0.4	97.3	0.1	−0.3	−0.7
左氧氟沙星	97.1	95.8	0.4	97.7	0.1	−1.3	−1.9
氧氟沙星	99.5	99.2	1.0	98.6	0.2	0.3	0.6
诺氟沙星	98.9	99.2	0.7	99.7	0.2	0.3	−0.5
依诺沙星	91.1	90.3	1.0	91.6	0.1	−0.8	1.3
洛美沙星	90.0	89.4	1.4	90.7	0.2	0.6	1.3

　　进一步评价 NMR 外标法的准确性。在上述测定中，对采用同一内标物的样品互为外标计算样品的含量（表 7-20），可以消除由内标含量误差而引入的系统误差。采用不同外标的计算结果误差约为 1%。由表 7-19 和表 7-20 的结果可见，外标法与内标法的定量结果一致。

表 7-20　NMR 外标法测定喹诺酮抗生素的含量

外标物	含量 /%								
	环丙沙星	安妥沙星	卡德沙星	加替沙星	左氧氟沙星	氧氟沙星	诺氟沙星	依诺沙星	洛美沙星
环丙沙星		89.1	80.3	95.3	94.2				
安妥沙星	84.6		80.6	95.7	94.6				
卡德沙星	85.3	89.7		96.5	95.5				
加替沙星	85.6	90.9	81.6		95.8				
左氧氟沙星	85.4	92.2	82.7	98.2					
氧氟沙星							99.3	90.9	89.2
诺氟沙星						99.1		90.3	88.8
依诺沙星						100.0	99.8		89.6
洛美沙星						100.4	100.2	91.5	

7.2.2.5　试验注意事项

　　影响 NMR 定量准确性的关键在于对定量质子峰的准确积分。为保证积分结果准确，要做到以下方面：①测定样品浓度要适宜，使得样品峰面积与内标峰面积相差不大，以减少测定误差；②测定样品前应反复多次匀场保证磁场均匀；③谱图的累加时间也要足够，以便达到定量测定所要求的信噪比；④吸收峰应进行相位校正，使之呈正态分布，少量的色散型信号亦会影响积分结果；⑤避免旋转边带峰的产生，减少峰面积的积分误差；⑥图谱基线应平直，积分时应进行基线校正，积分曲线两端应水平；⑦为提高积分的准确性和重现性，对每一信号需进行多次积分，应不少于 5 次，取平均值或去掉极值后取平均值进行计算；⑧测定相对峰面积比时，参比峰面积设定较大的数值，可提高计算精度。

　　影响核磁图谱的因素很多，如果发现吸收峰不符合上述要求，计算时应舍去不用。采用外标法定量时应尽量保证操作条件如磁场强度、样品管内径、样品配制方法和浓度、试验温度等一致，并采用母核上相同位置的氢来计算；采用同一种溶剂，可避免因在不同的溶剂中各原子核弛豫时间的不同而引入的定量误差。

7.2.3 ^{1}H-NMR 含量测定方法的不确定度评定——大环内酯类抗生素分析法

大环内酯类抗生素的紫外吸收多在末端紫外区，色谱分析中不仅缺乏可很好利用的特征紫外吸收区，而且各杂质的紫外响应因子不尽相同，因此较难采用色谱法确定样品的绝对纯度，进而影响对照品标定的准确性。采用 ^{1}H-NMR 法对 5 个常见大环内酯类抗生素（克拉霉素、罗红霉素、地红霉素、阿奇霉素、麦迪霉素）的标定结果显示，定量核磁与质量平衡法的标定值基本一致，二者的不确定度亦相仿，证明定量核磁可作为质量平衡法的重要互补方法[10]。

7.2.3.1 ^{1}H-NMR 含量测定方法的不确定度评定

由式（7-17）进一步推导出内标法定量样品绝对含量（P_x）的计算方法：

$$P_x = \frac{I_x}{I_{Std}} \times \frac{N_{Std}}{N_x} \times \frac{M_x}{M_{Std}} \times \frac{m_{Std}}{m} \times P_{Std} \tag{7-19}$$

式中，M_x 和 M_{Std} 分别是样品和内标物质的分子量；m 和 m_{Std} 分别为样品和内标物质精密称重的质量；I_x 和 I_{Std} 分别为样品和内标物质选定的定量峰的峰面积（不少于 5 次测定的平均值）；N_{Std} 和 N_x 分别为样品和内标物质定量峰相应基团的质子数；P_{Std} 为内标物质的纯度。

由式（7-19），可进一步得到合成标准不确定度的计算方法：

$$\frac{u_c(含量)}{含量} = \sqrt{\left[\frac{u(I_x/I_{Std})}{I_x/I_{Std}}\right]^2 + \left[\frac{u(M_x)}{M_x}\right]^2 + \left[\frac{u(M_{Std})}{M_{Std}}\right]^2 + \left[\frac{u(m_x)}{m_x}\right]^2 + \left[\frac{u(m_{Std})}{m_{Std}}\right]^2 + \left[\frac{u(P_{Std})}{P_{Std}}\right]^2}$$

$$\tag{7-20}$$

在 95% 的置信区间取 $k=2$，扩展不确定度为：

$$U = u_c(含量) \times 2 \tag{7-21}$$

7.2.3.2 ^{1}H-NMR 定量分析方法的建立

① 供试液的制备。样品溶液浓度为 0.04mol/L，内标（二硝基苯）溶液浓度为 0.02mol/L；采用氘代三氯甲烷为溶剂。

② 定量峰的选择。根据各样品的结构（图 7-22），克拉霉素分别选用 C15 三重峰（化学位移值为 0.82ppm）和 C1′、C1″、C13 的单质子峰（化学位移值分别为 4.43、4.92、5.04ppm）4 个峰用于定量计算；罗红霉素分别选用 C15 三重峰（化学位移值为 0.82ppm）和 C1″、C13、C22 的单质子峰（化学位移值为 4.87、5.08、5.18ppm）4 个峰用于定量计算；阿奇霉素分别选用 C3、C1′、C1″ 和 C13 的单质子峰（化学位移值为 4.28、4.43、4.69、5.19ppm）4 个峰用于定量计算（图 7-23）。地红霉素分别选用 C1′ 和 C1″ 的单质子峰（化学位移值为 4.81、5.22ppm）2 个峰用于定量计算（图 7-24）；麦迪霉素分别选用麦迪霉素 A_1 组分大环内酯母核上 6 位取代基上的羰基质子峰（化学位移值为 9.6ppm）和 11、12 位上的烯质子峰（化学位移值分别为 6.7、6.1ppm）3 个峰用于定量计算（图 7-25）。采用不同定量峰的

计算结果相似，如阿奇霉素，4 个定量峰计算结果的 RSD 约为 1%（表 7-21），故以不同定量峰计算得到的均值作为样品的最终含量。

表 7-21　阿奇霉素不同定量峰定量结果的比较

定量峰	化学位移/ppm	阿奇霉素（051207）	阿奇霉素（060101）	阿奇霉素（060205）
C3-H	4.28	94.1	96.1	93.8
C1′-H	4.43	93.2	96.1	92.8
C1″-H	4.69	92.3	94.2	91.9
C13-H	5.19	92.3	94.2	91.9
均值 /%		93.0	95.2	92.6
RSD/%		0.95	1.14	0.95

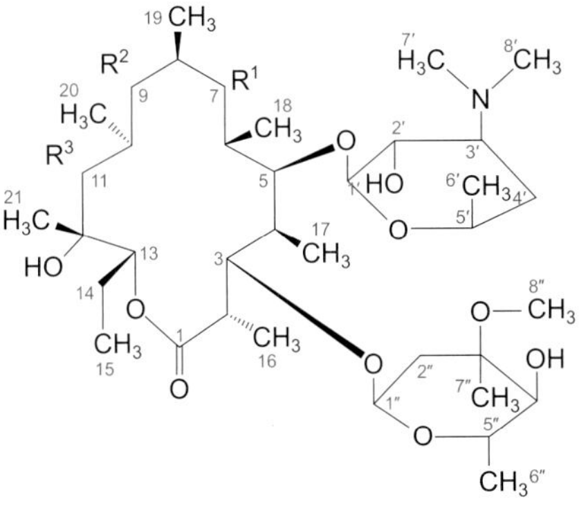

克拉霉素　R^1：—OCH_3；R^2：＝O；R^3：—OH

罗红霉素　R^1：—OH；R^2：H_3C—O—O—N＝；R^3：—OH

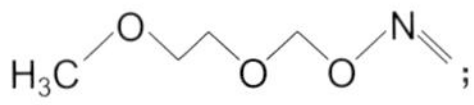

地红霉素　R^1：—OH；R^2和R^3分别为：H_3C—O—O—N—R^2，O—R^3

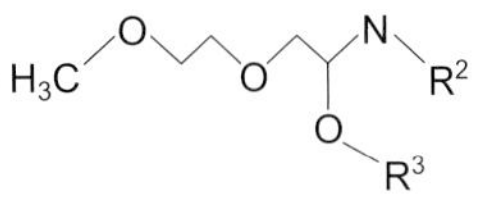

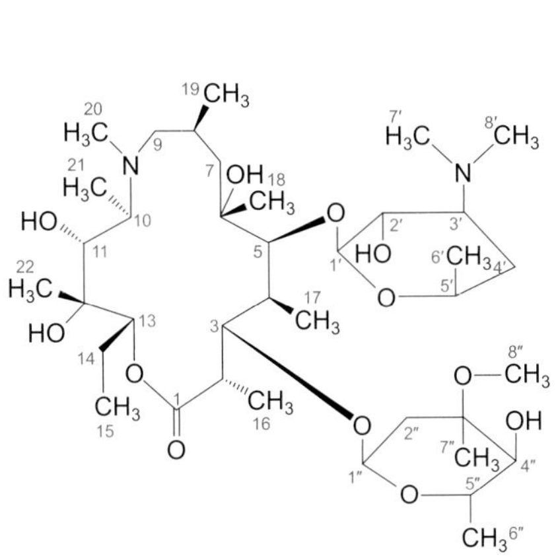

阿奇霉素

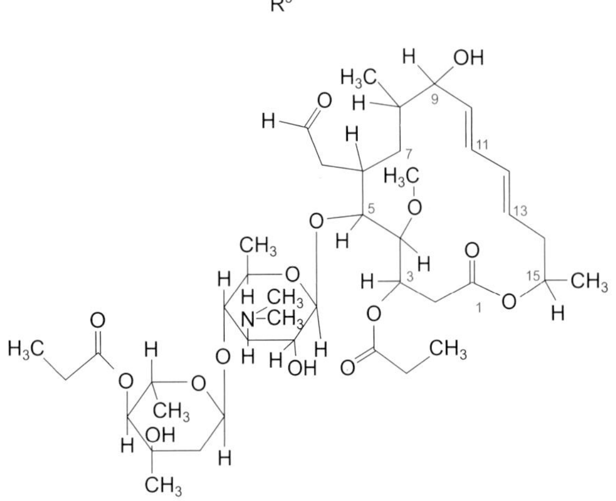

麦迪霉素

图 7-22　试验中涉及的大环内酯类抗生素结构

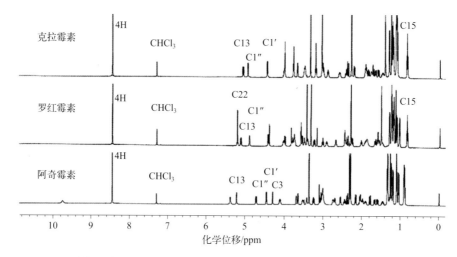

图 7-23　克拉霉素、罗红霉素、阿奇霉素与内标（δ=8.4ppm，单峰）的 ^{1}H-NMR 图谱

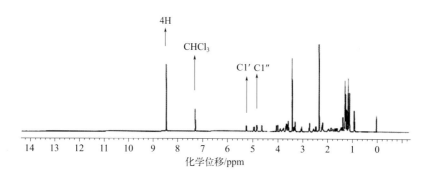

图 7-24　地红霉素与内标（δ=8.4ppm，单峰）的 ^{1}H-NMR 图谱

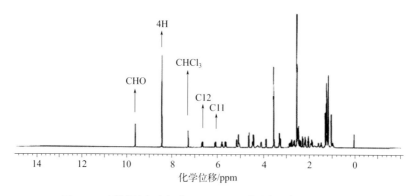

图 7-25　麦迪霉素与内标（δ=8.4ppm，单峰）的 ^{1}H-NMR 图谱

③ 实验条件的选择。利用阿奇霉素对照品（标示含量为 94.3%），以对二硝基苯为内标，选择 NMR 定量的最佳延迟时间（表 7-22），可见随着延迟时间增大，内标积分面积也增大，样品含量趋于标示含量，当延迟时间大于 64s 后，延迟时间再增加时测定结果不再变化，因此 NMR 测定选择延迟时间为 64s。

表 7-22 NMR 测定中延迟时间对测定的影响

延迟时间 /s	内标峰面积	含量 /%
1	2.91	172.7
5	3.94	127.6
10	4.64	108.3
20	5.19	96.8
32	5.23	96.1
64	5.33	94.3
256	5.33	94.3

④ NMR 定量的准确性。利用克拉霉素、罗红霉素、阿奇霉素各 3 批原料，分别采用上述 ^{1}H-NMR 内标法和《中国药典》HPLC 含量测定方法测定其含量，比较二者的差异（表 7-23）。NMR 定量结果与 HPLC 结果偏差一般小于或等于 1.0%，最大偏差小于或等于 2.0%，与 HPLC 定量分析的准确性相当。

表 7-23 ^{1}H-NMR 定量和 HPLC 含量测定结果的比较

样品	平均含量[1]/%	RSD/%	HPLC/%	差值 /%
克拉霉素 051117	97.6	0.96	97.2	0.4
克拉霉素 051222	94.4	0.58	96.3	−1.9
克拉霉素 060112	97.1	1.01	96.8	0.3
罗红霉素 060304	95.2	0.33	95.8	−0.6
罗红霉素 060306	95.6	0.50	95.3	0.3
罗红霉素 060329	94.2	0.48	95.0	−0.8
阿奇霉素 051207	93.0	1.14	93.4	−0.4
阿奇霉素 060101	95.2	0.95	96.2	−1.0
阿奇霉素 060205	92.6	0.95	94.4	−0.8

① 4 个定量峰定量结果的均值。

7.2.3.3 ^{1}H-NMR 定量的不确定度评定

分别比较 ^{1}H-NMR 定量法和质量平衡法对克拉霉素、罗红霉素、阿奇霉素、地红霉素和麦迪霉素对照品的标定结果（表 7-24）。可见二者的含量结果相差小于或等于 1.0%，与文献报道相仿[11]；定量核磁的不确定度小于质量平衡法。

表 7-24 定量核磁法和质量平衡法标定大环内酯抗生素的结果比较

样品	^{1}H-qNMR 法 /%			质量平衡法 /%				
	平均含量[1]	RSD	扩展不确定度 (k=2)	杂质含量 / u_1[2]	水分含量 / u_2[2]	残留溶剂含量 / u_3[2]	炽灼残渣含量 / u_4[2]	含量 / 扩展不确定度 (k=2)
克拉霉素	96.3	0.49	1.89	3.35 / 0.0299	1.4 / 0.0148	<0.001 / <8.4×10⁻⁶	0/ 0	95.3 / 2.64
罗红霉素	95.7	0.44	1.82	2.50 / 0.0223	2.2 / 0.0233	<0.001 / <8.4×10⁻⁶	0/ 0	95.4 / 2.64

续表

样品	¹H-qNMR 法 /%			质量平衡法 /%				
	平均含量[①]	RSD	扩展不确定度 (k=2)	杂质含量 / u_1 [②]	水分含量 / u_2 [②]	残留溶剂含量 / u_3 [②]	炽灼残渣 含量 / u_4 [②]	含量 / 扩展不确定度 (k=2)
阿奇霉素	94.3	0.50	1.36	1.59 / 0.0142	4.5 / 0.0486	<0.001 / <8.4×10⁻⁶	0.02 / 0.0198	94.0 / 2.75
地红霉素	96.9	0	1.81	3.30 / 0.0295	0.6 / 0.00636	<0.001 / <8.4×10⁻⁶	0 / 0	96.1 / 2.67
麦迪霉素	97.1	2.0	1.96	3.94 / 0.0352	0.16 / 0.000035 [③]		0 / 0	95.9 / 1.71

①选取四个不同信号峰定量的平均含量。
② u_1 是杂质含量的不确定度；u_2 是水分含量的不确定度；u_3 是残留溶剂含量的不确定度；u_4 是炽灼残渣含量的不确定度。具体计算方法见第 5 章 抗生素对照品的研制与标定中 5.3.1 对质量平衡法标定结果的不确定度评定。
③采用干燥失重测定。

文献报道 ¹H-NMR 和 ³¹P-NMR 定量分析的扩展不确定度（k=2）小于 1%[12]。由式（7-20）可知，定量核磁的不确定度由称量、定量峰的积分、内标物含量和分子量的不确定度构成。称量和积分是不确定度的主要来源，分子量的不确定度通常可以忽略[13]。大环内酯抗生素 NMR 定量分析的称样量在 15mg 左右，称样量的偏低导致了结果的不确定度略偏大；如果不考虑氘代试剂的成本，加大称样量，可以减少不确定度。此外，NMR 分析中的相位校正和信号积分通常是由手动完成的，不同实验者的操作习惯是定量峰面积积分不确定度的主要来源。

7.2.3.4　样品纯度对 ¹H-NMR 定量分析的影响

部分大环内酯类抗生素的纯度较低或为多组分样品，致使 NMR 图谱复杂，定量峰和其他信号峰相互干扰，导致定量的准确性降低。

麦迪霉素中的主要活性组分为麦迪霉素 A_1，麦白霉素主要含有麦迪霉素 A_1 与吉他霉素 A_6 两个活性组分。选择两批麦迪霉素 A_1 含量不同的标准品和一批麦白霉素标准品，采用上述 NMR 方法测定麦迪霉素 A_1 的含量（表 7-25）。麦迪霉素标准品 1 的测定结果与标准品麦迪霉素 A_1 的标示值偏差较小，其 RSD 也较小；麦迪霉素标准品 2 中麦迪霉素 A_1 的含量相对较低，其测定偏差及 RSD 均相对较大，其原因为定量峰附近的干扰峰增多；而对麦白霉素中麦迪霉素 A_1 的测定，与麦迪霉素 A_1 标示值的偏差高达 30%，由其 NMR 谱图可见，麦白霉素 7 位取代基上的羰基质子峰发生了裂分，并且 11、12 位上的烯质子峰存在多个干扰峰，此方法不适用于对麦白霉素中麦迪霉素 A_1 含量的测定。

上述结果提示，¹H-NMR 定量分析大环内酯类抗生素，对纯度大于 95% 的样品，通常可以得到较理想的分析结果，当样品纯度低于 90% 时，结果的准确性降低。

表 7-25　¹H-NMR 法测定麦迪 A_1 组分的含量

定量峰化学位移 /ppm	归属	麦迪霉素标准品 1/%	麦迪霉素标准品 2/%	麦白霉素 /%
9.6	CHO	95.1	86.3	83.2
6.7	C11-H	93.1	73.8	72.0

续表

定量峰化学位移 /ppm	归属	麦迪霉素标准品 1/%	麦迪霉素标准品 2/%	麦白霉素 /%
6.1	C12-H	94.6	85.4	82.8
平均含量 /%		94.2	81.8	79.7
RSD/%		1.1	8.5	8.1
麦迪霉素 A_1 标示含量[①]/%		95.9	87.9	49.0
与标示值偏差 /%		−1.7	−6.1	30.7

① 麦迪霉素样品 1 采用质量平衡法赋值；样品 2 和麦白霉素采用 HPLC 外标法赋值。

　　进一步分析纯度较低的交沙霉素和丙酸交沙霉素。交沙霉素是以吉他霉素 A_3 为主的多组分抗生素，其母核结构与麦迪霉素相同。《中国药典》规定交沙霉素中的活性组分（吉他霉素 A_1、A_3、A_4、A_6、A_7 与麦迪霉素 A_1）的总和不得低于 90.0%，吉他霉素 A_3 组分不得低于 87.0%；丙酸交沙霉素是交沙霉素 9 位丙酰化产物，其中存在的多个衍生化位点，使得其产品中的小组分较交沙霉素更复杂。

　　采用氘代三氯甲烷为溶剂、二硝基苯为内标，测定交沙霉素中的吉他霉素 A_3 组分和丙酸交沙霉素中吉他霉素 A_3 的 9 位丙酰化产物的含量。根据其 NMR 图谱，选择母核上 6 位取代基上的羧基质子峰（化学位移值为 9.65ppm）和 11、12 位上的烯质子峰（化学位移值分别为 6.64、6.06ppm）3 个峰进行定量计算（图 7-26），与麦迪霉素的定量峰相同。比较 NMR 结果与 HPLC 结果的偏差（表 7-23）可见，4 批交沙霉素中，纯度约为 90% 的两批样品的偏差约为 2%，纯度约为 88% 的两批样品的偏差约为 4%；丙酸交沙霉素的偏差约为 7%。进一步证明当样品纯度低于 90% 时，NMR 定量结果的准确性大大降低。由于丙酸交沙霉素中的小组分较交沙霉素更复杂，提示 NMR 的定量准确性除了与样品的纯度有关外，还与样品的复杂性有关。

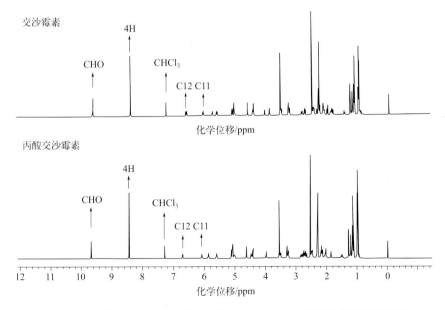

图 7-26　交沙霉素和丙酸交沙霉素与内标（δ=8.4ppm，单峰）的 ^{1}H-NMR 图谱

对表 7-26 中的数据进一步进行分析。发现 C11-H、C12-H 和 CHO 的质子核磁信号响应明显不同；采用 11 位上的烯质子峰（化学位移值为 6.64ppm）定量，结果明显低于其他两个定量峰，但与 HPLC 定量的偏差较小，产生该现象的原因有待于进一步研究。实际应用中能否利用该现象，仅采用 11 位上的烯质子峰对低纯度大环内酯类抗生素的含量进行定量计算，也值得进一步探讨。

表 7-26　^{1}H-NMR 法测定交沙霉素和丙酸交沙霉素的含量

样品	批号	核磁定量结果 /%				HPLC/%	偏差 /%
		δ=6.06ppm C12-H	δ=6.64ppm C11-H	δ=9.65ppm CHO	平均值		
交沙霉素	WSTAJMN-02	93.8	86.4	92.9	91.0	87.0	4.0
	0502AA02	94.8	89.0	95.7	93.2	88.6	4.6
	0504AA04	94.2	87.8	92.4	91.5	89.7	1.8
	0504AA07	93.7	88.0	94.6	92.1	90.0	2.1
丙酸交沙霉素	WA94101	94.6	89.7	98.4	94.2	87.2	7.0

7.2.4　^{1}H-NMR 定量分析 β- 内酰胺类抗生素

β- 内酰胺抗生素在化学结构上的共同特征是均含有一个 β- 内酰胺环，习惯上分为青霉素类（母核结构为青霉烷）、头孢菌素类（母核结构为头孢烯）、青霉烯 / 碳青霉烯类和其他类（图 7-27）。选择头孢唑林（cefazolin）、头孢替唑（ceftezole）、法罗培南（faropenem）和美罗培南（meropenem）对照品，考察 NMR 定量方法的可行性及局限性。

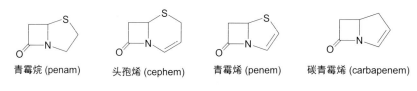

青霉烷 (penam)　　　头孢烯 (cephem)　　　青霉烯 (penem)　　　碳青霉烯 (carbapenem)

图 7-27　β- 内酰胺类抗生素母核结构

7.2.4.1　^{1}H-NMR 定量分析头孢唑林和头孢替唑对照品

头孢唑林和头孢替唑的结构见图 7-28。头孢唑林对照品（0421—9603）为头孢唑林酸（$C_{15}H_{14}N_8O_4S_3$），含量为 99.3%；头孢替唑（130510—200201W）为头孢替唑钠一水合物，按头孢替唑（$C_{13}H_{12}N_8O_4S_3$）计含量 93.0%。根据样品的溶解特性，选用氘代二甲基亚砜（DMSO-d_6）为溶剂，对苯二酚为内标物，以内标物苯环上的四个质子峰 [δ/ppm 为 6.5(s)] 进行定量计算。对头孢唑林对照品和头孢替唑对照品的 ^{1}H-NMR 图谱分别进行解析（表 7-27），结合其 ^{1}H-NMR 图谱（头孢唑林对照品与内标的 ^{1}H-NMR 图谱见图 7-29），选取头孢菌素母核上 6 位、7 位的质子峰进行定量计算，取得较满意的结果。头孢唑林的含量为 98.2%（RSD=0.4%），与按质量平衡法得到的对照品标示含量的偏差为 1.1%；头孢替唑的含量为 91.7%（RSD=0.5%），与对照品标示含量的偏差为 1.3%。

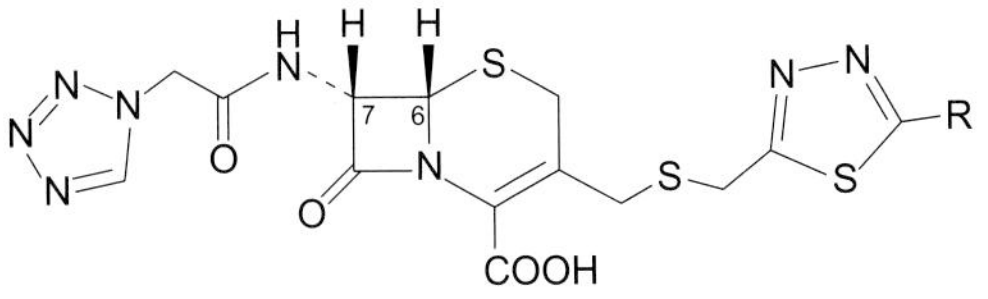

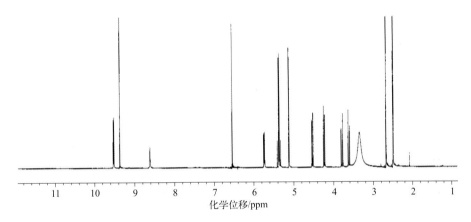

头孢替唑　R=H

头孢唑林　R=CH₃

图 7-28　头孢唑林与头孢替唑的结构

图 7-29　头孢唑林对照品与内标（δ=6.5ppm，单峰）的 ^{1}H-NMR 图谱

表 7-27　对头孢唑林和头孢替唑对照品 ^{1}H-NMR 图谱的解析

头孢唑林			头孢替唑		
化学位移 /ppm	质子数 / 个	归属	化学位移 /ppm	质子数 / 个	归属
9.5(d)	1	CONH	9.5(s)	1	CH
9.4(s)	1	CH	9.4(d)	1	CONH
5.7(q)	1	C7-H	9.3(s)	1	CH
5.4(q)	2	N-CH₂-CO	5.7(q)	1	C7-H
5.1(q)	1	C6-H	5.4(q)	2	N-CH₂-CO
4.4(d)	2	CH₂	5.1(d)	1	C6-H
3.7(q)	2	CH₂-S	4.4(q)	2	CH₂-S
2.7(s)	1	CH₃	3.7(q)	2	CH₂

7.2.4.2　^{1}H-NMR 定量分析法罗培南对照品

法罗培南（图 7-30）对照品（03532—200201W）为法罗培南钠水合物（$C_{12}H_{14}NNaO_5S \cdot \dfrac{5}{2}H_2O$），按法罗培南计含量为 80.8%。选用氘代甲醇（CD₃OD）为溶剂，对苯二酚为内标物，以内标物苯环上的四个质子峰 [δ/ppm 为 6.6(s)] 进行定量计算。对法罗培南对照品的 ^{1}H-NMR 图谱进行解析（表 7-28），选用 β- 内酰胺环 5 位碳上的质子峰 [δ/ppm 为 5.4(s)] 进行定量计算，取得较满意的结果。法罗培南的含量为 81.7%（RSD=0.7%），与对照品标示含量的偏差为 0.9%。

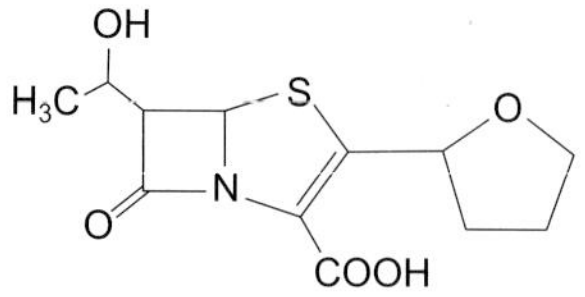

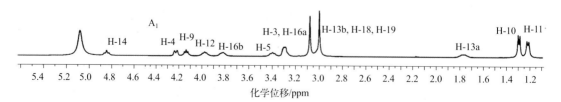

图 7-30   法罗培南

表 7-28   对法罗培南对照品 ^{1}H-NMR 图谱的解析

化学位移 /ppm	质子数 / 个	归属
5.6(t)	1	C2'-H
5.4(s)	1	C5-H
4.1(m)	1	C8-H
3.9(m)	1	C6-H
3.8(m)	2	呋喃环 CH$_2$-O
2.0(m)	4	呋喃环 CH$_2$- CH$_2$
1.4(s)	3	CH$_3$

7.2.4.3 ^{1}H-NMR 定量分析美罗培南对照品

美罗培南（图 7-31）对照品（130506—199801），含量按美罗培南计为 87.5%。选用氘代甲醇（CD$_3$OD）为溶剂，对苯二酚为内标物进行定量计算。文献 [14] 对美罗培南的 ^{1}H-NMR 图谱进行了解析（图 7-32）。对美罗培南对照品进行 ^{1}H-NMR 分析，从其图谱可见，各共振峰均因偶合而发生了多重裂分，两个甲基的二重峰也发生了重叠，且部分峰与溶剂峰重叠；提示这些峰均可能无法用于准确定量计算。对大环内酯抗生素的 ^{1}H-NMR 分析表明，当样品纯度低于 90% 时，NMR 定量结果的准确性大大降低。美罗培南对照品的含量低于90%。计算结果表明，采用任何峰进行定量计算，结果与对照品标示值的偏差均较大，其可能原因与对照品的纯度较低有关。

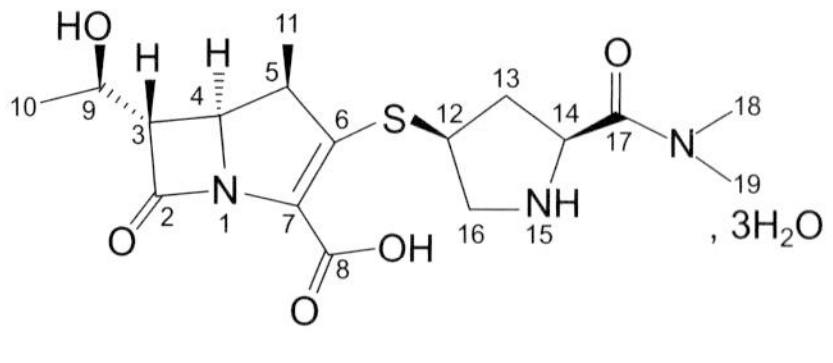

图 7-31   美罗培南

图 7-32   对美罗培南 ^{1}H-NMR 图谱的解析

7.2.4.4　应用：^{1}H-NMR 标定头孢孟多酯对照品

头孢孟多酯钠（cefamandole nafate）是头孢孟多（cefamandole）的前体药物（图 7-33）。头孢孟多酯钠在水溶液中极易水解形成头孢孟多，这种不稳定性在对照品的标化和量值传递中极易引入误差。利用 NMR 法标定头孢孟多酯对照品的含量，选用合适的溶剂抑制头孢孟多酯钠的水解反应，可以减少标定误差[15]。

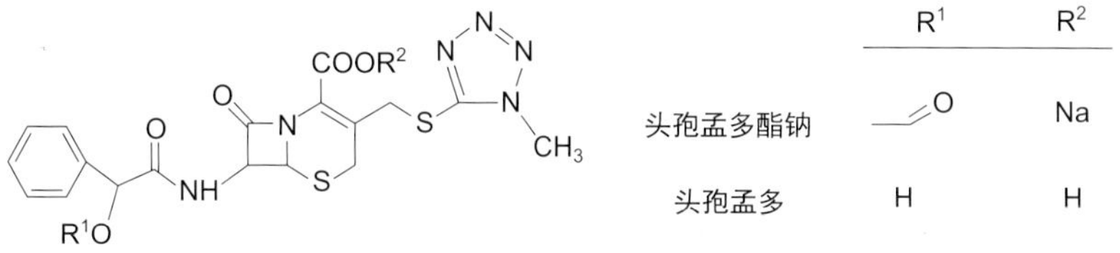

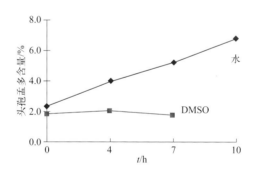

图 7-33　头孢孟多酯钠和头孢孟多的结构

① NMR 测定溶剂的选择。为寻找能使头孢孟多酯钠稳定，且能同时满足 NMR 定量分析的溶剂，对水、二甲基亚砜、甲醇、乙腈、三氯甲烷、乙酸乙酯和丙酮等溶剂进行了比较。发现头孢孟多酯钠在水、甲醇、二甲基亚砜中溶解性良好。采用 HPLC 法以水解产物头孢孟多的变化为指针，考察头孢孟多酯钠在不同溶剂中的稳定性，发现在水溶液中样品不稳定；在甲醇溶液中样品的色谱峰出现明显前沿峰，提示与甲醇存在某种相互作用；在二甲基亚砜溶剂溶液中放置 7h，未见头孢孟多含量增加（图 7-34）。故选择 DMSO 作为 NMR 定量分析溶剂。

图 7-34　头孢孟多酯钠在不同溶剂中的稳定性

② ^{1}H-NMR 图谱的归属。以氘代二甲基亚砜（DMSO-d_6）为溶剂，测定头孢孟多酯钠和头孢孟多对照品的 ^{1}H-NMR 图谱（图 7-35），对各共振峰进行归属（表 7-29）。

表 7-29　对头孢孟多酯钠和头孢孟多 ^{1}H-NMR 图的归属

归属	头孢孟多酯化学位移 /ppm	头孢孟多化学位移 /ppm
—CONH	9.3(d)	8.5(d)
H-CO-O-R	8.3(s)	—
—OH	—	6.2(d)
Ar-H	7.3(m)	7.3(m)
Ar-CH-CO	6.1(s)	5.1(d)

续表

归属	头孢孟多酯化学位移 /ppm	头孢孟多化学位移 /ppm
C7-H	5.4(q)	5.5(q)
C6-H	4.8(d)	4.9(d)
CH₂-S-R	4.2(q)	4.3(q)
CH₂	3.3(q)	3.5(q)
CH₃	3.9(s)	3.6(s)

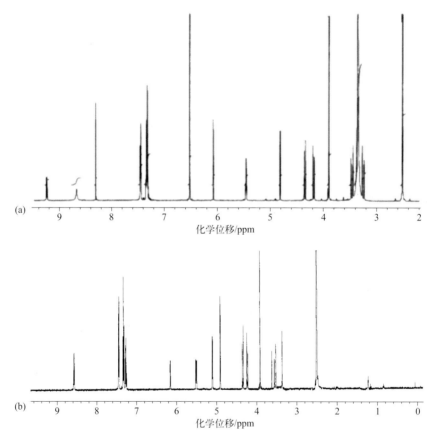

图 7-35 头孢孟多酯钠和头孢孟多对照品的 ¹H-NMR 图谱

头孢孟多酯钠图中化学位移值为 8.7ppm 和 6.6ppm 处吸收峰为定量分析时内标物对苯二酚的峰

以 0.1mol/L NaHCO₃ 的重水为溶剂，放置 5h 后，头孢孟多酯钠完全水解，测定降解产物的 ¹H-NMR 图谱，发现其与头孢孟多对照品的 ¹H-NMR 图谱仅存在细微差异。其原因为头孢孟多对照品采用 DMSO-d_6 为溶剂，羟基峰的化学位移值为 6.2ppm；由于羟基与溶剂形成氢键，降低了羟基质子的交换速率，羟基与邻位质子发生偶合而显示为二重峰；而降解产物采用 0.1mol/L NaHCO₃ 的重水为溶剂，羟基峰由于重水交换而消失，与羟基相连的次甲基上的质子峰为单峰。该结果进一步证明头孢孟多酯的主要水解产物为头孢孟多。

③ ¹H-NMR 法测定头孢孟多酯含量。采用 DMSO-d_6 为溶剂；对苯二酚为内标，以内标物苯环上的四个质子峰 [δ/ppm 为 6.5(s)] 进行定量计算；供试品溶液中头孢孟多酯钠浓度

约为 0.04mol/L，内标浓度约为 0.02mol/L。

选用头孢孟多酯钠位于较低场，耦合裂分简单的三个质子峰（与苯环相连的次甲基上的氢原子和头孢菌素母核上 6 位、7 位的氢原子）作为定量峰。由局部放大图（图 7-36）可见，与苯环相连的次甲基质子峰附近无杂峰；头孢孟多酯钠 6 位、7 位的质子峰分别为一组四重峰和二重峰，由样品中头孢孟多相同位置的氢原子产生的一组小杂质峰在其邻近处，不干扰主峰峰面积的测定。¹H-NMR 法标定头孢孟多酯钠对照品的含量为 92.3%（RSD=1.9%），方法的精密度良好（表 7-27）；利用含量已知的对照品进行验证，头孢孟多酯含量为 92.7%（RSD=1.7%），与 NMR 法结果一致。

头孢孟多与苯环相连的次甲基质子峰由于甲酸基的脱落，向高场位移动至 5.1 处，利用此峰面积可以计算样品中头孢孟多的含量（表 7-30），由于含量较低，头孢孟多测定结果的RSD 较大。

表 7-30　¹H-NMR 法测定头孢孟多酯和头孢孟多含量

化学位移 /ppm	质子数 / 个	归属	含量 /%	RSD/% (n=4)	平均含量 /%	RSD/%
6.1(s)	1	Ar-CH	92.4	0.9	92.3	1.9
5.5(q)	1	C7-H	90.4	0.8		
4.8(d)	1	C6-H	94.8	1.3		
5.1(s)	1	头孢孟多	1.6	33.1	1.7	33.1

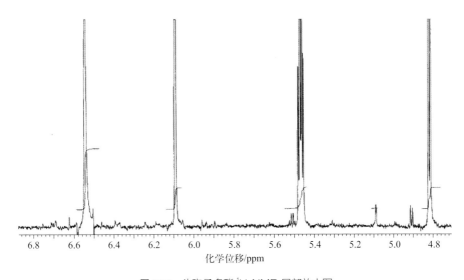

图 7-36　头孢孟多酯 ¹H-NMR 局部放大图

7.2.5　小结：NMR 定量测定的局限性

① 小分子药物结构简单、单个分子所含的原子数较少、原子间的相互影响小，NMR 谱简单，因而通常可以利用 ¹H-NMR 对其进行准确定量。然而，如无法找到适宜的定量峰如美罗培南时，则无法进行定量分析。

② ¹H-NMR 定量的准确性与样品的纯度有关。当药物的纯度大于 95% 时，定量偏差通

常小于 1%；当药物的纯度低于 90% 时，定量偏差通常大于 2%，且偏差与杂质的结构及组成的复杂性有关。

③ 大分子药物较小分子药物在相同体积的溶剂中溶解的物质的量较小，NMR 分析需较长时间的累加，导致测定时间延长，如药物分子本身不稳定，则易导致定量结果出现偏差。

④ 大分子药物的 NMR 图谱复杂，可能存在难以插入合适内标的情况；而原子间的相互影响，使得选择不同的定量峰进行计算可能得到不同的结果。因而，在建立定量分析方法时，可利用含量已知的样品来选择适宜的定量峰。

⑤ 多组分抗生素所含组分的结构相近，使得图谱复杂难以解析，各吸收峰可能发生重叠，此时，定量峰的选择成为准确定量的关键。

7.3 蒸发光散射检测器——质量型 HPLC 检测器的应用

HPLC 检测器通常可分为选择性检测器和通用性检测器，选择性检测器的响应值不仅与被测物质的质量有关，还与其结构有关，如紫外检测器、荧光检测器等；通用性检测器对所有物质均有响应。常见的通用性检测器为气溶胶检测器（aerosol-based detector），包括蒸发光散射检测器（evaporative light-scattering detection，ELSD）、电雾式检测器（charged aerosol detector，CAD）和水凝粒子激光计数检测器（nano quantity analyte detector，NQAD）。它们均首先采用气体（通常是氮气）通过喷雾的方法将液相色谱流出物形成体积极小、数量众多的雾滴；随后，流动相和其他挥发性成分在蒸发器中汽化，形成不挥发或难挥发物质颗粒；最后采用不同的方法来检测这些粒子。ELSD 通过检测不挥发溶质颗粒的光散射强度对色谱峰进行定量［图 7-37（a）］；CAD 则先使得不挥发溶质颗粒带上正电荷，再利用高灵敏度的静电计检测带电溶质的信号电流，所产生的信号电流与溶质（分析物质）的含量成正比［图 7-37（b）］；NQAD 则将不挥发溶质颗粒在水凝聚粒子计数器中与饱和水蒸气作用使其体积增大，再采用激光脉冲计数器对颗粒进行定量［图 7-37（c）］。气溶胶检测器对结构相似的物质的响应值几乎仅与被测物质的量有关。《中国药典》（2005 年版）开始利用 HPLC-ELSD 测定氨基糖苷类抗生素的组分/含量，因而在对照品标定中也成为验证质量平衡法标定结果的常用互补方法。

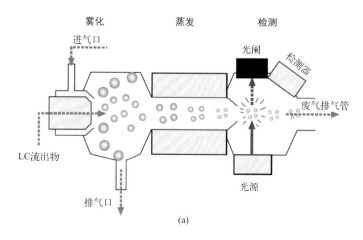

(a)

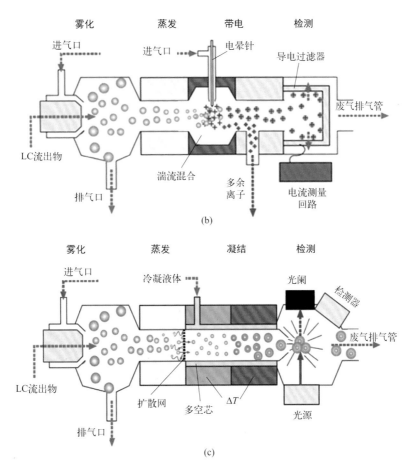

图 7-37　气溶胶检测器的检测原理示意图
（a）ELSD；（b）CAD；（c）NQAD

7.3.1　蒸发光散射检测器的响应特性

响应特性是指在确定条件下，输入值与对应响应之间的关系。认识 ELSD 的响应特性对正确分析实验中遇到的各种现象，以及选择合适的实验方案和条件是十分必要的。

7.3.1.1　ELSD 检测器的剂量响应关系曲线

ELSD 检测器的响应值与被测物质的官能团和光学性质无关，故可用于对各类物质的检测。由于散射光的强度仅依赖于粒子的大小、形状和数量，因而与供试品的浓度呈正相关；待测组分的粒子质量（m）与所产生的散射光光强（I）的关系，通常可描述为：

$$I = km^b \tag{7-22}$$

式中，k 及 b 为与蒸发室温度及流动相性质等条件有关的常数。上式取对数，得

$$\lg I = b\lg m + \lg k \tag{7-23}$$

式中，b 为斜率；$\lg k$ 为截距。式（7-23）说明散射光的响应值与粒子质量的对数呈线性关系。

选择不同结构的抗生素，在不同进样量范围拟合其剂量响应关系曲线（图 7-38），分析 ELSD 的响应规律。结果显示，虽然在全剂量范围 ELSD 的剂量响应关系较好地符合

式（7-23）即呈双对数线性曲线关系，但与二次曲线（$y=ax^2+bx+c$）的拟合度更优；且进样量仅包括较高剂量范围时，剂量响应曲线呈直线关系（表 7-31）。

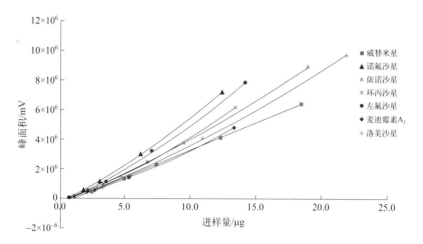

图 7-38   七种抗生素全剂量范围的 ELSD 剂量响应曲线

表 7-31   不同进样量范围 ELSD 的剂量响应关系

抗生素	剂量反应曲线范围 /μg	全剂量范围		高剂量范围	
		拟合方程		拟合方程	
		$lgy=blgx+c$	$y=ax^2+bx+c$	$y=bx+c$	
		决定系数 (R^2)		剂量反应曲线范围 /μg	决定系数 (R^2)
威替米星	2 ～ 18	0.9953	0.9998	5 ～ 30	0.9999
麦迪霉素	1 ～ 13	0.9979	0.9999	2 ～ 50	0.9998
诺氟沙星	0.6 ～ 12	0.9987	0.9997	6 ～ 30	0.9995
左氟沙星	0.7 ～ 14	0.9982	0.9992	6 ～ 30	0.9997
依诺沙星	0.7 ～ 13	0.9950	0.9996	8 ～ 40	0.9993
洛美沙星	1 ～ 22	0.9991	0.9993	6 ～ 27	0.9997
环丙沙星	1 ～ 19	0.9964	0.9998	6 ～ 34	0.9998

注：y 为峰面积，x 为进样量。

7.3.1.2   溶质结构与 ELSD 量值响应曲线的关系

虽然理论上 ELSD 的响应值与化学物质本身的结构无关，仅与其质量有关，但比较不同类化合物（氯化钠、麦迪霉素、雷帕霉素、头孢硫脒、妥布霉素）的 ELSD 响应曲线（图 7-39），发现麦迪霉素、雷帕霉素、头孢硫脒、妥布霉素的量值响应曲线更为接近，而与氯化钠的量值响应曲线相差较大。氯化钠为离子型化合物，分子体积很小，极性强，在形成气溶胶颗粒的过程中与有机物差别较大，因而导致其与有机化合物的量值响应曲线有较大差异。麦迪霉素、雷帕霉素为大环内酯类抗生素，头孢硫脒为 β-内酰胺类抗生素，妥布霉素为氨基糖苷类抗生素，这几种抗生素的物理、化学性质差别也较大，采用线性拟合确定其回归曲线的斜率，发现其斜率有一定差别（RSD=9.1%）。说明不同物质的量值响应关系与物质本身的结构有一定相关性。因而，在利用 ELSD 对新标定的对照品进行互补验证时，应选择与新对照品结构相似且含量已知的化学对照品，采用外标法对其含量进行验证。

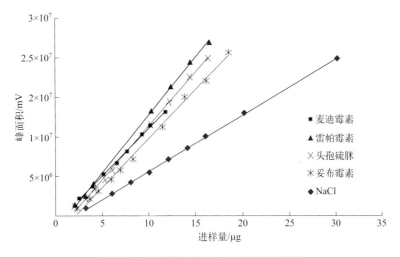

图 7-39　不同类物质在 ELSD 中的响应曲线

7.3.1.3　ELSD 实验条件的选择与优化

①载气流速与漂移管温度。载气流速是影响检测器响应的重要因素，通常载气流速越小响应值越大，但同时噪声升高；漂移管温度对响应值也会产生影响。所以在选择实验条件时应以信噪比为指标，对载气流速和漂移管温度进行优化。

通常以厂家推荐的检测器条件为起始点，以 0.5mV 作为最低可接受噪声限度，分别对漂移管温度、载气流速进行优化。如对氨基糖苷类抗生素测定的优化（图 7-40），当漂移管温度为 110℃时，噪声低于 0.5mV；当漂移管温度降至 105℃时，噪声则增至 1.5mV 以上，

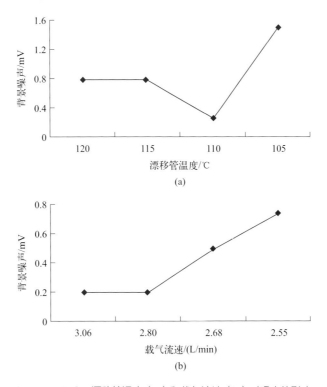

图 7-40　ELSD 漂移管温度（a）和载气流速（b）对噪声的影响

故设定漂移管温度为 110℃。载气流速大于或等于 2.80L/min 时，噪声水平可控制在 0.2mV 左右；同时，由蒸发光散射检测器的检测原理可知，载气流速越小，形成的物质粒子越大，对应的响应值越大。故选择载气流速为 2.80L/min。

② 流动相。ELSD 检测器应用的主要限制因素是样品组分和流动相的挥发特性。样品组分应不具有挥发性或为半挥发性，流动相应由易挥发的溶剂组成。如果流动相中需使用缓冲溶液，缓冲盐必须具有挥发性，且浓度应尽可能低。常用的挥发性缓冲液成分有甲酸、乙酸、三氟乙酸、硝酸铵和磷酸氢二铵缓冲液等。

流动相组成的改变对 ELSD 的响应值影响较大。在分别连接 UV 检测器和 ELSD 检测器的平行色谱系统中，进样等量的麦迪霉素 A_1 和交沙霉素样品，记录 ELSD 及 UV 检测器的色谱峰面积。当流动相中有机相的比例改变时，麦迪霉素 A_1 和交沙霉素的保留值改变，同时引起峰面积的改变。在 4 个不同比例条件下，麦迪霉素 A_1 和交沙霉素 ELSD 峰面积的 RSD 分别为 31.3% 和 41.7%，而其 UV 峰面积的 RSD 分别仅为 1.8% 和 1.5%（表 7-32）。

表 7-32　流动相组成改变对不同检测器中溶质响应值的影响

项目	1	2	3	4	RSD/%
流动相中有机相比例 /%	56.25	52.50	50.00	47.50	—
麦迪霉素 A_1 UV 峰面积	8662145	9024851	8959199	8921081	1.8
麦迪霉素 A_1 ELSD 峰面积	828292	668522	518248	392103	31.3
交沙霉素 UV 峰面积	9488278	9622328	9599549	9315374	1.5
交沙霉素 ELSD 峰面积	909850	683039	484371	329754	41.7

在常见的反相 HPLC-ELSD 色谱系统中，流动相由有机相与水相组成；当色谱系统仅含有一个单泵时，配制好的流动相贮存在试剂瓶中；使用中随着试剂瓶中流动相的减少，溶剂瓶的上部空间逐渐增大，流动相中有机溶剂的挥发量增加，导致试剂瓶内流动相的有机相比例相对减少。当采用 UV 检测器时，通常仅表现为溶质保留值的略微滞后，但当采用 ELSD 检测器时，对峰面积响应值的影响较大。如上述实验中，有机相比例变化 1%，麦迪霉素 A_1 和交沙霉素的 ELSD 峰面积变化约为 10%。

③ 仪器类型。最常见的 ELSD 检测器可分为两类：A 型（无气溶胶分流）仪器所有液滴均进入漂移管及流动池，代表性仪器为美国 Alltech 2000 型检测器；B 型仪器只有一部分液滴进入漂移管及流动池，部分气溶胶被分流，代表性仪器为法国 Dikma SEDEX 75 型检测器。以《中国药典》(2015 年版）收载的庆大霉素组分 / 杂质分析方法为例，说明不同检测器的特点。

《中国药典》分析庆大霉素 C 组分 / 杂质的系统适应性试验标准图谱见图 7-41，色谱流动相中水相的比例较高。选择 4 个温度点，以背景噪声和峰响应值为指标，对 Alltech 2000 型检测器和 Dikma SEDEX 75 型检测器的漂移管温度进行优化。可见，Alltech 2000 型仪器漂移管温度在 108℃、Dikma SEDEX 75 型仪器漂移管温度在 45℃时噪声较小，峰响应值最高（表 7-33）。进一步考察载气流速对检测的影响：Alltech 2000 型检测器分别在 5 种流速（2.2、2.4、2.5、2.8、3.0L/min）时测定背景噪声及峰响应值的变化；Dikma SEDEX 75 型检测器分别在 5 种载气压力（250、300、350、400、420kPa）时测定背景噪声及峰响应值的变化（表 7-34）。可见，前者流速在 2.5L/min 时基线噪声较小，响应值较高；后者在载气压力设置为 350kPa 时基线噪声较小，响应值较高。上述结果提示，应用中应针对具体检测器的型号进行仪器参数的优化。

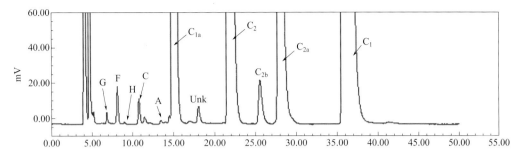

图 7-41　庆大霉素 HPLC 系统适应性试验标准图谱

C_{1a}、C_1、C_{2a}、C_2 分别为不同的庆大霉素 C 组分；C_{2b} 为小诺霉素；A 为西索米星（杂质 A）；G、F、H、C 分别为杂质 G、杂质 F、杂质 H 和杂质 C；Unk 为未知杂质

色谱条件：色谱柱为 Apollo C18（4.6mm×250mm，5μm）；流动相为 0.2mol/L 三氟乙酸-甲醇（96∶4）；流速为 0.6mL/min；蒸发光检测器为 Alltech 2000；漂移管温度为 110℃；载气流量为 2.8L/min

表 7-33　ELSD 检测器漂移管温度对测定结果的影响

型号	结果	漂移管温度 /℃			
		102	105	108	110
Alltech 2000	背景噪声 /mV	2	0.5	0.2	1
	C_{1a} 峰面积 表观理论板数	1219008 5098	1119825 5227	1029196 6373	862371 5289
	C_{2b} 峰面积 表观理论板数	50789 6458	47798 7156	46662 6963	40391 5783

型号	结果	漂移管温度 /℃			
		40	42	45	50
SEDEX 75	背景噪声 /mV	12	4	1	5
	C_{1a} 峰面积 表观理论板数	875632 1967	897572 1997	1064369 2002	943260 1846
	C_{2b} 峰面积 表观理论板数	34619 2398	35241 2488	37092 2493	35420 2238

表 7-34　ELSD 检测器载气流速对测定结果的影响

型号	结果	载气流速 /（L/min）				
		2.2	2.4	2.5	2.8	3.0
Alltech 2000	背景噪声 /mV	5	2	0.5	0.5	1
	C_{1a} 峰面积 表观理论板数	1929048 3492	1441742 3623	1829196 4373	1698912 3989	1469302 3688
	C_{2b} 峰面积 表观理论板数	221278 4567	192238 5638	189329 5730	183472/ 5302	174936 5019

型号	结果	载气流速 /kPa				
		250	300	350	400	420
SEDEX 75	背景噪声 /mV	16	7	0.5	0.5	0.8
	C_{1a} 峰面积 表观理论板数	288937 2902	228834 3200	219315 3729	202671 3920	192295 4322
	C_{2b} 峰面积 表观理论板数	12667 3906	10928 4544	11205 5233	10768 5078	9844 6634

7.3.2 同类抗生素的响应因子一致性

① 氨基糖苷类抗生素[16]。取阿米卡星、西索米星、奈替米星、依替米星和威替米星 5 种氨基糖苷类抗生素对照品，分别制成浓度为 0.5mg/mL 的溶液；再各取 5mL 置 50mL 量瓶中制成混合对照品溶液，依次进样 10、15、20、25、30、40μL（图 7-42）。以峰面积的对数 (y) 与进样量 (μg) 的对数 (x) 分别对每一种药物进行线性拟合（双对数线性拟合），分别得到响应方程：

$$y_{阿米卡星} = 1.46x + 5.07，R^2 = 0.9994;$$

$$y_{西索米星} = 1.51x + 5.03，R^2 = 0.9997;$$

$$y_{奈替米星} = 1.52x + 4.88，R^2 = 1.000;$$

$$y_{依替米星} = 1.46x + 4.85，R^2 = 0.9998;$$

$$y_{威替米星} = 1.41x + 4.90，R^2 = 0.9996。$$

斜率差异最大的威替米星与奈替米星的线性方程，经方差分析判定没有显著性差异，提示在 ELSD 检测器中氨基糖苷类抗生素的响应因子基本一致（斜率的 RSD=2.92%）。

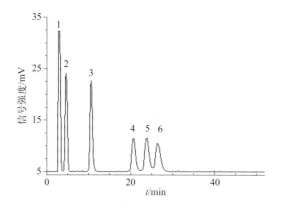

图 7-42　5 种氨基糖苷类抗生素 HPLC 色谱图
1—硫酸盐；2—阿米卡星；3—西索米星；4—奈替米星；5—依替米星；6—威替米星
色谱条件：色谱柱为 Diamonsil C18 (150mm×4.6mm, 5μm)；流动相为 0.2mol/L 三氟乙酸-甲醇（96∶4）；流速为 0.6mL/min

② 喹诺酮类抗生素[17]。取依诺沙星、左氧氟沙星、环丙沙星、洛美沙星和加替沙星 5 种喹诺酮类抗生素对照品，制成浓度分别为 2mg/mL 的混合溶液；再分别精密吸取 1、3、4、5、7、8mL 混合对照品溶液，置 10mL 量瓶中，用重蒸馏水稀释至刻度，摇匀；平行进样 20μL（图 7-43）。采用双对数线性拟合，分别得到每一种药物的响应方程：

$$y_{依诺沙星} = 1.0799x + 2.7611，R^2 = 0.9996;$$

$$y_{左氧氟沙星} = 1.0913x + 2.7235，R^2 = 0.9997;$$

$$y_{环丙沙星} = 1.0828x + 2.7523，R^2 = 0.9994;$$

$$y_{洛美沙星} = 1.0891x + 2.7391，R^2 = 0.9993;$$

$$y_{加替沙星} = 1.0878x + 2.7392，R^2 = 0.9995。$$

方差分析判定斜率差异最大的依诺沙星与左氧氟沙星的线性方程没有显著性差异（斜率的 RSD=0.43%）。喹诺酮类抗生素母核结构可分为 1,8-萘啶羧酸类和喹啉羧酸类，上述 5 种抗生素分别属于两类母核，其在 ELSD 中响应因子的一致性，提示可以利用已知含量的喹诺酮类抗生素测定彼此的含量。

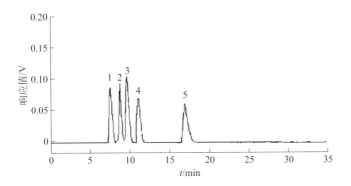

图 7-43　5 种喹诺酮类抗生素 HPLC 色谱图

1—依诺沙星；2—左氧氟沙星；3—环丙沙星；4—洛美沙星；5—加替沙星

色谱条件：色谱柱为 YMC-Pack ODS-AM（150mm×4.6mm，5μm）；流动相为三乙胺水溶液（三氟乙酸调 pH 2.5±0.1）-乙腈

（48∶12）；流速为 0.6mL/min

分别取依诺沙星、左氧氟沙星、洛美沙星和加替沙星的对照品，精密称定，用水分别制成浓度约为 1mg/mL 的溶液，进样 20μL，记录色谱图；将其中一种样品的峰面积分别代入其他四种喹诺酮药物的线性方程中计算含量（表 7-35）。结果表明，采用 HPLC-ELSD 随行曲线法对喹诺酮类抗生素进行互补含量验证的误差在 1% 以内。

表 7-35　利用相似样品的拟合方程计算抗生素的含量

抗生素	计算含量 /%[①]				均值 /%	RSD/%	标示含量 /%	偏差
依诺沙星	—	91.81	90.04	90.74	91.09	90.92	0.98	91.1	0.18
左氧氟沙星	96.70	—	95.70	96.46	96.82	96.42	0.54	97.2	0.78
洛美沙星	90.14	90.96	—	89.92	90.26	90.32	0.49	90.0	0.32
加替沙星	88.80	89.70	87.96	—	88.94	88.85	0.98	88.5	0.35
环丙沙星	85.68	86.41	84.76	85.43	—	85.57	0.80	84.9	0.67

①由 4 个不同结构的喹诺酮抗生素的剂量-响应方程计算的结果。

③ 其他类抗生素。分别精密称取盐酸四环素对照品、土霉素对照品、美他环素标准品适量，用 0.01mol/L 的盐酸溶液溶解并稀释制成不同的浓度溶液，采用 HPLC-ELSD 测定其剂量-响应曲线 [色谱条件：采用聚苯乙烯二乙烯苯聚合物柱（250mm×4.6mm，8μm）色谱柱；乙腈-0.01mol/L（用三乙胺调节 pH 至 9.00）的甲酸铵溶液（20∶80）为流动相；流速为 1mL/min；柱温为 35℃；Alltech 2000 ELSD 为检测器；漂移管温度为 105℃；气体流速为 3.0L/min]，比较四环素类抗生素 ELSD 响应因子的一致性。对每一种药物的峰面积 (y) 与进样量 (x) 进行直线拟合，四环素、土霉素和美他环素的拟合方程分别为：

$y_{四环素} = 1002003x - 4307011$（进样量范围：5 ~ 50μg），$R^2 = 0.9970$；

$y_{土霉素} = 1002027x - 3094885$（进样量范围：5 ~ 20μg），$R^2 = 0.9969$；

$y_{美他环素} = 974540x - 4249740$（进样量范围：5 ~ 30μg），$R^2 = 0.9961$。

提示它们在 ELSD 中的响应因子一致（斜率的 RSD = 1.58%）。

采用离柱法（在 HPLC-ELSD 系统中不连接色谱柱，将进样阀直接与检测器相连）测定不同 β-内酰胺类抗生素的峰面积；以峰面积（y）与进样量（x）进行线性回归，比较各直线方程的斜率。在进样量为 5～25μg 范围时，头孢氨苄、头孢克洛、头孢拉定、头孢唑林、头孢替唑的拟合方程为：

$$y_{头孢氨苄} = 579824x - 1086211,\quad R^2 = 1.0000;$$

$$y_{头孢克洛} = 548632x - 910597,\quad R^2 = 0.9996;$$

$$y_{头孢拉定} = 532957x - 1077897,\quad R^2 = 0.9995;$$

$$y_{头孢唑林} = 529897x - 1259566,\quad R^2 = 0.9994;$$

$$y_{头孢替唑} = 493704x - 1053647,\quad R^2 = 0.9995。$$

进一步证明在进样量范围较高时，ELSD 的剂量-响应曲线呈直线，且 β-内酰胺类抗生素的响应因子基本一致。进一步比较可见，结构越相似的物质，如头孢拉定、头孢克洛与头孢氨苄，头孢唑林与头孢替唑，剂量-响应方程的斜率越相近。

麦迪霉素（麦迪霉素 A_1 含量约为 90%）、麦白霉素（为麦迪霉素 A_1 与吉他霉素 A_6 的混合物）和吉他霉素（吉他霉素为含有 A_9、A_8、A_7、A_6、A_5、A_4、A_3、A_1、A_{13} 多个主组分的多组分抗生素）为不同组成的十六元大环内酯类抗生素。采用离柱法测定不同样品的峰面积；以峰面积（y）与进样量（x）进行线性回归，比较各直线方程的斜率，评价麦迪霉素不同组分在 ELSD 中的响应差异[18]。在进样量为 5～27μg 范围时，拟合方程为：

$$y_{麦迪霉素} = 388557.75x + 1050250.80,\quad R^2 = 0.9975;$$

$$y_{麦白霉素} = 399285.55x + 1066270.30,\quad R^2 = 0.9965;$$

$$y_{吉他霉素} = 386285.36x + 1068210.70,\quad R^2 = 0.9979。$$

提示十六元大环内酯类抗生素的不同组分在 ELSD 中的响应因子基本一致（斜率的 RSD=1.77%）。故采用 HPLC-ELSD 分析麦白霉素（图 7-44）组分时，可以直接利用麦迪霉素对照品对其主要组分进行定量。

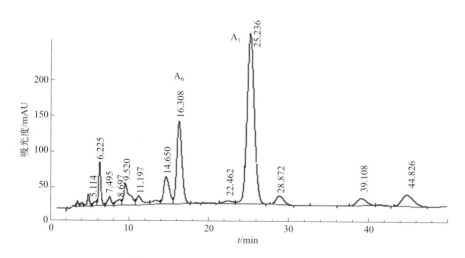

图 7-44　HPLC-ELSD 分析麦白霉素色谱图

A_1—麦迪霉素 A_1^t；A_6—吉他霉素 A_6

色谱条件：色谱柱为 Diamonsil™ C18（5μm，4.6mm×25cm）；流动相为乙腈-0.1mol/L（用三乙胺调节 pH 至 7.3）甲酸铵溶液（46：54）；流速为 1mL/min；柱温 35℃；ELSD 漂移管温度为 105℃，气体流速为 3.0L/min；泵流速为 1mL/min

7.3.3　小结：ELSD 分析的关键点

①　由 ELSD 的响应特性可知，在不同剂量范围其剂量响应曲线的表现形式不同（图 7-45）：在高剂量范围呈直线关系；在全剂量范围（包括最低检出限）呈二次曲线关系；但通常认为 ELSD 剂量反应曲线符合双对数线性关系。文献报道利用 HPLC-ELSD 测定 3-叔丁氨基-1,2-丙二醇 的对映异构体含量[19]，双对数线性拟合曲线（$y=1.3723x+0.1723$，$R^2=0.9995$）的线性范围较窄，为 $500 \sim 1000 \mu g/mL$；二项式拟合曲线（$y=-0.1349x^2+1.7418x-0.0845$，$R^2=0.9996$）的线性范围最宽，为 $50 \sim 1500 \mu g/mL$。因而，在针对具体检测对象测定其剂量响应曲线时，应根据实际检测对象的含量，确定定量分析中采用何种剂量响应曲线进行定量分析是 ELSD 分析的关键。

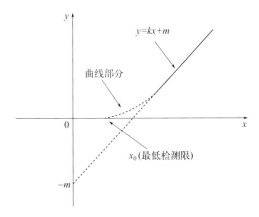

图 7-45　HPLC-ELSD 剂量响应曲线示意图

②　ELSD 检测中溶质需首先形成不挥发或难挥发颗粒。不同结构的物质所形成的不挥发或难挥发颗粒的性质可能存在差异，导致其响应值略有不同；因而在利用 ELSD 对新标定的对照品进行互补验证时，应考虑所采用的化学对照品与新对照品的结构差异对结果的影响，可能的情况下应选择多种结构类似物对其进行互补验证。

③　由于实验中 ELSD 检测器易受多种因素的影响，在进行定量测定时应建立随行标准曲线进行定量。

参考文献

[1]　高家敏. 差示扫描量热法测定化学对照品纯度的应用研究 [D]. 北京：中国药品生物制品检定所 ,2010.

[2]　Kimihiko Y. Application of differential scanning calorimetry to the estimation of drug purity :various problems and their solutions in purity analysis[J]. Chem Pharm Bull, 1997, 45(2):338-343.

[3]　Giron D, Goldbronn C. Place of DSC purity analysis in pharmaceutical development[J]. J Therm Anal, 1995, 44:217-251.

[4]　Mathkar S, Kumar S, Bystol A, et al. The use of differential scanning calorimetry for the purity verification of pharmaceutical reference standards[J]. J Pharm Biomed Anal, 2009, 49(3):627-631.

[5]　Gao J M, Ding L X, Hu C Q. A comparative uncertainty study of the purity assessment of chemical reference substances using differential scanning calorimetry (DSC) and mass balance method[J]. Thermochim Acta, 2011, 525 (1/2): 1-8.

[6]　Ma K, Wang H F, Zhao M, et al. Purity determination and uncertainty evaluation of theophylline by mass balance method, high performance liquid chromatography and differential scanning calorimetry[J]. Anal Chim Acta, 2009, 650(2): 227-233.

[7]　Kestens V, Roebben G, Linsinger T. Development and validation of a differential scanning calorimetry purity determination method for polycyclic aromatic hydrocarbons[J]. Accredit Qual Assur, 2010, 15(5):269-281.

[8]　刘英 , 胡昌勤 . 核磁共振在抗生素药物定量分析中的应用 [J]. 药物分析杂质，2001，21（6）：447-452.

[9]　胡敏 . 液质联用和核磁共振技术在抗生素药物质量研究中的应用 [D]. 南京 : 中国药科大学 , 2003.

[10]　Liu S Y, Hu C Q. A comparative uncertainty study of the calibration of macrolide antibiotic reference standards using quantitative nuclear magnetic resonance and mass balance methods[J]. Anal Chim Acta, 2007, 602:114-121.

[11]　Maniara G, Rajamoorthi K, Rajan S, et al. Method performance and validation for quantitative analysis by ^{1}H and ^{31}P NMR spectroscopy. Applications to analytical standards and agricultural chemicals[J]. Anal Chem, 1998, 70(23):4921-4928.

[12]　Al-Deen T S, Hibbert D B, Hook J M, et al. An uncertainty budget for the determination of the purity of glyphosate by quantitative nuclear magnetic resonance (QNMR) spectroscopy[J]. Accred Qual Assur, 2004, 9: 55-63.

[13]　Weber M, Hellriegel C, Rueck A, et al. Method development in quantitative NMR towards metrologically traceable organic certified reference materials used as ^{31}P qNMR standards[J]. Anal Bioanal Chem, 2015, 407(11):3115-3123.

[14]　苏凤 , 梁现蕊 . 美罗培南及其保护体的核磁共振波谱研究 [J]. 波谱学杂质 , 2013, 30(3):406-416.

[15]　胡敏 , 胡昌勤 . ^{1}H-NMR 法分析头孢孟多酯钠对照品 [J]. 中国抗生素杂质，2004，29(9):534-538.

[16]　王明鹃 , 胡昌勤 , 金少鸿 . 氨基糖苷类抗生素在蒸发光散射检测器中响应因子的一致性考察 [J]. 药学学报 , 2002, 37(3):204-206.

[17]　洪建文 , 胡昌勤 , 盛龙生 . 喹诺酮类抗生素在蒸发光散射检测器中响应因子的一致性考察 [J]. 药学学报 , 2003, 38(9):695-697.

[18]　Liu Y, Hu C Q. RP-HPLC determination of midecamycin and related impurities[J]. Chromatographia, 2003, 57(3/4):143-146.

[19]　Toussaint B , Duchateau A L , Van der Wal S, et al. Determination of the Enantiomers of 3-Tert.-Butylamino-1,2-Propanediol by High-Performance Liquid Chromatography Coupled to Evaporative Light Scattering Detection[J]. J Chromatogr A, 2000, 890(2):239-249.

差示扫描量热法测定化学对照品纯度的峰特征数据库

中文名称	分子量	升温速率 /(℃/min)	总吸热量 /mJ	热焓值 /(J/g)	峰起始点 /℃	峰高 /mW	峰顶点 /℃	外推峰顶点 /℃	峰结束点 /℃	峰宽 /℃	最大斜率处温度 /℃	斜率 /(mW/℃)	纯度(摩尔分数)/%
醋酸甲羟孕酮	386.53	10	-118.37	-81.07	205.39	7.84	207.33	207.30	209.41	2.29	206.35	-3.71	99.783
		0.5	-110.87	-70.62	205.31	0.90	206.39	206.44	206.84	0.91	205.92	-0.91	99.720
苯丙酸诺龙	406.56	10	-91.20	-57.00	95.21	9.73	96.12	96.12	97.74	1.33	95.65	-6.36	99.865
		0.5	-73.78	-50.19	95.40	1.47	95.73	95.75	95.98	0.35	95.63	-4.47	99.842
对乙酰氨基酚	151.17	10	-214.25	-153.04	168.75	18.57	169.43	169.45	171.82	1.75	169.05	-11.90	99.964
		0.5	-216.19	-154.42	167.56	3.01	167.94	168.03	168.49	0.59	167.71	-7.69	99.978
甘罗溴铵(格隆溴铵)	398.34	10	-162.67	-108.45	192.02	7.34	194.85	195.03	197.56	3.18	193.80	-2.43	98.815
		0.5	-141.65	-97.02	189.78	0.68	191.28	191.38	192.20	1.53	191.06	-0.47	99.166
磺胺甲噁唑	253.28	10	-188.23	-120.66	168.83	16.30	169.46	169.49	172.00	1.71	169.17	-10.36	99.954
		0.5	-177.88	-114.03	168.48	2.23	168.95	168.98	169.43	0.55	168.81	-4.36	99.777

续表

中文名称	分子量	升温速率/(℃/min)	总吸热量/mJ	热焓值/(J/g)	峰起始点/℃	峰高/mW	峰顶点/℃	外推峰顶点/℃	峰结束点/℃	峰宽/℃	最大斜率处温度/℃	斜率/(mW/℃)	纯度(摩尔分数)/%
甲萘醌	172.18	10	-248.34	-124.17	105.15	13.84	106.93	107.06	109.28	2.25	106.29	-6.09	99.658
		0.5	-172.36	-109.78	105.11	2.22	105.66	105.72	106.10	0.60	105.40	-4.25	99.897
甲巯咪唑	114.16	10	-246.46	-154.04	143.27	17.68	144.34	144.32	147.00	2.11	143.73	-10.25	99.963
		0.5	-204.36	-145.97	143.09	2.80	143.70	143.79	144.07	0.59	143.35	-4.37	99.937
甲氧苄啶	290.32	10	-232.16	-154.77	200.15	18.10	200.87	200.84	203.59	1.93	200.47	-11.14	99.968
		0.5	-222.00	-148.00	199.71	4.73	199.87	199.91	200.33	0.36	199.80	-13.24	99.981
己烯雌酚	268.4	10	-178.84	-111.77	171.29	13.18	172.89	172.77	174.69	1.71	172.29	-5.94	99.243
		0.5	-173.88	-112.91	170.31	1.62	171.39	171.46	171.90	0.70	171.09	-3.79	99.747
戊酸雌二醇	356.5	10	-155.30	-81.74	146.73	12.61	147.87	147.94	149.89	1.71	147.32	-7.09	99.773
		0.5	-149.36	-78.61	145.97	1.82	146.58	146.63	146.87	0.53	146.46	-2.89	99.550
盐酸芬氟拉明	267.72	10	-187.37	-124.91	169.13	11.22	171.34	171.34	173.36	2.30	170.53	-4.24	98.912
		0.5	-176.38	-117.58	166.62	1.28	167.74	167.84	168.23	0.94	167.32	-1.20	99.308
酒石酸美托洛尔	684.82	10	-141.01	-100.00	121.35	7.91	123.48	123.63	125.92	2.52	122.61	-3.24	97.768
		0.5	-127.76	-80.86	120.00	0.77	121.26	121.36	121.83	1.35	121.04	-0.64	99.227
水杨酸	138.12	10	-200.56	-143.26	158.40	17.72	159.59	159.36	161.50	1.72	158.84	-10.12	99.942
		0.5	-228.71	-144.75	157.32	3.40	157.77	157.87	158.22	0.55	157.45	-6.44	99.965

续表

中文名称	分子量	升温速率/(℃/min)	总吸热量/mJ	热焓值/(J/g)	峰起始点/℃	峰高/mW	峰顶点/℃	外推峰顶点/℃	峰结束点/℃	峰宽/℃	最大斜率处温度/℃	斜率/(mW/℃)	纯度(摩尔分数)/%
烟酰胺	122.13	10	-272.16	-182.66	128.43	20.03	129.41	129.29	132.09	1.95	128.93	-11.28	99.908
		0.5	-262.20	-175.97	128.61	3.59	128.87	128.99	129.52	0.56	128.80	-10.16	99.934
阿替洛尔	266.34	10	-210.23	-140.16	151.20	14.52	152.88	152.96	154.99	2.05	152.16	-6.37	99.441
		0.5	-191.31	-127.54	149.48	1.23	150.86	150.98	151.41	1.12	150.32	-0.92	99.295
茶苯海明	469.97	10	-163.33	-77.77	103.05	7.95	105.88	105.99	108.57	3.15	104.66	-2.78	99.138
		0.5	-119.74	-79.83	101.37	0.78	102.40	102.50	103.26	1.14	102.29	-0.82	99.464
茶碱	180.2	10	-256.24	-183.03	269.38	20.59	269.97	269.95	272.59	1.85	269.62	-12.04	99.991
		0.5	-171.58	-122.56	270.8	4.07	270.93	270.96	271.33	0.30	270.87	-13.76	99.989
卡马西平	236.27	10	-148.25	-100.85	189.36	12.96	190.51	190.45	192.38	1.60	189.96	-7.30	99.870
		0.5	-138.26	-99.47	187.83	1.05	188.91	188.97	189.25	0.83	188.67	-0.99	99.317
甲睾酮	302.46	10	-123.85	-81.48	163.54	10.62	164.74	164.65	166.39	1.40	164.17	-5.81	99.534
		0.5	-121.28	-79.79	163.64	1.43	164.19	164.27	164.51	0.54	164.04	-2.60	99.579
丙谷胺	334.41	10	-196.91	-123.07	148.66	16.32	149.58	149.52	151.80	1.79	149.01	-10.16	99.940
		0.5	-182.27	-113.92	148.47	3.78	148.77	148.79	149.08	0.34	148.68	-9.02	99.865
吡嗪酰胺	123.12	10	-328.39	-214.64	188.53	27.47	188.95	188.94	191.67	1.83	188.68	-16.03	99.997
		0.5	-480.79	-228.95	187.07	4.99	187.95	189.16	189.59	0.81	187.75	-9.14	99.977

续表

中文名称	分子量	升温速率/(℃/min)	总吸热量/mJ	热焓值/(J/g)	峰起始点/℃	峰高/mW	峰顶点/℃	外推峰顶点/℃	峰结束点/℃	峰宽/℃	最大斜率处温度/℃	斜率/(mW/℃)	纯度(摩尔分数)/%
甲硝唑	171.16	10	−291.85	−197.20	159.58	23.98	160.26	160.09	162.82	1.86	159.79	−14.84	99.989
		0.5	−276.54	−186.85	159.62	3.81	159.86	159.86	160.34	0.65	159.70	−11.75	99.991
萘普生	230.26	10	−187.74	−129.48	154.88	15.22	156.08	155.99	157.92	1.53	155.57	−7.82	99.493
		0.5	−189.99	−131.03	154.74	2.13	155.43	155.49	155.70	0.55	155.29	−2.94	99.386
盐酸氯丙那林	250.17	10	−196.55	−129.31	164.92	9.84	167.59	167.65	170.18	2.79	166.74	−3.24	99.147
		0.5	−200.49	−128.52	162.86	1.13	164.37	164.42	165.16	1.24	163.91	−0.75	99.259
贝诺酯	313.31	10	−211.81	−142.15	178.54	20.8	179.01	179.00	181.36	1.50	178.78	−12.97	99.970
		0.5	−197.28	−132.40	177.68	2.13	178.4	178.46	178.71	0.59	178.20	−2.87	99.387
磷酸苯丙哌林	407.44	10	−145.24	−94.93	149.48	8.56	151.87	152.02	154.00	2.49	151.02	−3.11	98.990
		0.5	−155.14	−98.19	149.83	1.39	150.42	150.47	150.97	0.74	150.32	−2.31	99.086
十一酸睾酮	456.71	10	−98.20	−65.47	62.03	8.48	63.40	63.37	65.00	1.57	62.71	−4.82	99.366
		0.5	−98.59	−65.73	60.39	0.93	61.09	61.14	61.58	0.68	60.89	−1.37	99.408
双嘧达莫	504.63	10	−76.39	−52.32	166.30	3.67	168.76	168.78	171.64	2.97	167.82	−1.45	99.283
		0.5	−88.61	−43.87	162.63	0.51	163.53	163.52	164.51	1.11	163.28	−0.60	99.599
盐酸去氧肾上腺素	203.67	10	−200.76	−133.84	141.48	12.58	143.28	143.23	145.64	2.38	142.34	−6.10	99.782
		0.5	−193.39	−128.92	140.05	1.82	140.90	140.95	141.38	0.77	140.60	−2.20	99.700

续表

中文名称	分子量	升温速率/(℃/min)	总吸热量/mJ	热焓值/(J/g)	峰起始点/℃	峰高/mW	峰顶点/℃	外推峰顶点/℃	峰结束点/℃	峰宽/℃	最大斜率处温度/℃	斜率/(mW/℃)	纯度(摩尔分数)/%
对羟基苯甲酸甲酯	152.16	10	-239.95	-159.97	125.43	21.89	126.32	126.19	128.45	1.61	125.81	-12.68	99.949
		0.5	-236.69	-161.02	125.34	4.74	125.67	125.69	125.99	0.36	125.55	-10.38	99.928
吉非罗齐	250.34	10	-185.79	-92.89	57.74	9.91	60.18	60.14	62.10	2.45	59.12	-3.93	98.507
		0.5	-123.77	-81.97	57.65	0.82	58.82	58.90	59.23	0.96	58.51	-0.74	98.608
生物素	244.31	10	-294.86	-196.57	230.43	25.25	230.89	230.89	233.49	1.61	230.74	-13.69	99.951
		0.5	-266.62	-166.64	229.11	3.05	229.70	229.74	230.10	0.57	229.52	-4.61	99.575
阿司咪唑	458.58	10	-156.06	-102.00	175.64	13.83	176.48	176.46	178.62	1.62	176.02	-8.68	99.910
		0.5	-137.74	-90.03	175.45	2.09	175.77	175.89	176.23	0.49	175.67	-5.73	99.849
利多卡因	234.34	10	-131.37	-69.14	67.09	10.56	68.64	68.79	70.50	1.75	67.98	-5.27	99.531
		0.5	-93.35	-63.94	67.78	2.10	68.08	68.13	68.33	0.34	67.93	-6.81	99.953
盐酸安拉唑林	193.67	10	-203.18	-132.80	169.20	7.59	173.41	173.64	176.05	4.00	171.39	-1.88	99.218
		0.5	-156.97	-102.60	168.88	0.50	170.71	170.91	171.85	2.38	170.04	-0.32	99.551
奥沙普素	293.2	10	-175.13	-125.09	160.08	15.41	161.27	161.22	163.24	1.67	160.66	-8.40	99.799
		0.5	-185.56	-132.54	160.32	1.92	161.00	161.10	161.36	0.63	160.78	-2.78	99.379
西洛他唑	369.47	10	-196.64	-127.69	158.59	16.60	159.35	159.42	161.76	1.80	158.93	-10.54	99.921
		0.5	-121.40	-79.87	158.40	3.25	158.59	158.61	158.88	0.28	158.49	-11.80	99.965

续表

中文名称	分子量	升温速率 /(℃/min)	总吸热量 /mJ	热焓值 /(J/g)	峰起始点 /℃	峰高 /mW	峰顶点 /℃	外推峰顶点 /℃	峰结束点 /℃	峰宽 /℃	最大斜率处温度 /℃	斜率 /(mW/℃)	纯度(摩尔分数)/%
氯唑沙宗	169.57	10	-243.26	-152.03	190.20	20.93	190.89	190.85	193.34	1.74	190.53	-12.52	99.978
		0.5	-205.25	-130.73	189.69	4.94	189.84	189.88	190.25	0.32	189.78	-13.69	99.989
茴拉西坦	219.24	10	-195.61	-130.41	119.26	16.52	120.34	120.32	122.46	1.74	119.81	-9.62	99.861
		0.5	-213.33	-144.14	119.14	3.72	119.56	119.58	119.85	0.40	119.42	-7.31	99.758
豆腐果苷	284.26	10	-256.95	-183.54	199.90	20.72	200.73	200.73	203.10	1.63	200.42	-10.70	99.658
		0.5	-285.39	-158.55	196.91	2.41	197.50	197.56	197.97	0.75	197.43	-3.81	98.669
乙水杨胺	165.19	10	-251.56	-179.69	129.68	22.58	130.49	130.42	132.75	1.69	130.00	-13.55	99.960
		0.5	-277.22	-184.81	129.76	4.19	130.10	130.16	130.46	0.51	130.00	-8.75	99.900
氯美扎酮	273.73	10	-115.85	-82.75	110.78	4.78	114.14	114.27	116.91	3.61	112.24	-1.63	99.315
		0.5	-115.88	-71.97	111.10	0.83	112.09	112.07	112.91	1.09	111.50	-1.03	99.894
磺胺二甲嘧啶	278.33	10	-178.02	-122.77	197.38	13.76	198.36	198.29	200.90	1.93	197.84	-8.28	99.927
		0.5	-180.16	-119.31	197.22	3.44	197.46	197.47	197.83	0.36	197.38	-9.60	99.924
二羟丙茶碱	254.25	10	-198.65	-135.14	159.75	9.84	162.41	162.50	164.81	2.79	161.55	-3.23	98.616
		0.5	-242.61	-151.63	159.66	1.46	160.35	160.38	161.01	0.99	160.23	-2.12	98.143
茴素双酯	304.3	10	-123.92	-81.00	62.70	10.56	64.12	64.00	65.81	1.73	63.29	-6.35	99.754
		0.5	-113.65	-76.28	62.32	1.41	63.04	63.08	63.28	0.58	62.72	-2.18	99.621

续表

中文名称	分子量	升温速率/(℃/min)	总吸热量/mJ	热焓值/(J/g)	峰起始点/℃	峰高/mW	峰顶点/℃	外推峰顶点/℃	峰结束点/℃	峰宽/℃	最大斜率处温度/℃	斜率/(mW/℃)	纯度（摩尔分数）/%
苯甲酸	122.12	10	-213.10	-140.20	122.04	18.45	122.89	122.86	125.08	1.68	122.43	-11.52	99.965
		0.5	-175.01	-119.05	121.84	3.72	122.16	122.21	122.45	0.36	122.01	-8.36	99.968
美索巴莫	241.24	10	-244.54	-158.79	96.62	12.32	99.19	99.23	101.96	2.87	98.35	-4.20	99.026
		0.5	-265.11	-173.28	94.67	1.91	95.84	95.82	96.40	0.97	95.24	-1.71	99.551
枸橼酸喷托维林	525.6	10	-158.36	-107.73	89.74	8.02	92.28	92.46	94.47	2.63	91.39	-2.83	95.950
		0.5	-164.5	-117.50	89.62	0.74	91.26	91.43	91.95	1.44	90.72	-0.48	95.290
甲氧沙林	216.19	10	-165.83	-108.39	145.33	14.31	146.44	146.50	148.29	1.46	145.95	-7.63	99.660
		0.5	-142.95	-94.67	145.30	1.67	145.82	145.89	146.12	0.50	145.64	-3.10	99.498
贝美格	155.2	10	-250.99	-159.87	126.33	18.05	127.67	127.63	130.08	2.20	126.88	-9.67	99.898
		0.5	-279.28	-179.02	126.06	4.57	126.40	126.45	126.87	0.49	126.23	-10.39	99.957
苯佐卡因	165.19	10	-201.55	-134.37	88.91	19.82	89.73	89.69	91.62	1.50	89.26	-12.8	99.920
		0.5	-226.40	-145.13	88.95	4.10	89.33	89.37	89.67	0.43	89.18	-8.52	99.926
度米芬	414.5	10	-135.36	-86.77	114.53	10.28	116.19	116.22	117.98	1.81	115.53	-4.86	99.111
		0.5	-129.43	-82.97	114.25	1.18	115.05	115.13	115.41	0.71	114.85	-1.52	98.891
盐酸氯丙嗪	355.33	10	-120.33	-77.13	195.71	9.15	197.13	197.16	198.95	1.70	196.50	-4.65	99.515
		0.5	-112.25	-74.84	194.21	0.59	195.31	195.20	195.95	1.26	194.47	-0.85	98.932

续表

中文名称	分子量	升温速率 /(℃/min)	总吸热量 /mJ	热焓值 /(J/g)	峰起始点 /℃	峰高 /mW	峰顶点 /℃	外推峰顶点 /℃	峰结束点 /℃	峰宽 /℃	最大斜率 处温度 /℃	斜率 /(mW/℃)	纯度（摩尔 分数）/%
盐酸妥洛特罗	264.29	10	−117.79	−76.49	159.95	5.17	163.26	163.27	166.10	3.56	161.53	−1.70	99.626
		0.5	−128.64	−85.76	158.81	0.75	160.12	160.19	161.06	1.31	159.57	−0.63	99.762
水杨酰胺	137.14	10	−298.82	−199.21	139.53	20.39	140.58	140.52	143.43	2.23	139.98	−11.59	99.946
		0.5	−262.05	−170.16	139.53	4.86	139.70	139.72	140.15	0.38	139.62	−15.25	99.982
氨基比林	231.3	10	−204.90	−110.76	106.45	17.37	107.45	107.45	109.68	1.81	106.93	−10.55	99.898
		0.5	−173.43	−113.36	106.16	2.98	106.55	106.57	106.94	0.47	106.31	−7.06	99.948
安替比林	188.23	10	−196.54	−125.99	110.32	14.10	111.08	111.00	114.31	2.19	110.67	−9.70	99.974
		0.5	−187.88	−120.44	110.02	2.33	110.36	110.32	110.54	0.69	110.21	−6.59	99.951
异丙安替比林	230.3	10	−159.25	−104.08	101.98	13.17	103.15	103.24	105.24	1.77	102.57	−7.64	99.794
		0.5	−157.79	−103.81	101.73	1.92	102.44	102.47	102.76	0.64	102.16	−3.05	99.800
甲磺酸罗哌卡因	370.52	10	−189.02	−85.92	150.10	8.41	152.65	152.76	155.19	2.90	151.76	−2.99	98.592
		0.5	−129.12	−83.84	148.63	0.56	150.29	150.37	151.15	1.58	149.73	−0.38	98.969
普罗布考	517.86	10	−94.08	−58.80	125.46	6.11	127.24	127.28	129.48	2.29	126.35	−3.14	99.694
		0.5	−92.12	−59.44	125.06	1.02	125.67	125.69	126.14	0.63	125.42	−1.80	99.670
西吡氯铵	358.01	10	−239.16	−149.47	81.57	16.83	82.85	82.94	85.32	2.15	82.16	−9.20	99.682
		0.5	−278.41	−185.61	81.99	3.49	82.35	82.37	82.91	0.59	82.21	−8.70	99.701

续表

中文名称	分子量	升温速率/(℃/min)	总吸热量/mJ	热焓值/(J/g)	峰起始点/℃	峰高/mW	峰顶点/℃	外推峰顶点/℃	峰结束点/℃	峰宽/℃	最大斜率处温度/℃	斜率/(mW/℃)	纯度(摩尔分数)/%
鸣氯贝胺	268.74	10	-186.06	-124.04	137.28	15.53	18.09	138.17	140.63	1.86	137.65	-9.73	99.874
		0.5	-162.54	-116.10	136.56	1.79	136.91	137.00	137.42	0.70	136.78	-4.56	99.822
异丁司特	230.31	10	-146.43	-99.61	54.15	12.78	55.40	55.43	57.26	1.71	54.77	-7.57	99.731
		0.5	-158.23	-98.90	54.17	2.17	54.68	54.71	55.05	0.53	54.53	-4.31	99.590
异环磷酰胺	261.09	10	-127.10	-87.66	47.31	5.73	50.49	50.61	52.92	3.17	49.38	-1.75	98.027
		0.5	-110.07	-73.87	45.10	0.42	46.74	46.81	47.95	1.83	46.19	-0.29	98.687
氟他胺	276.22	10	-151.92	-102.65	110.96	16.24	111.64	111.61	113.55	1.40	111.29	-11.04	99.910
		0.5	-169.73	-113.91	111.10	4.12	111.34	111.37	111.64	0.31	111.28	-11.36	99.934
厄多司坦	249.3	10	-306.67	-219.05	158.50	20.54	160.00	160.00	162.31	2.13	159.27	-9.24	99.589
		0.5	-311.78	-194.86	158.03	3.62	158.51	158.57	158.89	0.55	158.35	-6.57	99.092
盐酸氮卓斯汀	418.4	10	-155.65	-108.09	224.45	10.89	225.88	225.96	227.92	1.82	225.32	-5.14	99.109
		0.5	-151.59	-99.73	221.43	0.70	222.92	223.02	223.53	1.36	222.59	-0.50	97.771
茶哌地尔	392.5	10	-186.90	-122.96	125.48	12.37	127.12	127.24	129.17	1.98	126.50	-5.73	98.991
		0.5	-186.22	-116.39	126.04	2.71	126.49	126.52	126.84	0.47	126.38	-5.27	99.528
奥硝唑	219.63	10	-160.22	-106.81	87.88	6.45	91.73	91.91	94.60	3.93	89.99	-1.82	99.210
		0.5	-162.06	-100.04	86.69	0.78	88.17	88.30	89.30	1.57	87.48	-0.60	99.647

续表

中文名称	分子量	升温速率 /(℃/min)	总吸热量 /mJ	热焓值 /(J/g)	峰起始点 /℃	峰高 /mW	峰顶点 /℃	外推峰顶点 /℃	峰结束点 /℃	峰宽 /℃	最大斜率处温度 /℃	斜率 /(mW/℃)	纯度（摩尔分数）/%
氯雷他定	382.89	10	-154.24	-73.45	133.41	7.83	135.85	135.86	138.59	2.99	134.65	-3.23	99.641
		0.5	-131.05	-84.55	133.21	1.17	133.94	133.97	134.45	0.70	133.69	-1.62	99.643
那格列奈	317.43	10	-134.97	-96.41	138.37	10.46	139.67	139.81	141.54	1.58	139.21	-5.09	98.968
		0.5	-125.60	-96.62	135.96	1.02	136.73	136.76	137.07	0.74	136.57	-1.34	98.628
依达拉奉	174.2	10	-397.49	-152.88	127.50	20.75	129.23	129.26	132.46	3.01	128.17	-9.65	99.893
		0.5	-218.58	-141.02	127.29	2.01	127.96	128.12	128.53	0.80	127.72	-3.07	99.735
多索茶碱	266.25	10	-157.71	-102.41	142.72	13.02	143.89	143.85	145.92	1.76	143.30	-7.59	99.855
		0.5	-173.70	-119.79	142.26	2.54	142.72	142.78	143.20	0.54	142.62	-4.75	99.870
比卡鲁胺	430.38	10	-145.44	-103.89	192.64	10.71	194.25	194.21	196.25	1.90	193.51	-5.12	99.409
		0.5	-173.81	-115.87	192.08	2.11	192.59	192.63	192.96	0.52	192.41	-3.99	99.356
泛昔洛韦	321.34	10	-149.03	-99.35	101.59	10.54	103.00	103.01	105.26	2.07	102.21	-5.90	99.726
		0.5	-141.01	-94.01	101.84	2.12	102.26	102.27	102.61	0.45	102.10	-5.04	99.770
奈韦拉平	266.3	10	-220.03	-142.88	244.25	20.45	244.65	244.58	247.09	1.57	244.42	-13.13	99.996
		0.5	-220.38	-132.76	244.16	4.58	244.34	244.38	244.82	0.36	244.27	-12.54	99.972
他扎罗汀	351.46	10	-110.24	-68.90	102.98	7.95	104.64	104.62	106.70	2.08	103.79	-4.26	99.706
		0.5	-98.10	-75.46	103.26	1.78	103.61	103.64	103.92	0.38	103.51	-4.66	99.772

续表

中文名称	分子量	升温速率 /(℃/min)	总吸热量 /mJ	热焓值 /(J/g)	峰起始点 /℃	峰高 /mW	峰顶点 /℃	外推峰顶点 /℃	峰结束点 /℃	峰宽 /℃	最大斜率 处温度 /℃	斜率 /(mW/℃)	纯度（摩尔 分数）/%
二氯乙酸二异丙 胺	230.13	10	-145.06	-92.39	120.00	12.24	121.34	121.24	123.07	1.58	120.74	-6.52	99.710
		0.5	-115.69	-73.69	117.00	0.52	118.70	118.82	119.15	1.32	118.37	-0.31	98.812
扎来普隆	305.34	10	-152.63	-95.40	185.27	16.52	185.90	185.84	187.89	1.33	185.57	-10.50	99.954
		0.5	-182.16	-113.85	185.12	3.62	185.37	185.40	185.74	0.35	185.30	-9.79	99.901
左羟丙哌嗪	236.32	10	-216.01	-144.01	103.32	19.13	104.19	104.18	106.35	1.72	103.72	-11.96	99.871
		0.5	-167.82	-111.88	103.17	3.48	103.49	103.52	103.8	0.37	103.33	-8.85	99.943
消旋卡多曲	385.48	10	-170.90	-94.94	77.67	8.57	80.66	80.74	82.97	2.95	79.53	-2.82	98.504
		0.5	-126.78	-84.52	77.69	0.98	78.63	78.67	79.30	0.94	78.25	-1.16	99.456
利鲁唑	234.2	10	-133.59	-89.06	117.94	13.90	118.74	118.69	120.51	1.40	118.24	-9.51	99.966
		0.5	-128.37	-82.29	117.95	3.12	118.21	118.22	118.48	0.31	118.08	-9.69	99.972
托芬那酸	261.7	10	-200.89	-143.50	211.73	15.69	212.61	212.67	215.10	1.97	212.09	-9.32	99.956
		0.5	-200.12	-133.41	211.32	3.52	211.59	211.62	212.07	0.43	211.51	-8.71	99.933
单硝酸异山梨酯	191.14	10	-224.29	-116.80	88.82	16.33	90.20	90.17	92.42	1.95	-8.19	89.83	99.700
		0.5	-220.39	-114.80	88.33	2.36	89.09	89.18	89.51	0.71	-3.24	88.79	99.813
佐米曲普坦	287.36	10	-146.55	-112.73	134.32	7.16	136.82	136.86	139.62	2.94	135.78	-2.73	98.913
		0.5	-152.39	-108.85	135.37	1.11	136.31	136.35	136.90	0.92	135.99	-1.29	99.314

续表

中文名称	分子量	升温速率 /(℃/min)	总吸热量 /mJ	热焓值 /(J/g)	峰起始点 /℃	峰高 /mW	峰顶点 /℃	外推峰顶点 /℃	峰结束点 /℃	峰宽 /℃	最大斜率处温度 /℃	斜率 /(mW/℃)	纯度（摩尔分数）/%
富马酸比索洛尔	766.96	10	-128.14	-91.53	100.31	7.49	102.74	102.84	104.92	2.56	101.83	-2.85	97.840
		0.5	-146.29	-92.59	101.01	1.36	101.82	101.88	102.32	0.79	101.57	-1.72	98.527
塞曲司特	354.44	10	-177.62	-118.41	126.71	14.05	128.03	127.98	129.94	1.74	127.44	-7.40	99.455
		0.5	-171.36	-108.46	126.60	2.74	126.94	126.98	127.29	0.41	126.84	-7.07	99.644
氢溴酸西酞普兰	405.31	10	-144.47	-97.61	183.6	6.36	186.46	186.54	189.50	3.23	185.40	-2.15	99.182
		0.5	-154.50	-99.68	184.27	0.88	185.37	185.38	186.27	1.23	185.15	-0.84	99.341
利拉奈酯	328.43	10	-134.38	-89.58	97.73	8.72	99.65	99.69	101.87	2.33	98.78	-4.13	99.550
		0.5	-119.49	-91.91	97.36	1.36	98.07	98.11	98.54	0.66	97.91	-1.88	99.690
盐酸萘替芬	323.88	10	-197.35	-133.34	176.71	9.86	179.64	179.64	181.91	2.85	178.48	-3.18	98.792
		0.5	-131.36	-92.51	173.84	0.58	175.50	175.64	176.34	1.55	175.11	-0.37	98.579
对羟基苯甲酸乙酯	166.2	10	-226.78	-150.18	115.35	17.32	116.28	116.43	118.78	1.91	115.82	-10.27	99.895
		0.5	-229.49	-145.25	114.81	2.95	115.44	115.52	115.81	0.59	115.22	-4.38	99.824
尼扎替丁	331.46	10	-163.88	-112.25	130.73	11.47	132.26	132.34	134.22	1.80	131.65	-5.33	98.507
		0.5	-171.42	-119.04	131.04	1.59	131.67	131.74	132.07	0.63	131.53	-2.52	98.533
拉呋替丁	431.56	10	-151.81	-102.57	96.64	8.94	99.29	99.35	101.21	2.50	98.25	-3.19	98.540
		0.5	-144.58	-97.69	96.45	1.19	97.58	97.67	98.01	0.89	97.33	-1.07	99.134

续表

中文名称	分子量	升温速率/(℃/min)	总吸热量/mJ	热焓值/(J/g)	峰起始点/℃	峰高/mW	峰顶点/℃	外推峰顶点/℃	峰结束点/℃	峰宽/℃	最大斜率处温度/℃	斜率/(mW/℃)	纯度(摩尔分数)/%
左旋奥硝唑	219.63	10	−129.96	−84.94	93.43	12.41	94.32	94.39	96.22	1.52	93.88	−8.06	99.903
		0.5	−136.52	−88.08	93.35	1.94	93.87	93.92	94.20	0.51	93.71	−3.68	99.801
草酸艾司西酞普兰	414.43	10	−149.03	−98.69	146.07	7.26	148.67	148.79	151.28	2.96	147.47	−2.71	99.227
		0.5	−121.53	−86.19	145.03	0.54	146.81	146.98	147.72	1.63	146.08	−0.33	98.986
盐酸罗沙替丁乙酸酯	384.9	10	−196.59	−126.83	147.17	12.85	148.87	148.89	151.27	2.28	148.10	−5.96	99.488
		0.5	−204.16	−131.71	146.82	2.47	147.30	147.34	147.83	0.58	147.19	−4.69	99.552